Las vacunas

ANDREAS MORITZ

Las vacunas

*Sus peligros
y consecuencias*

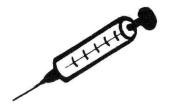

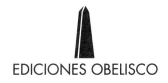

EDICIONES OBELISCO

Si este libro le ha interesado y desea que le mantengamos informado sobre nuestras publicaciones, escríbanos indicándonos qué temas son de su interés (Astrología, Autoayuda, Ciencias Ocultas, Artes Marciales, Libros Infantiles, Naturismo, Espiritualidad, Tradición) y gustosamente le complaceremos.

Puede consultar nuestro catálogo en http://www.edicionesobelisco.com

Los editores no han comprobado ni la eficacia ni el resultado de las recetas, productos, fórmulas técnicas, ejercicios o similares contenidos en este libro. No asumen, por lo tanto, responsabilidad alguna en cuanto a su utilización ni realizan asesoramiento al respecto.

Todas las disposiciones legales citadas en esta obra se refieren a la legislación norteamericana.

Colección Salud y vida natural
LAS VACUNAS
Andreas Moritz

1.ª edición: marzo de 2012

Título original: *Vaccine-nation*

Traducción: *Pablo Ripollés*
Cubierta: *Enrique Iborra*
Maquetación: *Marta Rovira*
Corrección: *Sara Moreno*

Edita: Ediciones Obelisco, S. L.
Pere IV, 78 (edif. Pedro IV) 3.ª planta, 5.ª puerta
08005 Barcelona - España
Tel. 93 309 85 25 - Fax 93 309 85 23
E-mail: info@edicionesobelisco.com

ISBN: 978-84-9777-819-0
Depósito legal: B- 4.288 -2012

Printed in Spain

Impreso en España en los talleres gráficos de Romanyà/Valls S.A.
Verdaguer, 1 - 08786 Capellades (Barcelona)

Introducción

A mí nunca me vacunaron contra ninguna enfermedad. Mi madre, en cuya familia había médicos muy respetados, se negó a ceder ante la presión de las autoridades docentes y los médicos convencionales, quienes le decían en términos bien claros que estaba poniendo en peligro la salud de mi hermano y la mía por no someternos a las inoculaciones recomendadas. Sin embargo, su fuerte instinto maternal prevaleció; creía sólo en modos naturales de desarrollar resistencia a las enfermedades.

Cuando al final contrajimos algunas de las típicas enfermedades de la infancia, ella nos dijo que eso era una parte necesaria para el desarrollo de la inmunidad natural, y no teníamos razones para creer lo contrario. Ni mi hermano ni yo hemos padecido ninguna enfermedad infecciosa a lo largo de cinco décadas, excepto algún catarro ocasional.

A principios de la década de 1980, empecé a investigar la teoría que hay detrás de la presunta necesidad de las vacunaciones individuales y en masa y descubrí serios fallos, medias verdades y engaños absolutos en la «ciencia» que la respalda. Así pues, no encontré ningún mérito científico en defender la idea de que las vacunas de alguna manera nos protegen de las enfermedades al estimular la producción de anticuerpos.

Es más, vi que los datos que condujeron a la aceptación unilateral de la vacunación como el único modo de controlar las enfermedades infecciosas estaban amañados o tergiversados. Las pruebas falsificadas han dado a casi todo el mundo la impresión de que las vacunas han prevenido epidemias. Nada podría estar más lejos de la verdad.

Consideremos, por ejemplo, el caso de la vacuna antigripal, que se sigue administrando a bebés, adultos y ancianos año tras año. La prestigiosa Colaboración Cochrane analiza con regularidad la literatura científica en la que aparecen nuevos estudios sobre la eficacia de las vacunas antigripales. Sin embargo, a pesar de haber investigado hasta el momento centenares de estos estudios, sigue sin haber ni rastro de pruebas de que la vacuna antigripal tenga efectos protectores en comparación con un placebo. La completa falta de pruebas clínicas que respalden la vacunación como método para la prevención de enfermedades habla por sí sola. La vacunación no sólo no previene las enfermedades infecciosas; se ha convertido en uno de sus principales contribuyentes.

Lo que vas a leer en este libro tal vez te deje boquiabierto; pero, por favor, ten por seguro que casi todas las declaraciones hechas en estas páginas están respaldadas por datos científicos verificables.

He aquí algunas sencillas verdades que la ciencia médica y las empresas farmacéuticas preferirían que *no* conocieses:

1. Las vacunas, no los virus, son las causantes de las enfermedades.
2. Los virus inducen la curación; no son nuestros enemigos, están de nuestra parte.
3. El brote de gripe porcina del año 2009 se debió a un virus producido por el hombre mediante ingeniería genética.
4. EL sida fue introducido en África para que las potencias occidentales pudieran cosechar enormes beneficios económicos de los abundantes recursos naturales de ese continente.
5. En muchas vacunas se usa la ingeniería genética no para proteger a los vacunados sino para enfermarlos, a fin de que se puedan inventar luego «curas preventivas» para salvar a una gran parte de la población de estas «mortíferas enfermedades».

6. La «verdad científica» que afirma que los gérmenes son los causantes de las enfermedades, en la que se basan las modernas políticas de atención sanitaria, no es más que un mito.
7. Las vacunas tienen efectos secundarios muy graves, entre los que cabe citar los trastornos autoinmunitarios, la muerte súbita infantil y el autismo.

La auténtica verdad científica no es del agrado de la industria farmacéutica ni de los responsables políticos, que son personas extremadamente inteligentes. ¡Esto no es ningún mito! Pero la especulación es el privilegio de los astutos y la piedra angular de las grandes farmacéuticas, cuyos miles de millones dependen de la perpetuación del mito de la enfermedad. En otras palabras, supone una cuantiosa recompensa para los fabricantes de vacunas; y se confabulan con los gobiernos para mantenernos enfermos o para hacer que vivamos con el temor constante de enfermar.

Entre las muchas ideas equivocadas que han inculcado en nuestra consciencia colectiva es que las vacunas son una condición indispensable para tener buena salud. Nos han hecho creer generación tras generación que nos salvan la vida y nos aportan longevidad. En este libro exploraremos el mito de la vacunación que tan brillantemente han esgrimido las empresas farmacéuticas, que se han beneficiado durante más de un siglo de nuestra ignorancia, nuestro miedo y nuestra vulnerabilidad.

Auténticas mentiras

La vacunación es, de hecho, uno de los primeros ritos de tránsito a los que es sometido el bebé humano: una especie de «seguro de enfermedad» para el resto de nuestra vida. En los próximos capítulos explicaré por qué las vacunas son en realidad asesinos silenciosos; o, como mínimo, agentes que causan enfermedades de las que podríamos prescindir perfectamente. He aquí cinco mitos básicos sobre las vacunas que te mostrarán cómo nos han embaucado colectivamente.

- ## *Mito número 1: las vacunas previenen las enfermedades*

Falso: la historia presenta muchos ejemplos de cómo las vacunas han causado y propagado la propia enfermedad que se suponía que debían prevenir. La literatura sobre el tema está repleta de ejemplos de individuos y grupos de personas que, a pesar de haber sido vacunados contra una enfermedad infecciosa, la han contraído en una fecha posterior.

- ## *Mito número 2: las vacunas erradican las enfermedades*

Falso: las enfermedades infecciosas ya iban en descenso años antes de que empezaran las campañas de inmunización masiva. Las mejoras en la salud pública, la higiene y la nutrición hicieron que la gente estuviera más sana, lo que a su vez le confería más resistencia natural a las infecciones y las enfermedades. Por el contrario, hay numerosos casos de enfermedades supuestamente «erradicadas» como la tos ferina y el sarampión que han retornado con fuerza, como ha ocurrido en muchos países africanos, y han causado epidemias a pesar (o a causa) de las campañas de inmunización masiva.

- ## *Mito número 3: las vacunas estimulan la inmunidad*

Falso: es un hecho inequívoco que las vacunas dañan el sistema inmunológico. Debido a sus ingredientes sintéticos, químicos y genéticos, causan un exceso de toxicidad.

Debilitan el sistema inmunológico y realmente ponen en peligro su capacidad de rechazar la enfermedad y curar el organismo. Las vacunas engañan al sistema inmunológico e inducen una inmunidad artificial, que funciona de una manera muy diferente a la de la inmunidad natural. Manipular este delicado proceso tiene un alto precio.

● *Mito número 4: las vacunas no entrañan riesgos*

Falso: los médicos informan cada año de miles de reacciones graves a las vacunas, incluyendo cientos de muertes y discapacidades permanentes. Entre los daños de larga duración cabe citar los trastornos neurológicos y las enfermedades autoinmunes. De hecho, los investigadores atribuyen docenas de dolencias crónicas de índole inmunológica y neurológica a los programas de inmunización masiva llevados a cabo en todo el mundo.

● *Mito número 5: la teoría de las vacunas se basa en sólidos principios científicos*

Falso: la teoría germinal de las enfermedades infecciosas formulada por Louis Pasteur –de la que se retractó antes de morir– se convirtió en la base de la medicina convencional y la vacunación. Sin embargo, docenas de libros escritos por médicos e investigadores, muchos de ellos independientes, han revelado serios fallos en la teoría y la práctica de la inmunización.

A fin de no caer de lleno en las manos de los especuladores y de salvaguardar nuestra salud, es importante estar bien informados y prevenidos sobre cómo funciona el cuerpo humano. Es simple y no requiere ninguna base científica. Con frecuencia la verdad desnuda está pidiendo a gritos que la entiendan, pero preferimos creer en médicos salvadores con bata blanca. Si bien esto es un trago amargo, es importante comprender los motivos que hay detrás de las «verdades científicas» trasmitidas de generación en generación mientras se inyecta a nuestros hijos materiales químicos y biológicos manipulados genéticamente que se hacen pasar por vacunas.

Quizá nosotros tengamos también la culpa, porque ¿no tenemos propensión todos a buscar soluciones fáciles? La ciencia de las vacunas saca partido de esto y se aprovecha de una falacia sutil pero esencial. Su enfoque se basa en provocar una inmunidad de por vida a una enfermedad infeccioso-inflamatoria sin tener que padecerla antes.

El supuesto básico es que, al tener anticuerpos en la sangre para ciertos gérmenes causantes de enfermedades, uno está automáticamente protegido contra ellos. Sin embargo, las investigaciones no han podido demostrar si la protección frente a los gérmenes se debe a la presencia de los anticuerpos o a una respuesta inmunitaria sana y normal. Realmente es mucho más probable que lo cierto sea lo último, a menos que los venenos de las vacunas hayan dañado o incluso paralizado el sistema inmunológico.

La teoría que sostiene que exponiendo el cuerpo a gérmenes productores de enfermedades se desencadenará en él una respuesta inmunitaria similar a la generada durante el desarrollo natural de tales enfermedades es errónea. Es muy improbable que la naturaleza haya cometido un error tan crucial como el de hacernos dependientes de la inyección de material extraño y tóxico en nuestra sangre, cuando contamos con un sistema inmunológico tan complejo y evolucionado que ni un millón de potentes ordenadores conectados en red podría imitar su funcionamiento.

¿Por qué, entonces, vas a querer confiar tu salud a un cóctel de sustancias químicas venenosas cuando tu sistema inmunológico, incluso si está algo debilitado, tiene muchas más posibilidades de protegerte de una gripe? Nuestro sofisticado sistema inmunológico, que ha evolucionado durante millones de años, puede sin duda protegernos mucho mejor contra las enfermedades que nada de lo fabricado por el hombre. Todo lo que necesita es algunos cuidados básicos por tu parte. En cambio, con cada nueva vacunación, tu sistema inmunológico se agota más y los efectos secundarios se hacen más pronunciados y graves. Además, de todos modos puedes caer enfermo.

Las pandemias son males provocados por el hombre

Antes de que exploremos este tema en detalle en posteriores capítulos, voy a hacer una breve mención a la verdad que se esconde tras las pandemias. No hay duda de que las pandemias son directamente provocadas por el hombre o que se deben a los programas de vacunación, el hambre, la falta de higiene y los antibióticos, todo lo cual pone en peligro el sistema inmunológico. La infección viral es un efecto de la enfermedad, no su causa, así como las bacterias sólo pueden infectar células poco sanas, débiles o dañadas.

Las bacterias y los virus no nos atacan con saña ni indiscriminadamente. La naturaleza no lucha contra sí misma; si lo hiciera, todos estaríamos muertos. No hay ninguna guerra entre los seres humanos y la naturaleza; a no ser, naturalmente, que tratemos de destruirla o alteremos el equilibrio de las fuerzas y los recursos naturales, y que luego nos refiramos al proceso de recuperación de dicho equilibrio como enfermedad o desastre natural. Sin embargo, las masas se han tragado esta seudociencia, pues se la han presentado muy hábilmente.

El análisis de las estadísticas oficiales de varios países y de la incidencia histórica de enfermedades como la viruela, la difteria, el cólera, la fiebre tifoidea, la poliomielitis, la tuberculosis, la bronquitis, el tétanos, etc. ha revelado unas conclusiones asombrosas. Por ejemplo, la difteria en Francia experimentó un máximo histórico con el inicio de la inmunización obligatoria; después, cuando se retiró la vacuna, su incidencia volvió a bajar de inmediato.

La situación no fue muy diferente en Alemania entre 1925 y 1944, cuando se puso en práctica a gran escala la inmunización obligatoria contra la difteria. Durante este período, el número de víctimas por esta enfermedad aumentó de 40.000 a 240.000, y la incidencia de la infección fue mayor entre los pacientes inmunizados. En 1945, cuando acabó la Segunda Guerra Mundial, Alemania ya no disponía de vacunas, y en pocos años el número de casos descendió por debajo de los 50.000.

Los datos estadísticos muestran que la mayoría de estas enfermedades iban en un rápido y continuo descenso mucho antes de que se introdujesen los programas de inmunización. Las grandes epidemias empezaron cuando los habitantes de las áreas rurales se mudaron a las grandes ciudades. Las calles se usaban como vertederos, con lo que la basura contaminaba el aire y el agua y se convertía en un foco de enfermedades infecciosas. Sólo las labores de limpieza urbana en estas ciudades atestadas de gente y las mejoras en la salud pública, la higiene y la vivienda fueron capaces de detener las epidemias, lo que condujo a una drástica mejoría de la salud individual y colectiva. Los programas de vacunación no tuvieron nada que ver con ello.

La tenaza mortal de las grandes farmacéuticas

Así pues, ¿por qué se nos induce a creer que las vacunas salvan vidas? Difundir la idea de que los virus y las bacterias causan enfermedades es un modo de mantener a las masas con miedo y controladas. Y se hace mucho dinero con tales conceptos erróneos.

Durante la década de 1960, la industria de las vacunas estaba extremadamente infradotada porque las epidemias no se encontraban por ninguna parte. Así que se hicieron planes para fabricar nuevas cepas virales (con objeto de usarlas para inducir cáncer en animales para la «investigación oncológica»). A decir verdad, sin embargo, la mezcla de ciertas cepas virales, que normalmente no se da en la naturaleza, condujo a la aparición de nuevas posibilidades de sabotear los sistemas inmunológicos hasta de las personas sanas. La intención era generar nuevas enfermedades contra las que nuestra inmunidad natural es impotente. Cuando se inyectan en la gente en forma de vacunas, estos cócteles de virus suspenden el sistema inmunológico, destruyen los núcleos de las células y desencadenan la producción de retrovirus humanos tales como el VIH.

Sí, la historia del sida es un ejemplo espeluznante y trágico de esto mismo. En 1962, unos científicos de la Universidad de California en Los Ángeles prepararon una nueva cepa viral para inducir el cáncer en animales (supuestamente para la investigación oncológica). Combinaron un virus animal con un virus de la viruela, producto que luego una empresa farmacéutica importante convirtió en una vacuna antivariólica.

Esta vacuna fue «generosamente» donada a África para vacunar a 125 millones de personas. ¡Vaya gesto de buena voluntad! Los vacunados que tenían los sistemas inmunológicos más débiles desarrollaron graves síntomas de inmunodeficiencia, que más tarde se atribuyeron erróneamente al sida. Pero lo cierto es que, de los 125 millones de personas que fueron vacunadas, 98 millones desarrollaron esta nueva enfermedad, que resultó ser una mina de oro y una buena baza de negociación para que las naciones ricas hicieran dependientes a las pobres y las mantuviesen en ese estado mediante la distribución de preservativos para el control demográfico y de poderosos medicamentos (inmunodestructivos) para «curar» el sida.

Los medicamentos antisida que empezaron a llegar a raudales al tercer mundo se convirtieron en un medio para impedir el auge y la independencia de las economías de los países pobres. De modo que, para ayudar a estas naciones a «sobrevivir» a la acometida de este virus mortal –y a cambio de proporcionarles medicamentos muy caros e inasequibles por otros medios–, los países desarrollados las persuadieron para firmar acuerdos por los que les cedían importantes derechos económicos de producción así como recursos naturales.

El mito de los virus es una herramienta muy conveniente para controlar a la gente. *Ésta* es una verdad básica. El único antídoto que existe para los taimados juegos que practican los políticos y los fabricantes de vacunas es educarse uno mismo y abandonar el papel de víctima en estas mortíferas maniobras por el poder.

El mito de las vacunas

1

Tal vez éste sea el testimonio más irrefutable –aunque irónico– contra las vacunas, una confesión por parte nada menos que del hombre que desarrolló la primera vacuna contra la poliomielitis: la vacuna de poliovirus inactivados o VPI.

El doctor Jonas Salk –según se citó en la revista médica *Science* en 1977– admitió ante un subcomité del Senado de Estados Unidos que la inoculación en masa contra la polio fue la causa de la mayoría de los casos de esta enfermedad por todo el país desde 1961.

Salk también dijo que «las vacunas de virus vivos contra la gripe o la poliomielitis pueden producir en cada caso la enfermedad que se pretende prevenir», y que «los virus vivos contra el sarampión y las paperas pueden producir efectos adversos como la encefalitis»; la cual, como sabes, es una inflamación del cerebro. Hay muchas interpretaciones del testimonio de Salk.

Sus partidarios señalan que el científico se estaba refiriendo a la forma «viva» –o de administración por vía oral– de la vacuna contra la polio desarrollada por el doctor Albert Sabin en 1957 y no a su propia VPI, que había creado cuatro años antes.

Sin embargo, aun cuando esto último sea cierto, es alarmante oír a un científico que ha hecho historia en este campo decir que una vacuna –cualquier vacuna– administrada a amplios sectores de la población humana puede ocasionar mortandad elevada; o, para el caso, que pueda causar aunque sea una sola muerte.

Volveremos a hablar de esta controversia en el capítulo 2, «Errores de bulto históricos». Pero, por ahora, basta decir que debido al testimonio de Salk la premisa misma de la teoría de la vacunación sufrió un duro golpe.

1. Definición de enfermedad

Antes de demostrar cómo las vacunas causan la enfermedad en lugar de prevenirla, definamos el concepto de «enfermedad» en el contexto de las vacunas y la inmunidad.

Hace mucho que se sabe que, en algunas enfermedades como el sarampión, la varicela y la escarlatina, generalmente basta un solo brote para proporcionar inmunidad de por vida al individuo. Es extremadamente raro que alguien sufra un segundo episodio de sarampión o escarlatina. ¿A qué se debe esto? Pues a que la naturaleza ha dotado al organismo humano con un maravilloso sistema defensivo –la inmunidad innata– que lo protege al ponerse en marcha después de sufrir un episodio de una enfermedad en particular.

Hasta que la ciencia moderna desentrañó los secretos del sistema inmunológico, los conceptos de la medicina formulados en el siglo XIX se basaban en parte en los conocimientos y el punto de vista del antiguo médico griego Hipócrates.

Según Hipócrates, una enfermedad se manifiesta a través de indicios y síntomas que viajan desde los órganos vitales internos y el torrente sanguíneo hasta la superficie del cuerpo. Estos síntomas externos se manifiestan como síntomas visibles, tales como el sarpullido o una emisión de sangre, mucosidad o pus.

Este proceso de «librarse» de una enfermedad se consideraba una respuesta curativa natural que devolvía el cuerpo a su estado de equilibrio. Y sólo tenía lugar una vez que los venenos producidos por dicha enfermedad se cocían y digerían (proceso llamado pepsis) durante la inflamación.

Las astutas observaciones de Hipócrates fueron corroboradas posteriormente por la ciencia moderna, que descubrió que los verdaderos mecanismos de la infección, la inflamación y la curación siguen esta misma línea.

Los síntomas de la enfermedad pueden ciertamente ser causados por patógenos como las bacterias y los virus. Pero también se nos ha enseñado a considerarlos como enemigos que tenemos que combatir. El hecho es que la enfermedad no comienza cuando nos vemos expuestos a una bacteria o virus o somos infectados por ellos, sino cuando nuestro organismo empieza a *responder* a un patógeno o al proceso inflamatorio-infeccioso que éste pone en marcha. Esto quiere decir que la enfermedad equivale a curación, pues es la manera que tiene el cuerpo de retornar a un estado de equilibrio (proceso que se denomina homeostasis). La enfermedad es un indicio seguro de que el organismo está inmerso en la tarea de corregir un estado subyacente que es desfavorable para su eficiencia y supervivencia.

Es crucial entender bien esto, porque pone patas arriba la base misma sobre la que descansa la teoría de la vacunación. La respuesta inflamatoria del cuerpo humano a la enfermedad es, de hecho, un proceso curativo. Los síntomas de la enfermedad representan el intento del cuerpo de hacer frente a la acumulación de toxinas, productos de desecho y células debilitadas o dañadas. Los llamados patógenos ayudan al cuerpo a destruir y eliminar estos materiales potencialmente nocivos, devolviéndolo a un estado saludable de equilibrio.

Además, la magnitud de la respuesta corporal, o la gravedad de la enfermedad, no sólo está influida por la magnitud de la infección resultante, sino también por la resistencia de su sistema inmunológico.

La fuerza curativa empleada por el organismo está influida a su vez por diversos factores, como el estado emocional del individuo, su base espiritual, la dieta, el estilo de vida, el entorno, etc. De lo que claramente *no* depende es de si hemos sido vacunados o no contra agentes infecciosos.

Si el sistema inmunológico está débil, el cuerpo se congestiona e intoxica; o viceversa. Como consecuencia, es probable que los patógenos invadan el organismo y comiencen el proceso de desintoxicación (es decir, la enfermedad); sin embargo, la mayoría de las «invasiones» de gérmenes ocurren silenciosamente, sin llegar a molestarnos siquiera. Piensa en ello. El cuerpo humano está expuesto a una multitud de patógenos todos los días, algunos de los cuales son agentes de enfermedades (supuestamente) mortales. Si las invasiones de gérmenes fueran sinónimo de enfermedad y muerte, la mayoría de los seres humanos no sobrevivirían mucho tiempo.

Teoría germinal

Sin embargo, el científico francés del siglo XIX Louis Pasteur formuló su famosa teoría germinal de las enfermedades infecciosas, que se convirtió desde entonces en la piedra angular de la medicina moderna y la vacunación, basándose precisamente en este supuesto.

Pasteur fue el primer investigador que sugirió que las enfermedades eran causadas por gérmenes. Según él, los gérmenes o patógenos «andan detrás» de nosotros porque necesitan vivir a nuestra costa por su propia supervivencia. En un principio creyó que las enfermedades infeccioso-inflamatorias eran el resultado directo de que los gérmenes se diesen un festín con nosotros; pero se retractó de esta teoría en el momento de su muerte.

En los estudios microscópicos de tejidos infectados con tales enfermedades, Pasteur, Robert Koch y sus colegas observaron reiteradamente que los gérmenes proliferaban mientras que muchas de las células huéspedes morían. Estos investigadores concluyeron que los gérmenes atacan y destruyen células sanas y que de ese modo inician un proceso patológico en el organismo.

Aunque la suposición de Pasteur resultara ser errónea, ya se había abierto camino en el mundo de la ciencia y había sorbido el seso de investigadores y médicos, de manera que el mito de que «los gérmenes causan infección y enfermedades» se convirtió en una indiscutible realidad. Hoy día, esta idea sigue prevaleciendo como una «verdad científica» fundamental en el sistema médico moderno.

Pasteur podría haber llegado con la misma facilidad a la conclusión de que las bacterias se sienten atraídas de forma innata por los lugares donde abundan las células muertas, al igual que les atrae la materia orgánica en descomposición presente en otras partes de la naturaleza.

Las moscas, las hormigas, los cuervos, los buitres y, naturalmente, las bacterias se sienten todos ellos atraídos por la muerte. Ésta es una ley innegable de la naturaleza. ¿Por qué habría de ocurrir de otro modo en nuestro cuerpo? Las células débiles, dañadas o muertas del organismo humano son tan propensas a la infección o gérmenes como una fruta demasiado madura o con macas.

Pasteur y todos los investigadores que siguieron sus pasos decidieron considerar los gérmenes como depredadores o como carroñeros. Si hubieran supuesto que las células mueren sin motivo bioquímico aparente (como en el caso de un aumento de la toxicidad), nuestra forma actual de considerar las enfermedades y la salud sería muy diferente.

La teoría de Pasteur, según la cual «los gérmenes equivalen a enfermedad», ignoró de plano –o al menos subestimó– el sistema inmunológico y sus formidables y a veces misteriosos poderes de sanación.

Por qué es errónea

El hecho es que las enfermedades infeccioso-inflamatorias no se pueden achacar a los gérmenes, sino a la variada fragilidad humana que hace necesarias las fuerzas de la decadencia y la muerte.

Es una cuestión de énfasis sutil. Si bien los gérmenes sin duda intervienen en el proceso patológico, definitivamente no están empeñados en hacernos daño, como suponía Pasteur; ni son los verdaderos agentes causales de las enfermedades infecciosas. Los gérmenes sólo se ponen agresivos con nosotros cuando se enfrentan a los venenos que creamos. Nuestro organismo no combate los gérmenes porque sean el enemigo, lo mismo que éstos no libran batallas contra nuestro cuerpo. De hecho, hay al menos 10 veces más bacterias que células humanas en nuestro organismo, y ninguna de ellas nos causa ningún daño. Se estima que entre 500 y 1000 especies de bacterias viven en el intestino humano, y un número similar de ellas en la piel.

Tal y como se informó en la revista *Annual Review of Microbiology*, la flora humana es un conjunto de microorganismos, benignos o no, que residen en la superficie y las capas profundas de la piel, en la saliva y la mucosa bucal, en la conjuntiva y en el tracto gastrointestinal. Entre ellos hay bacterias, hongos y arqueas (estas últimas son organismos unicelulares como las bacterias). La relación entre los gérmenes y el ser humano no es meramente comensal (una coexistencia inocua), sino más bien mutualista o simbiótica. Los microorganismos desempeñan una infinidad de funciones útiles, como fermentar los sustratos de energía sin usar, entrenar el sistema inmunológico, prevenir el crecimiento de especies parásitas, regular el desarrollo del intestino, producir vitaminas para el huésped (como la biotina y la vitamina K) y producir hormonas para inducir al huésped a almacenar grasas. Ellos y nosotros nos necesitamos mutuamente.

Si el cuerpo se sobrecarga de toxinas y productos de desecho metabólicos atrapados, las células pueden sufrir una severa falta de oxígeno y nutrientes y resultar dañadas o morir. La reacción inmune –como la fiebre o la merma de la energía– está destinada a librar al organismo de estas sustancias nocivas que en caso contrario podrían provocar finalmente el fallecimiento de todo él. La presencia y la actividad de microorganismos destructivos (es decir, la infección) en esta situación, que fomenta la respuesta inflamatoria del cuerpo, no sólo es natural sino muy deseable. Los microorganismos sólo se vuelven «patógenos» cuando la salud del organismo se deteriora. La enfermedad se debe a condiciones insalubres como la acumulación de toxinas y productos de desecho; y, en la mayoría de los casos, la enfermedad en sí se convierte en la medicina que limpia los órganos, aparatos y sistemas afectados del cuerpo, devolviendo a éste la salud.

En situaciones de extrema toxicidad, grave congestión física o uso excesivo de medicamentos y vacunas, el sistema inmunológico puede verse tan abrumado por las toxinas que trata de eliminar que puede no ser capaz de salvar la vida del individuo. En el peor de los casos, el sistema inmunológico no responde en absoluto a los venenos ni a los gérmenes, así que no aparecen síntomas agudos de la enfermedad (fiebre, inflamación, dolor u otros indicios de infección). Estos individuos no pueden contraer ni un simple catarro o una gripe, que le ayudarían a librarse de estas toxinas. El resultado entonces es una enfermedad crónica debilitante, como la insuficiencia cardíaca congestiva, el lupus, la artritis o los llamados trastornos autoinmunitarios, y puede degenerar en la muerte.

2. La verdad acerca de los virus

En contra de lo que la medicina convencional quiere hacerte creer, los virus no matan a la gente. Si alguien está enfermo y tiene un virus en su organismo, puedes estar seguro de que este último no es el causante. La enfermedad tiene que existir previamente para que el virus pueda aparecer. Los virus están concebidos para inducir la curación, no la enfermedad. Los síntomas que aparecen en el cuerpo debido al esfuerzo que hace para curarse (fiebre, dolor de cabeza, mareos, fatiga, etc.) no constituyen la enfermedad. El aumento de la temperatura corporal (fiebre), por ejemplo, es uno de los mejores métodos que tiene el organismo para aumentar la producción de células inmunológicas con objeto de encargarse de las toxinas; luego elimina las bacterias, los virus y los hongos cuando ya no son necesarios.

La gripe, por ejemplo, es la etapa final en la curación de una enfermedad subyacente, que consiste en una acumulación de toxinas, medicamentos, metales pesados, productos de desecho ácidos, restos de células muertas y otras sustancias nocivas que de otro modo podrían dar lugar a una afección capaz de ocasionar la muerte.

La infección sirve sencillamente para descomponer sustancias dañinas como metales, drogas, productos químicos, pesticidas, aditivos alimentarios y ácidos grasos trans presentes en la comida rápida o los alimentos precocinados, edulcorantes artificiales, etc.

Por lo general, aunque el cuerpo puede descomponer por sí solo algunas de estas sustancias tóxicas, la mayoría de ellas requieren la intervención de bacterias que las eliminan. Sin embargo, hay otros compuestos químicos que precisan disolventes para poder eliminarlos.

Entonces es cuando nuestro organismo fabrica virus o les permite aparecer y propagarse a través del torrente sanguíneo y la linfa. De ahí que no necesitemos destruir los virus; están de nuestra parte.

Los virus son proteínas inertes que produce el organismo a fin de atacar y disolver estas sustancias nocivas. A diferencia de las bacterias, los virus no son organismos vivos, sino hebras microscópicas de material genético –ADN y ARN– encerradas en una cápsula. También se distinguen de las bacterias en que no pueden reproducirse, pues carecen de aparato digestivo y de sistema reproductor.

El cuerpo humano fabrica más de estos disolventes cuando necesita eliminar sustancias nocivas, y deja de fabricarlos cuando el peligro de asfixia celular ha remitido. Los virus actúan como los disolventes o los quitapinturas, y desempeñan un importante papel en el proceso de desintoxicación. Los virus no dejan de replicarse porque nuestro organismo los ataque; lo hacen cuando ya no los necesitamos.

La realidad fundamental es que los virus sólo se vuelven activos y aumentan de número cuando están en un cuerpo intoxicado que no puede limpiarse por sí mismo ni con la ayuda de bacterias. Permíteme que reitere algo en este punto crucial: el organismo humano sólo crea más virus cuando hay necesidad de terminar con compuestos químicos, conservantes alimentarios, contaminantes atmosféricos, así como metales tóxicos como el mercurio y el aluminio, pesticidas, antibióticos y restos de animales que están presentes en todas las vacunas.

A fin de protegerse, el cuerpo puede almacenar una enorme cantidad de virus diferentes; pero permanecen inactivos hasta que surge la necesidad de que se activen y propaguen para hacer su importante trabajo. El organismo se deshace de la mayoría de ellos una vez que el proceso de desintoxicación se ha completado. Es una creencia generalizada que el sistema inmunológico produce anticuerpos para combatir y destruir los virus; pero esto podría no ser cierto. Más adelante nos extenderemos en el cometido de los anticuerpos. La vacunación del individuo para inducir la producción de anticuerpos interfiere con los mecanismos curativos más básicos del organismo, y personalmente considero que es una de las armas más peligrosas de la medicina moderna; a decir verdad, es un arma de destrucción masiva.

3. ¿Quién es el salvador?

Cuando el sistema inmunológico ha conseguido restaurar con éxito las funciones corporales, el organismo pasa a estar más sano y más fuerte que antes. Esto corresponde a lo que muchos llaman inmunidad adquirida, pero no necesariamente conlleva inmunidad contra gérmenes específicos. Puede significar también que el cuerpo se encuentra ahora sano y libre de toxinas, por lo que no necesita ya que los gérmenes induzcan en él la respuesta purificadora y curativa. Muchas personas arguyen que el organismo tiene entonces inmunidad adquirida frente a los gérmenes que emprendieron la operación de salvamento; pero, a decir verdad, es el estado de mayor salud y vitalidad el que mantiene el cuerpo a salvo de caer enfermo otra vez.

La ciencia de las vacunas ha perseguido desde siempre el objetivo de que podamos provocar una inmunidad de por vida a una enfermedad infeccioso-inflamatoria sin tener que padecerla antes.

La suposición es que, al inducir la producción de anticuerpos para combatir ciertos gérmenes causantes de enfermedades, uno queda automáticamente protegido contra ellos. Sin embargo, la medicina moderna no ha sido capaz de probar si la protección frente a los gérmenes se debe a la presencia de anticuerpos o a una respuesta inmunitaria natural y sana cuya primera intención es purificar y sanar los tejidos congestionados o dañados. Realmente es mucho más probable que lo cierto sea lo último, a no ser que los venenos contenidos en las vacunas hayan dañado o incluso paralizado el sistema inmunológico. (Exploraremos el tema de la inmunidad en el capítulo 3, «¿Hay una conspiración?», segunda parte, «La guerra interna»).

La actual teoría microbiológica sugiere que el sistema inmunológico sólo reconoce los gérmenes cuando su número o su tasa de crecimiento exceden de cierto umbral, lo que resulta en la formación de anticuerpos específicos para cada microbio en particular. ¿O podría haber otra explicación del porqué de la producción de los anticuerpos?

Una presencia abundante de gérmenes indica que el tejido celular ha resultado dañado o se ha debilitado por la acumulación de desechos ácidos, o que ha sufrido otro tipo de lesión. A ese nivel de la infección, las cosas empiezan a descontrolarse seriamente y una tribu de gérmenes prolifera a lo loco y provoca el desencadenamiento de toda la fuerza curativa de nuestro sistema inmunológico. A esto es a lo que los médicos llaman «respuesta inflamatoria aguda».

Los síntomas suelen ser fiebre, secreción de hormonas del estrés por las glándulas suprarrenales, aumento del flujo sanguíneo, linfático y de la mucosidad, así como la afluencia de glóbulos blancos y linfocitos a la zona inflamada (herida). La persona afectada se siente enferma y puede experimentar dolor, náuseas, vómitos, diarrea, debilidad y escalofríos. La traspiración y el proceso de librarse de la enfermedad es una respuesta natural del organismo que refleja un sistema inmunológico saludable. En otras palabras, lo que en realidad indica la enfermedad es que el cuerpo es capaz de hacer frente con éxito a un estado poco sano. Así pues, la enfermedad es algo que hay que permitir y apoyar, no que suprimir y agravar. Una persona realmente enferma ya no sería capaz de presentar respuestas curativas de esta índole.

Una vez que hemos superado con éxito una enfermedad concreta, es menos probable que volvamos a padecerla. De alguna manera la enfermedad y nuestra respuesta a ella nos han hecho inmunes a su reaparición. Es muy dudoso que la vacunación pueda hacer esto mismo por nosotros al forzar a nuestro organismo a fabricar anticuerpos para algunos gérmenes que parecen ser los causantes de una infección, protegiendo de ese modo al individuo frente a una enfermedad infecciosa futura.

Al contrario: se ha demostrado una y otra vez que, a pesar de estar vacunado contra una enfermedad en particular, el individuo puede desarrollarla de todos modos. El hecho probado de que la mera presencia de anticuerpos para un patógeno específico no protege a la persona de la infección debería haber sembrado serias dudas entre los profesionales de la medicina y los legos en la materia por igual respecto a que la teoría de las vacunas directamente no es válida o que, como mínimo, tiene graves defectos. No podemos contar con ambas alternativas; o los anticuerpos nos protegen o no lo hacen. ¿Por qué tantas personas vacunadas contra la tos ferina y el sarampión, y que cuentan con una elevada presencia de anticuerpos contra dichas enfermedades, las desarrollan a pesar de todo, cuando la ciencia de las vacunas insiste en que tales anticuerpos protegen contra las ellas? Es obvio que no nos están diciendo la verdad.

En los capítulos 2 y 3, «Errores de bulto históricos» y «¿Hay una conspiración?», pasaremos revista a episodios del pasado en los que la vacunación en masa durante una epidemia o después de ésta incrementó de hecho la incidencia de la enfermedad, aparte de acabar con grandes sectores de la población. En muchos casos, estas muertes estuvieron directamente relacionadas con la introducción en el cuerpo humano de un virus específico, junto con los restos animales usados para cultivarlo y las sustancias químicas y metales tóxicos contenidos en las vacunas.

4. Anticuerpos debidos a lesiones por vacunas

Si las vacunas pueden causar la muerte y la parálisis en algunos individuos, en muchos otros ciertamente causan lesiones, aun cuando estos efectos adversos no se reconozcan de inmediato. Cuando los tejidos se lesionan, el organismo inicia un proceso curativo que puede conllevar una infección, durante la cual los gérmenes patógenos ayudan a descomponer las células dañadas o muertas. La curación de la lesión requiere que el cuerpo envíe células inmunológicas –y sí, anticuerpos– al lugar donde se encuentra ésta.

La investigación científica demuestra claramente que la participación de los linfocitos en la cicatrización es un proceso dinámico y característico. El proceso de reparación es una secuencia de acontecimientos muy compleja y ordenada que abarca la hemostasia, la infiltración celular inflamatoria y la regeneración y remodelación del tejido. Si queremos curarnos bien, tenemos que permitir que esta secuencia ordenada tenga lugar sin interferencias.

Durante el proceso de curación que sigue a la destrucción del tejido, los anticuerpos se unen a las células dañadas, lo que facilita así a los macrófagos –otro importante grupo de células inmunológicas– la tarea de engullirlas. Las células B, en particular –que producen anticuerpos y los envían a los tejidos dañados–, intervienen activamente en el proceso curativo. De hecho, un estudio publicado recientemente en la revista *Immunology* (noviembre del 2009) demuestra claramente que la adecuada cicatrización sería imposible sin la participación activa de los anticuerpos. Por ejemplo, los investigadores detectaron la presencia de un anticuerpo complejo, la inmunoglobulina G1 (o IgG1), unido a los tejidos lesionados.

El hecho de que el cuerpo produzca anticuerpos para curar los tejidos dañados plantea una cuestión crucial que es suficientemente convincente para poner en duda la actual teoría de las vacunas. ¿Qué pasaría si los anticuerpos no fueran producidos en absoluto para combatir a los gérmenes, como los virus o las bacterias, sino para reparar las lesiones causadas por las toxinas, los productos de desecho ácidos, los productos químicos ingeridos con los alimentos, las medicinas, el venenoso fluoruro en el agua potable, etc.?

En el caso de las lesiones por vacunas inyectadas, como ocurre con cualquier otra lesión, se deben producir anticuerpos para curar el daño tisular causado por la inyección, directamente en el torrente sanguíneo, de las sustancias químicas tóxicas como el formaldehído, los agentes anticongelantes, los antibióticos y el mortal cóctel de conservantes que contienen. El simple hecho de clavar una aguja en el brazo de alguien ya es bastante para inducir la respuesta inflamatoria del cuerpo, que es necesaria para curar el pinchazo. En la mayoría de los casos, el organismo puede reparar el daño. Sin embargo, si en principio el sistema inmunológico está débil, la lesión por la vacuna puede llegar a ser mortal. Una investigación realizada en el 2004 ha revelado que 1 de cada 500 niños nace con un problema del sistema inmunológico que puede causarle reacciones graves o incluso la muerte cuando lo vacunan (*Journal of Molecular Diagnostics,* mayo del 2004, volumen 6, n.º 2, pp. 59-83). ¿Cuántos padres saben si sus hijos tienen o no un sistema inmunológico débil? La mayoría de los padres y de los médicos no son conscientes de este riesgo, porque tal información pondría en grave peligro a la industria de las vacunas.

La otra cosa que no se les dice a los padres es que los virus, las bacterias, los hongos y las toxinas químicas que se introducen en el cuerpo de su hijo a través de una sola vacunación fuerzan al sistema inmunológico a responder creando anticuerpos que pueden encender o apagar los interruptores genéticos. En el caso de un niño en desarrollo, esto puede acabar produciéndole daños irreparables en la mente o el cuerpo. En Estados Unidos cada niño recibe 36 vacunaciones antes de cumplir los 5 años de edad, y 1 niño de cada 91 desarrolla autismo. En niños menores de 5 años, 8 muertes de cada 1000 se deben a las vacunaciones. En comparación, en Islandia cada niño recibe 11 vacunas y sólo 1 entre 11.000 desarrolla autismo; además, sólo 4 niños de cada 1000 mueren como consecuencia de haber sido vacunados. En 1980, cada niño recibía 8 vacunas y el autismo era muy raro. Hoy día, Islandia ocupa el primer puesto mundial en cuanto a duración de la vida, mientras que Estados Unidos ocupa el puesto trigésimo cuarto. Puedes hacer las cuentas tú mismo y sacar tus propias conclusiones. Más adelante hablaremos con más detenimiento del vínculo vacunas-autismo.

Todos los fabricantes de vacunas afirman que cualquier aumento en la producción de anticuerpos por parte del organismo se deriva de la exposición de este último a un presunto patógeno (es decir, el germen que causa una enfermedad). Dado el diseño en sí del sistema curativo corporal (el sistema inmunológico), y en vista de la investigación científica mencionada anteriormente, es igual de probable que la producción de anticuerpos que sigue a la vacunación se deba a la necesidad de curar las lesiones provocadas por las toxinas de la propia vacuna.

La pregunta que se plantea es: ¿por qué referirnos a los anticuerpos como «anti» algo cuando el cuerpo los utiliza para curarse? Propongo que los llamemos «procuerpos», porque ante todo están a favor de algo, no en contra de nada. Son producidos y segregados por las células del plasma sanguíneo derivadas de las células B del sistema inmunológico para curar las lesiones causadas por la acumulación de toxinas. Las vacunas están repletas de toxinas, fragmentos de tejidos animales y otras materias extrañas que el organismo debe reconocer como antígenos.

Los antígenos suelen ser proteínas o polisacáridos. Normalmente se «pegan» a receptores específicos de un anticuerpo. Pueden constar de partes (paredes celulares, cápsulas, flagelos, fimbrias, toxinas, etc.) de bacterias, virus y otros microorganismos. Entre los antígenos no microbianos están el polen, la clara de huevo, la caspa animal, las toxinas vegetales, etc.

Las vacunas, que pueden contener muchos antígenos diferentes, están diseñadas para estimular la producción de anticuerpos a fin de que aumente la llamada «inmunidad adquirida». Sin embargo, hasta ahora no se ha realizado ningún estudio de control doble ciego que demuestre que las vacunas proporcionan un nivel de inmunidad mayor que el hecho de tomar un simple placebo o que el de no hacer nada en absoluto. Me pregunto por qué no se habrá hecho nunca un estudio de este tipo. El argumento oficial del Centro para el Control y la Prevención de Enfermedades (CCPE) para no estudiar los efectos nocivos de las vacunas en los seres humanos es que cualquier estudio de este tipo (en humanos) sería «poco ético».

De modo que yo me pregunto: ¿es ético inyectar cada año a centenares de millones de personas que no sospechan nada, incluidos niños, vacunas que no sólo no han demostrado nunca ser eficaces para prevenir las enfermedades infecciosas, sino que por el contrario se ha visto claramente que enferman a la gente? Tal vez estemos permitiendo que la doble moral y la legalización de la experimentación en las masas se antepongan a esta legítima pregunta que deberían hacerse los padres que no desean ningún mal para sus hijos: «¿Dónde está la prueba de que las vacunas mejoran la inmunidad de mi hijo y de que lo mantienen sano?». ¿Acaso hemos de dar por cierto lo que dice el médico?

Veamos qué respondió alguien que es el más indicado para ofrecer un punto de vista objetivo como persona que cuenta con información privilegiada. La doctora Marcia Angell reveló lo siguiente tras pasar dos décadas como editora y directora de la revista *The New England Journal of Medicine:* «Simplemente ya no es posible creer en buena parte de las investigaciones clínicas que se publican, o confiar en el buen juicio de los médicos de prestigio o en las directrices médicas autorizadas».

El hecho es que las vacunas inhiben y destruyen sistemáticamente el sistema inmunológico. Y hay pruebas científicas fidedignas que lo demuestran; pruebas que no han sido manipuladas todavía para proporcionar más poder y recursos a grupos con intereses creados.

5. Las vacunas suprimen la inmunidad

En 1988 la revista *Clinical Pediatrics* publicó un detallado estudio de las pautas patológicas observadas en 82 niños pequeños sanos antes y después de la vacunación. En dicho estudio, realizado en Israel, los investigadores compararon la incidencia de enfermedades agudas durante el período de los 30 días siguientes a la administración de la vacuna DTP (contra la difteria, el tétanos y la tos ferina) con la incidencia en esos mismos niños durante los 30 días anteriores a la vacunación. El período de 3 días inmediatamente posterior a la vacunación se excluyó porque a los niños les suele subir la fiebre como respuesta directa a las toxinas de la vacuna. Según estos investigadores, los infantes experimentaron una espectacular subida de la fiebre, diarrea y tos durante el mes siguiente a la administración de la vacuna DTP en comparación con su estado de salud anterior.

Es relativamente fácil observar si las vacunas tienen o no efectos negativos sobre los leucocitos o glóbulos blancos, que forman parte del sistema inmunológico primario. Así pues, un estudio más reciente evaluado por iguales que se publicó en la revista *New England Journal of Medicine* en mayo de 1996 reveló que la vacuna antitetánica produce una caída del número de células T y que, por tanto, desactiva el sistema inmunológico en los pacientes con VIH. Naturalmente, esto quiere decir que la vacuna puede dañar el sistema inmunológico de cualquiera, no sólo el de aquéllos en los que ya está en peligro. Quién sabe adónde nos puede conducir un sistema inmunológico amenazado.

En 1992, la Immunization Awareness Society (IAS) de Nueva Zelanda realizó una encuesta entre sus miembros para averiguar cuántos de los hijos de éstos tenían problemas de salud. Entre otras enfermedades relacionadas con un sistema inmunológico dañado, los niños vacunados sufrían en comparación con los no vacunados:

- Cinco veces más asma.
- Casi tres veces más alergias.
- Por encima de tres veces más infecciones de oído.
- Por encima de cuatro veces más apnea y muerte súbita infantil.
- Casi cuatro veces más episodios de amigdalitis recurrente.
- Diez veces más hiperactividad.

Yo ciertamente puedo dar fe de estos descubrimientos. En los treinta y siete años que llevo trabajando en el campo de la salud natural, raras veces he visto niños sin vacunar que fueran autistas, hiperactivos o que padecieran asma, infecciones de oído, alergias y amigdalitis. En cambio, he presenciado la incidencia de estas mismas enfermedades entre los niños vacunados a unos niveles alarmantemente elevados.

En un estudio publicado en la revista *Paediatrics* (marzo de 1998) se descubrió que la encefalopatía aguda seguida de daño cerebral permanente o la muerte estaba asociada a las vacunas contra el sarampión. Un total de 48 niños de edades comprendidas entre los 10 y los 49 meses cumplieron con los criterios de inclusión tras recibir la vacuna contra el sarampión, sola o combinada. Ocho niños murieron, y los restantes presentaron regresión y retraso mental, ataques crónicos, déficits motores y sensoriales, y trastornos motores.

En septiembre del 2010, la CNN informó de la muerte de dos hermanas gemelas de nueve meses de edad en Ghaziabad, India, a los pocos minutos de recibir la vacuna contra el sarampión. Avika y Anika Sharma fueron vacunadas en una clínica privada por el doctor Satyaveer Singh. Al cabo de aproximadamente un cuarto de hora, ambas niñas murieron. El doctor Santosh Aggrawal (presidente de la delegación local de la Indian Medical Association), que visitó el hospital después del incidente, confirmó que la salud de las gemelas se deterioró después de administrárseles la vacuna. Dijo: «El médico contaba con provisiones recientes de la vacuna. Pero debía de ocurrir algo malo con el lote. Se ha informado de otras muertes similares en Kanpur y Lucknow». Cuando les pidieron que valorasen el asunto, los investigadores dijeron: «Éste es un caso de reacción adversa a la inmunización... No se trata de un fenómeno nuevo...».

Uno de los problemas que se encuentran a la hora de determinar el número de lesiones o muertes causadas por las vacunas es que sólo se llega a conocer una cantidad mínima de las reacciones producidas. Los estudios han estimado que sólo se informa de entre el 1 y el 10 por 100 de todos los efectos secundarios. Los médicos y los hospitales son muy reacios a echar la culpa a las vacunas del súbito desencadenamiento de enfermedades o la muerte. Siguen considerando que la vacunación es el mayor avance médico de todos los tiempos. Además, no es propio del buen relaciones públicas admitir que el tratamiento médico es el responsable de las lesiones cerebrales ocasionadas o de la muerte; queda mejor decir que los efectos secundarios son simples accidentes; pero eso automáticamente constituye un rechazo de la responsabilidad que degenera en todo tipo de actos de negligencia.

Por lo tanto, la mayoría de la gente no tiene ni idea de lo graves que pueden llegar a ser las lesiones por vacunas. Un progenitor que no sospecha nada puede perfectamente llevar al médico a su hijo sano como una manzana, y momentos después o al cabo de unos días encontrarse con que está incapacitado o ha fallecido. Para la industria médica, esto sólo son daños o beneficios colaterales (es decir, perder o ganar un posible paciente). Para un padre, es un trauma inimaginable.

Si la vacuna contra el sarampión puede infligir de inmediato en los niños unas lesiones tan evidentes e incluso la muerte, yo me pregunto: ¿qué otros estados generadores de enfermedades más sutiles e imperceptibles puede provocar, que den lugar finalmente al cáncer, la diabetes, las cardiopatías, el fallo hepático y renal, etc., años después?

En lugar de atiborrar al niño de vacunas que obviamente son peligrosas para él y no han sido puestas a prueba como corresponde, y por tanto de arriesgar su salud y su vida, es preferible cuidarlo mientras pasa algunas de las enfermedades de la infancia que normalmente son leves y no entrañan peligro. Basta con cuidarlo y dejar que la naturaleza siga su curso para fortalecer de verdad su inmunidad natural y mejorar su salud a la larga.

Los gérmenes producen toxinas (antígenos) que desencadenan una respuesta inflamatoria para ayudar a curar una afección subyacente que el organismo puede ser incapaz de resolver por sí solo. Las células plasmáticas producen anticuerpos que se unen a estos antígenos y facilitan así la curación. Las células B, los linfocitos, los macrófagos y los anticuerpos intervienen todos ellos en este proceso curativo, que incluye la neutralización y eliminación de toxinas. El sistema inmunológico no es una máquina bélica equipada con armas para localizar y destruir a los enemigos invasores; al contrario, es un sistema curativo muy sofisticado cuyo único objetivo es devolver al cuerpo su estado de equilibrio y armonía (proceso denominado homeostasis).

Es importante mencionar aquí que no todas las vacunas son inútiles o dañinas. Por ejemplo, se ha visto que las «vacunas homeopáticas» que se elaboran a partir de los agentes causantes de la enfermedad o de productos de ésta, como el pus, han llevado a lograr notables recuperaciones.

De hecho, muchas personas mordidas por serpientes venenosas se salvan gracias a que se les ha administrado el veneno de esa especie de ofidio en particular. Según Wikipedia, la adquisición de inmunidad humana frente al veneno de serpiente es una de las formas de vacunología más antiguas que se conocen (hacia el año 60 d. C., tribu de los psylli). Incluso hoy día, los miembros de algunas tribus aborígenes se hacen cortes a propósito en la piel y exponen las heridas a la suciedad, la tierra y el polvo para desarrollar una fuerte resistencia natural a las toxinas presentes en su entorno. Los animales salvajes a menudo siguen prácticas similares de autoinmunización.

El veneno de serpiente es saliva sumamente modificada que contiene proteínas, enzimas, sustancias con efectos citotóxicos, neurotoxinas y coagulantes. Cuando se autoinyecta, el veneno del crótalo adamantino provoca la producción de un anticuerpo neutralizante del grupo IgG que es útil contra varias especies de serpiente de cascabel. Asimismo, la exposición al veneno de las serpientes de cascabel induce la inmunidad contra futuras mordeduras por estos ofidios. La inmunidad se debe a la producción de antisuero por parte del organismo para neutralizar los efectos tóxicos del suero de la serpiente. Este principio es aplicable a cualquier toxina que se introduce en el cuerpo. Dicho en términos sencillos, nuestro organismo produce proteínas sanguíneas específicas (anticuerpos) para que se unan a las toxinas, neutralizándolas, y para curar la lesión causada por las ellas. La inmunidad celular que consigue (es decir, su capacidad de reproducir el mismo antídoto en el caso de otra mordedura venenosa) protege al cuerpo de futuras exposiciones a la misma toxina, a menos que el grado de exposición exceda en mucho de su capacidad de desintoxicación y compensación.

Esto último ocurre en especial cuando se administran numerosas vacunas dentro de un breve margen de tiempo; esto es, en el plazo de unos meses o unos pocos años. Tal como demostró la investigación mencionada párrafos atrás, los niños de Islandia o Noruega que sólo reciben un total de 11 vacunas corren un riesgo mucho menor de desarrollar autismo o de morir que los niños estadounidenses. En Estados Unidos, los funcionarios federales de salud pública recomiendan que se administre al individuo un total de 69 dosis de 16 vacunas diferentes desde el día de su nacimiento hasta que cumple los 18 años de edad. Ya hemos visto que los niños estadounidenses presentan una incidencia mucho más elevada de asma, alergias, infecciones de oído, amigdalitis y otras graves dolencias después de ser vacunados.

Un niño, que viene al mundo prácticamente sin un sistema inmunológico operativo, y que recibe docenas de vacunas en forma de inyecciones llenas de compuestos tóxicos, sufrirá posteriormente daños de corta y larga duración; algunos se presentarán como autismo, cáncer, diabetes, cardiopatía, esclerosis múltiple, enfermedad de Alzheimer, etc. años más tarde. Tal vez ésta sea la razón de que la población de Estados Unidos ocupe un puesto tan bajo en cuanto a esperanza de vida (el número 49) en comparación con países como Islandia, Suecia y Suiza, donde se administran menos vacunas y donde muchos padres, que están mejor informados, las rechazan para sus hijos debido a que cada vez hay más pruebas de las lesiones causadas por las vacunas en amplios sectores de la población.

¿Es una simple coincidencia que Estados Unidos ocupe el primer puesto en cuanto a costes de asistencia sanitaria y que gaste más del doble en este mismo concepto que otros países desarrollados? ¿Por qué los estadounidenses padecen muchas más enfermedades que los habitantes de otras naciones, a pesar de contar con el sistema de atención sanitaria más avanzado del mundo? ¿O será precisamente a causa de eso?

Barbara Loe Fisher, fundadora del Centro Nacional de Información sobre las Vacunas, resumió hace poco este dilema en una frase: «La verdad es que nadie sabe qué cantidad de víctimas por vacunación hay en Estados Unidos. No sabemos cuántos niños entre los que tienen discapacidad psíquica (1 de cada 6), o entre los que son asmáticos (1 de cada 9), o entre los autistas (1 de cada 10), o entre los diabéticos (1 de cada 450), pueden achacar su inflamación crónica, su enfermedad o su minusvalía a reacciones a las vacunas, reacciones que han sido descartadas por los funcionarios de salud pública y los médicos durante el siglo pasado por considerarlas simples "coincidencias"».

Introducir microbios vivos o muertos en el torrente sanguíneo para inducir inmunidad contra futuras infecciones es completamente distinto que adquirirla gracias a pasar por todas las etapas de la enfermedad. Realmente no existen fórmulas mágicas para adquirir la inmunidad.

En este punto me gustaría recalcar que la mera presencia de anticuerpos específicos no protege el organismo humano contra la enfermedad; sólo el sistema inmunológico celular puede hacerlo. Y reitero que lo consigue no por la fuerza, no luchando, sino a través del poder curativo. Aunque la ciencia ha aprendido a inducir la producción de anticuerpos mediante la vacunación (es decir, causando una lesión en el cuerpo), se equivoca al suponer que de ese modo aumenta la inmunidad, que sólo se adquiere experimentando las enfermedades. No sirve de nada tratar de engañar al sistema inmunológico; hay que dejar que la naturaleza siga su curso.

La realidad es que, por sí solos, los anticuerpos contra los patógenos no bastan para producir la inmunidad. Es bien sabido que diversas enfermedades, como los brotes de herpes, pueden recurrir a pesar de que los niveles de anticuerpos sean elevados.

Haya presentes o no anticuerpos, la inmunidad a estas enfermedades infecciosas sólo la produce nuestro sistema inmunológico celular. La teoría que afirma que al exponer el organismo a los gérmenes se desencadena una respuesta inmunitaria similar a la generada mientras se pasa por la enfermedad es a todas luces defectuosa. *(Véase* el capítulo 3, «¿Hay una conspiración?», parte segunda, «La guerra interna»).

Por consiguiente, y poniendo en duda la premisa misma de la teoría de las vacunas, la pregunta que debemos hacernos es: ¿quién es el verdadero salvador? ¿La vacuna, o un sistema inmunológico sano?

Sin embargo, los partidarios de las vacunas ignoran casi por completo el papel del sistema inmunológico; prefieren creer que se reduce a un mecanismo de producción de anticuerpos, un ejército de soldados robóticos que interviene en cuanto hay una «invasión de gérmenes». Luego, para ellos, ¡son las vacunas las que inducen la inmunidad! O eso es lo que algunos quieren hacernos creer, y por «algunos» me refiero a quienes se aprovechan de las enfermedades ajenas.

Quieren distraernos para que no descubramos ni utilicemos todos los demás factores responsables de crear un sistema inmunológico sano y vital, incluyendo la vitamina D producida como respuesta a la exposición al sol, el ejercicio, la buena alimentación, el sueño suficiente, el agua y el aire puros, llevar un estilo de vida más relajado y menos estresante, etc.

El hecho de haber producido anticuerpos para una sustancia en particular, un alimento o una vacuna no determina en última instancia si ocurre o no una enfermedad como, pongamos por caso, una infección o una alergia. Por ejemplo, una persona con trastorno de personalidad múltiple puede ser alérgica al zumo de naranja (alérgeno) cuando exhibe una de sus personalidades y dejar de serlo en cuanto cambia a otra: esos mismos anticuerpos ya no desencadenan en ella una reacción alérgica. También ocurre con la diabetes: una personalidad puede ser diabética mientras que las demás no lo son. Las mujeres con este trastorno pueden incluso tener diferentes ciclos menstruales en función de sus distintas personalidades.

Hay otro ejemplo. Cuando una persona normal que es alérgica a la caspa de gato entra en contacto con las proteínas del pelo del animal, se dispara la producción de anticuerpos y la subsiguiente reacción inflamatoria. Sin embargo, como ocurre con frecuencia, esta persona puede ser alérgica a los gatos de color blanco o naranja, pero no a los negros; o viceversa. Normalmente es porque experimentó en el pasado un incidente traumático en el que intervino un gato blanco, como en el caso de la muerte del animal, que le llevó a producir anticuerpos. Cada vez que esta persona toca un gato blanco, su cuerpo experimenta una reacción de anticuerpos basada en el recuerdo de ese trauma emocional previo. Y, como los gatos negros no forman parte de este recuerdo, tocar un gato de este color no desencadenará en ella la reacción alérgica.

En esta misma línea, puede suceder algo similar con las personas alérgicas al gluten; pueden sufrir la reacción alérgica cada vez que comen pan, y en cambio no tener ningún problema para comer pasta, que también contiene gluten.

En otras palabras, no hay forma de saber con seguridad si la mera presencia de anticuerpos generados por la administración de una vacuna contra las paperas o el sarampión ofrecerá o no alguna protección contra el virus. Toda la teoría de las vacunas se basa en la idea de que la presencia de tales anticuerpos específicos en el torrente sanguíneo confiere inmunidad contra estas enfermedades. Por ejemplo, los datos de investigación recogidos durante el último brote de paperas muestran sin lugar a dudas que tener anticuerpos contra este virus no aporta ningún efecto protector; hace falta la inmunidad celular subyacente producida mediante el paso por toda la enfermedad. Y no sólo eso. Sabemos que de cada 1000 personas enfermas de paperas, 770 fueron vacunadas contra la enfermedad y las otras 230 no. Así que el hecho de no tener anticuerpos inducidos por la vacuna contra las paperas aparentemente es una garantía mucho mejor de no enfermar. Para decirlo sin rodeos, los no vacunados están obviamente mejor protegidos que los vacunados. La realidad es que las vacunas aumentan las probabilidades de sufrir una infección viral, no las disminuyen.

6. Infectando a voluntarios

En el 2006, un equipo de científicos del Duke's Center for Genomic Medicine, de la Universidad de Virginia, de la Universidad de Michigan y del National Center for Genomic Resources realizaron un proyecto de investigación con un total de 57 voluntarios. Los participantes fueron infectados por la nariz con un virus del catarro, un virus de la gripe o un virus sincitial respiratorio, a raíz de lo cual 28 de ellos presentaron posteriormente síntomas del tipo de la gripe o el catarro.

El propósito del estudio era determinar si alguno de los más de 20.000 genes presentes en el cuerpo humano experimentaba algún cambio como respuesta a la exposición al virus. Así pues, los investigadores descubrieron que en los 28 participantes que acabaron enfermando se había activado un conjunto de unos 30 genes en respuesta a la infección con un virus. En las 29 personas restantes, que no presentaron síntomas, no hubo cambios en estos genes.

No voy a comentar aquí las implicaciones genómicas del estudio, puesto que es bien sabido que los fragmentos proteínicos extraños (llamados virus) pueden activar genes. Prefiero plantear esta pregunta: ¿por qué los 29 participantes que no presentaron síntomas permanecieron sanos a pesar de haber tenido el mismo grado de exposición a los gérmenes causantes de enfermedades? ¿Por qué los virus no pudieron activar en estos individuos esos mismos 30 genes? Si un virus de la gripe consigue entrar en el cuerpo, ¿qué es lo que decide que este último se enfrente o no a la intrusión con una avalancha de anticuerpos y una respuesta inflamatoria? La respuesta es bastante simple. Obviamente, los participantes sanos no se pusieron enfermos por los virus porque éstos no pueden hacer que enfermen las personas sanas. Sus genes no fueron afectados por la intrusión vírica.

Por otra parte, ¿por qué cayeron enfermos los otros 28 participantes? La respuesta es que sólo las personas enfermizas pueden enfermar a causa de los virus. Como ya hemos mencionado anteriormente, los virus pueden desencadenar una poderosa respuesta limpiadora y curativa en el cuerpo cuando está congestionado e intoxicado que lo devuelve a una condición más equilibrada.

Antes de dar por sentado que los virus causan enfermedades, en vez de devolver la salud a las personas, sería conveniente revisar en pocas palabras por qué ocurren realmente las llamadas epidemias. Durante el brote de gripe A (H1N1) del año 2009, los medios de comunicación informaron que varios niños pequeños habían tenido síntomas de gripe porcina y posteriormente murieron. Resultó que estos niños nunca habían estado en contacto con nadie portador del virus H1N1 o cualquier otro virus infeccioso. Sin embargo, todos estos infantes sufrían alguna dolencia grave preexistente, como por ejemplo cardiopatía.

Igualmente, hay miles de niños que dan positivo en la prueba del VIH aunque sus padres sean seronegativos; esto ocurre incluso con recién nacidos. Si nadie contagió a estos niños, ¿cómo contrajeron la infección? Es una pregunta incómoda para los funcionarios de sanidad pública porque contradice de plano la teoría germinal, que afirma que los gérmenes patógenos se trasmiten de persona a persona. A decir verdad, si el individuo tiene un sistema inmunológico fuerte y sano y un cuerpo libre de toxinas no necesitará contraer una infección para volver al estado de equilibrio, y por consiguiente no será afectado por los patógenos.

Hay una serie de razones de por qué se ponen enfermos los niños. Primera, que no se les dé la oportunidad de que la placenta materna limpie como es debido su sangre porque se corte el cordón umbilical justo después del parto, en lugar de 40-60 minutos después. Esto también hace que la sangre del bebé tenga sólo el 60 por 100 de los niveles normales de oxígeno. Segunda, que el sistema inmunológico en desarrollo del niño sea dañado por múltiples vacunas desde su nacimiento, incluida la innecesaria vacuna contra la hepatitis B (una enfermedad que los niños casi nunca padecen, y contra la que tendrán que volver a vacunarse de todos modos cuando sean un poco más mayores debido a la diminución del número de anticuerpos). El hecho de inyectar en los recién nacidos el aluminio y el formaldehído que contiene esta vacuna debería preocupar a todo progenitor y todo pediatra. Tercera, que los bebés que no son amamantados, o cuya madre es enfermiza y no produce leche de buena calidad, no pueden desarrollar un sistema inmunológico sano y normal. Cuarta, que por orden del pediatra se protege a los bebés del sol durante al menos los primeros seis meses de vida, por lo que se les provoca una deficiencia de vitamina D. Por el contrario, en África las madres ponen a sus recién nacidos al sol con regularidad, así que estos infantes raras veces sufren este tipo de deficiencia. La vitamina D es esencial para desarrollar un sistema inmunológico fuerte. Un estudio reciente llevado a cabo por investigadores de la Universidad Estatal de Oregón ha demostrado que la vitamina D es tan vital para el funcionamiento de nuestro sistema inmunológico que su capacidad de impulsar la función inmune y de mantener el cuerpo protegido y sano ha sido conservada en el genoma durante más de 60 millones de años de evolución.

«La existencia y la importancia de esta parte de nuestra respuesta inmunitaria pone de manifiesto que los seres humanos y otros primates necesitan mantener unos niveles suficientes de vitamina D», dijo Adrian Gombart, profesor adjunto de bioquímica y principal investigador del Instituto Linus Pauling de la Universidad Estatal de Oregón.

La vitamina D, que en realidad es una hormona esteroidea producida en grandes cantidades por la exposición regular al sol, regula más de dos mil genes. Actúa como un interruptor que enciende el sistema curativo del cuerpo y lo mantiene activo y sensible. Si se produce una carencia de vitamina D, el interruptor se apaga y la capacidad curativa y desintoxicante del organismo disminuye considerablemente. Esto, a su vez, bloquea la capacidad del cuerpo de curarse y librarse de las toxinas, incluyendo las producidas por los microorganismos.

Como consecuencia, un individuo con deficiencia de vitamina D, sea niño o adulto, se intoxicará de tal modo que un creciente número de células resultarán dañadas o morirán, por lo que necesitará una infección para inducir una poderosa respuesta curativa y purificadora. Como hemos visto en los ejemplos mencionados en párrafos anteriores, no importa que el sujeto afectado haya recibido o no un virus o una bacteria de otra persona, aunque eso ciertamente puede acelerar que se presenten los síntomas de la enfermedad. Nuestro cuerpo es el hábitat de numerosas especies de bacterias y en él se acumulan muchos materiales víricos que permanecen ocultos y en estado de latencia, pero que se activan y multiplican cuando se requiere su asistencia. Normalmente, la infección resultante tocará a su fin una vez que las labores de limpieza y reparación se hayan completado.

Sin embargo, cuando la deficiencia de vitamina D es muy grave, la inflamación puede alcanzar tales proporciones que resulta mortal para la persona. La vitamina D normalmente previene que la respuesta inmunitaria «adaptativa» sea exagerada y reduce la inflamación. En otras palabras, mantiene bajo control el sistema inmunológico y lo desactiva cuando es preciso. Los niños pequeños y las personas mayores que no toman el sol lo suficiente, o que usan cremas solares de protección total para impedir que lleguen a su piel los rayos ultravioleta del sol, que son los que generan la vitamina D, son particularmente propensos a las reacciones excesivas del sistema inmunológico.

Ambos grupos de población son los primeros en coger catarros o gripe en invierno. ¿Te has preguntado alguna vez por qué no hay gripe estacional en verano? Pues porque la mayor parte de la gente pasa más tiempo al aire libre durante los meses cálidos, lo que le permite reponer sus reservas de vitamina D y la hace menos proclive a caer enferma.

Una investigación llevada a cabo en las principales universidades estadounidenses ha demostrado que muchas enfermedades comunes están relacionadas con los niveles bajos de vitamina D. Según el estudio publicado en el 2008 en la revista *Journal of American College of Cardiology* (2008:52:1949-56), los bajos niveles de vitamina D se han documentado en pacientes con infarto de miocardio, derrame cerebral, insuficiencia cardíaca y enfermedad cardiovascular. La deficiencia crónica de vitamina D puede causar hiperparatiroidismo secundario, que predispone a los pacientes a sufrir inflamación, resistencia a la insulina, síndrome metabólico y diabetes mellitus.

Es más, en Estados Unidos la tasa de cáncer y de esclerosis múltiple es mayor en el nordeste, donde la gente tiende más a la deficiencia de vitamina D que en el sur o el sudoeste, donde los meses de invierno son mucho menos fríos y más soleados.

Asimismo, las personas obesas, los fumadores y quienes toman medicamentos (por ejemplo anticonvulsivos, glucocorticoides, antirretrovirales, etc.), así como los individuos internados en asilos y hospitales psiquiátricos, tienen más propensión a la carencia de vitamina D. Las personas de piel oscura que residen en regiones o países menos soleados, o que no toman suficientemente el sol, son con frecuencia los más afectados. De ahí que generalmente corran un mayor riesgo de padecer infecciones, cáncer, cardiopatía y diabetes.

En un estudio publicado en el 2008 en la revista *Virology Journal*, y confirmado por otro estudio del 2009 en el que participaron 19.000 americanos, se descubrió que las personas con los niveles más bajos de vitamina D en sangre presentaban bastantes más catarros o casos de gripe recientes. En conclusión, el principal autor del estudio, el doctor Adit Ginde, declaró esto: «Los resultados de nuestro estudio confirman que la vitamina D desempeña un papel importante en la prevención de infecciones respiratorias comunes, como los resfriados o la gripe. Los individuos con enfermedades pulmonares crónicas, como asma o enfisema, pueden ser particularmente propensos a las infecciones respiratorias derivadas de la falta de vitamina D».

¿Por qué tenemos que exponer nuestros cuerpos a vacunas contra todo tipo de enfermedades, vacunas que pueden llegar a poner en peligro nuestra vida, cuando podemos mantenernos sanos exponiendo nuestra piel a los benéficos rayos del sol? (Véase también mi libro *Heal Yourself with Sunlight*). Más adelante veremos con más detalle el papel de la vitamina D.

7. ¿Qué contiene esa ampolla?

Así que, en pocas palabras, ¿de qué se compone este cóctel sumamente potente y venenoso que introducimos en el cuerpo humano? La función de este mejunje, ya sea inyectado, tomado por vía oral o incluso aspirado por la nariz –como en el caso de algunas vacunas antigripales–, es tratar de inducir inmunidad mediante la introducción a la fuerza en el organismo de agentes causantes de enfermedades (o patógenos), ya sean enteros o en fragmentos. En principio se trata de cuerpos extraños como bacterias, virus o material genético procedente de estos patógenos, que generalmente se alimentan y cultivan en el cuerpo de animales infectados, para forzar una respuesta inmunológica. En cuanto el organismo humano detecta la presencia de un cuerpo extraño (uno que no tiene un «marcador de identidad») o de un antígeno, produce anticuerpos para neutralizar estas toxinas, células extrañas y materiales perjudiciales, así como para sanar cualquier daño que hayan podido causar.

Los anticuerpos son moléculas proteínicas que se unen a los antígenos y pueden ser específicos de cada enfermedad. En cuanto el antígeno y el anticuerpo se unen, el sistema inmunológico corporal se pone en marcha para combatir al intruso, al menos según las teorías que se enseñan en las facultades de medicina. Se da por sentado que una vez que el torrente sanguíneo de un individuo contiene anticuerpos (ya sean producidos a la fuerza por las vacunas o de un modo natural, por haber pasado previamente por un episodio de la enfermedad) para un patógeno concreto, su cuerpo está protegido de por vida contra la enfermedad «causada» por ese patógeno en particular.

Sin embargo, hay una diferencia fundamental entre la inmunidad adquirida naturalmente gracias a pasar por todas las etapas de una enfermedad y la inmunidad que se impone a un sistema inmunológico desprevenido. La ruta natural de entrada al cuerpo para los patógenos son las mucosas de las fosas nasales, la boca, los labios, los párpados, los oídos, la zona genital y el ano. Inyectar patógenos directamente en la sangre es un acto antinatural y violento que entorpece e interfiere con los mecanismos protectores y de conservación del organismo.

Estas mucosas forman la primera línea de defensa del cuerpo para atrapar y digerir (por medio de enzimas) microorganismos que no suponen beneficios para el huésped siempre y cuando sus células, tejidos y órganos estén bien nutridos y sanos.

Por favor, recuerda lo que ya hemos dicho muchas veces: que las bacterias y los virus no hacen daño al organismo. Se convierten en patógenos (agentes generadores de enfermedades) sólo cuando el grado de intoxicación del cuerpo ha ocasionado considerables daños o la muerte a sus células y se hace necesaria una infección para descomponer los restos celulares y para estimular el sistema inmunológico a fin de que repare y cure los daños. Las mucosas forman una parte esencial del sistema de desintoxicación del organismo que asegura que esto no tenga que suceder.

Cuando nos saltamos esta primera línea de defensa, que también recibe el nombre de «sistema inmunológico IgA», ocasionamos la formación de grandes brechas en la «armadura» autoprotectora del cuerpo. Éste no se toma demasiado bien las medidas de inmunización artificial y, por tanto, se rebela de muchas formas. Una de ellas es causar precisamente la enfermedad que la vacuna debía prevenir.

Contraer la enfermedad contra la que recibes la vacuna, como las paperas, puede ser realmente una bendición y conferir auténtica inmunidad a ella. Esto puede explicar algunos de los efectos preventivos de enfermedades derivados de la administración de vacunas que se han observado en un reducido número de individuos vacunados. Por desgracia, la inmensa mayoría de la población vacunada no se pone enferma. Si enfermase, la vacunación tendría realmente algún valor. Sin embargo, si se añade a la vacuna un adyuvante como el aluminio o el escualeno –lo que ahora es habitual en la mayoría de las vacunas–, puede hacer que tu sistema inmunológico reaccione de una manera exagerada ante la introducción del microorganismo en tu cuerpo.

En tales ocasiones, el cuerpo humano es impotente contra el material extraño y es desbordado por los antígenos y la consiguiente reacción excesiva del sistema inmunológico. Esto a menudo da lugar a la aparición de síntomas debilitantes (entre los agentes que se introducen en el organismo con más frecuencia mediante las vacunas cabe citar el timerosal, que está relacionado con las lesiones neurológicas cerebrales), efectos secundarios incapacitantes (*véanse* los capítulos 5 y 6, «La resaca de las vacunas» y «Autismo: el ataque del mercurio») e incluso puede ocasionar la muerte.

A pesar de las pruebas documentadas existentes que relacionan la vacunación con el desarrollo de enfermedades y lesiones, la medicina moderna insiste en que las vacunas son una especie de «seguro de enfermedad». Pero, para que conozcas los hechos, aquí tienes una breve lista de las sustancias que contienen.

- **Antígeno:** el componente esencial de toda vacuna es el microorganismo o patógeno causante de la enfermedad contra la que se quiere inducir inmunidad.
- **Conservantes:** se usan para aumentar la vida útil de una vacuna al impedir que las bacterias y los hongos la invadan. En Estados Unidos, la Administración de Drogas y Alimentos (FDA) permite el uso de tres conservantes: fenol, fenoxietanol y timerosal. *(Véase* el capítulo 6, «Autismo: el ataque del mercurio»).
- **Adyuvantes:** aumentan la respuesta inmunitaria del cuerpo nada más introducir en él la vacuna. Aunque los adyuvantes son muy peligrosos y se sabe que incluso causan tormentas citoquínicas que conducen rápidamente a la muerte, las compañías farmacéuticas siguen usándolos como «refuerzo» en sus vacunas. Otra poderosa razón para el uso de los adyuvantes es que estos productos químicos, al aumentar la potencia de las vacunas, permiten a las empresas farmacéuticas utilizar menos cantidad de antígeno en cada dosis, de modo que pueden fabricar más dosis. Haz las cuentas: más dosis significa mayores beneficios. Las sales de aluminio son los adyuvantes más utilizados por los fabricantes de medicamentos. Entre ellas están el fosfato alumínico, el hidróxido alumínico, el hidroxifosfato sulfato de aluminio y el sulfato alumínico-potásico, aunque también se usa como adyuvante el alumbre. Hasta hace poco, las sales de aluminio eran los únicos adyuvantes que se permitía emplear a los fabricantes de vacunas en Estados Unidos. Sin embargo, dado que la FDA le está dando vueltas a la idea de permitir el escualeno como adyuvante, hay una creciente alarma ante la posibilidad de que esta sustancia química, que hizo estragos entre los veteranos de la Guerra del Golfo estadounidenses, obtenga la licencia para su uso masivo en Estados Unidos. *(Véase* el capítulo 3, «¿Hay una conspiración?», segunda parte, «La guerra interna»).

- **Aditivos o agentes estabilizantes:** protegen las vacunas contra el deterioro o la pérdida de eficacia bajo ciertas condiciones, como la liofilización y el calor. También impiden que el antígeno se pegue a las paredes de la ampolla, y que los componentes de la vacuna se disocien. Entre los aditivos más comunes hay azúcares como la sacarosa y la lactosa; aminoácidos como la glicina y derivados de aminoácidos como el glutamato monosódico; y, finalmente, proteínas como la gelatina o la albúmina del suero humano. La preocupación respecto a estos aditivos se centra en el uso de gelatina, albúmina del suero humano y material derivado del ganado bovino, especialmente vacas. Mientras que se sospecha que la gelatina precipita reacciones de hipersensibilidad, la albúmina del suero humana (que se obtiene a partir de fetos humanos muertos) podría introducir patógenos en el organismo. En cuanto al material extraído del ganado vacuno, preocupa el brote de encefalopatía espongiforme bovina o «enfermedad de las vacas locas» ocurrido en Inglaterra en la década de 1980. Al final de este capítulo me extenderé en esta controversia con detalle.
- **Agentes residuales:** los agentes residuales se usan durante el proceso de producción para cultivar el patógeno vivo y desactivarlo. Al final se eliminan de la vacuna; o eso es lo que afirman los fabricantes. Entre los agentes residuales más comunes está el suero bovino (es muy popular para cultivar el virus en cultivos celulares); formaldehído (se usa como agente desactivante); y antibióticos como la neomicina, la estreptomicina y la polimixina B para evitar la contaminación por bacterias.
- **Productos animales:** los productos animales se emplean con mucha frecuencia en la producción de vacunas como el medio en el que se cultiva el virus. Realizan dos funciones esenciales: alimentan al patógeno y proporcionan líneas celulares que le ayudan a replicarse para producir los millones de dosis que luego se venden comercialmente. Entre los animales cuyos órganos, tejidos, sangre y suero se usan comúnmente para fabricar vacunas están los monos, las vacas, las ovejas, las gallinas, los cerdos y, en algunas ocasiones, los perros y los conejos.

- **Productos humanos:** las células fetales humanas (células diploides) se dividen indefinidamente, así que se usan para crear líneas celulares donde el virus pueda replicarse. Por ejemplo, el virus de la rubéola se cultiva en cultivos de tejido humano pues es incapaz de infectar a los animales. Una vez que el virus se ha replicado, se purifica el patógeno extrayéndolo del cultivo. Sin embargo, con frecuencia quedan en la vacuna trazas de material genético del cultivo. Esto representa un peligro real que siempre está presente. Si el ser humano o el animal huésped está infectado, es probable que se trasmitan patógenos secundarios durante la vacunación. Esto es exactamente lo que ocurrió cuando se descubrió con posterioridad que una vacuna contra la polio cultivada en células renales de mono estaba contaminada con el llamado agente vacuolizante (virus 40 de los simios o SV40; *véase* el capítulo 2, «Errores de bulto históricos»).

Una vez vistas las grandes categorías de componentes de las vacunas, aquí tienes una lista de algunos agentes tóxicos (con efectos secundarios documentados) que se emplean en su producción:

- **Acetona:** de la que se usa como quitaesmaltes.
- **Adyuvantes oleaginosos:** una neurotoxina vinculada a la enfermedad de Alzheimer y los ataques. También puede precipitar la artritis.
- **Formaldehído:** agente cancerígeno utilizado como líquido embalsamador.
- **Etilenglicol:** anticongelante de uso generalizado en motores de automóvil.
- Tritón X-100: un detergente.
- **Glicerina:** puede dañar órganos internos como los pulmones, el hígado y los riñones, así como el tracto gastrointestinal.
- **Glutamato monosódico (GMS):** según la Administración de Drogas y Alimentos (FDA), el complejo de síntomas del GMS (sus efectos secundarios) puede consistir en entumecimiento, sensación de quemazón, hormigueo, presión o tirantez facial,

dolor de pecho, dolor de cabeza, náuseas, taquicardia, somno-lencia, debilidad y, en los asmáticos, dificultades respiratorias. Más concretamente, los estudios han demostrado que el GMS puede causar arritmia, fibrilación atrial, taquicardia, palpita-ciones, bradicardia, angina de pecho, grandes subidas o baja-das de la tensión arterial, hinchazón, diarrea, náuseas/vómito, retortijones, hemorragia rectal, malestar general como el de la gripe, dolor articular, agarrotamiento, depresión, cambios en el estado de ánimo, reacciones de ira, jaqueca, mareos, eu-foria, pérdida del equilibrio, desorientación, confusión men-tal, ansiedad, ataques de pánico, hiperactividad, problemas de conducta en los niños, trastornos por déficit de atención, ale-targamiento, somnolencia, insomnio, entumecimiento o pará-lisis, ataques, ciática, mala articulación al hablar, escalofríos, temblores, visión borrosa, dificultad para concentrarse, pre-sión alrededor de los ojos, asma, dificultad para respirar, dolor en el pecho, opresión en el pecho, moqueo nasal, estornudos, frecuente dolor de vejiga, hinchazón de la próstata, hinchazón de la vagina, manchado vaginal, micción frecuente, nocturia, urticaria (puede ser tanto interna como externa), sarpullido, lesiones bucales, tensión pasajera o parálisis parcial, entumeci-miento u hormigueo de la piel, rubor, extrema sequedad de la boca, hinchazón facial, hinchazón de la lengua, ojeras.

- **Fenol o ácido carbólico:** una toxina letal que se usa en pro-ductos domésticos e industriales como desinfectante además de como tinte.

- **Timerosal (derivado del mercurio):** un metal pesado tóxico que se usa como conservante. Está estrechamente relacio-nado con el autismo, las enfermedades autoinmunes y otros trastornos del neurodesarrollo.

- **Aluminio:** elemento químico metálico que, aparte de dañar el cerebro de los niños, predispone a los adultos a sufrir pro-blemas neurológicos como Alzheimer y la demencia.

- **Polisorbato 80 (Tween-80®):** un emulsionante que puede causar graves reacciones alérgicas, incluida la anafilaxia. Además, según un estudio eslovaco realizado con ratas que se publicó en 1993 en la revista *Food and Chemical Toxicology*, el Tween-80 puede ocasionar infertilidad. Se demostró que el Tween-80 aceleraba la maduración de las ratas, prolongaba el ciclo estral, disminuía el peso del útero y los ovarios, y causaba daños en las paredes del útero indicativos de una estimulación estrogénica crónica.

Todo esto hace que me pregunte por qué tantos millones de personas empezaron a padecer las enfermedades enumeradas como efectos secundarios de estas toxinas después de introducir la práctica de las vacunaciones masivas en las sociedades modernas. La mayoría de estas enfermedades eran casi desconocidas antes de que comenzara la manía vacunadora.

8. «Errores» vacunatorios

El peligro de las vacunas no radica sólo en estos ingredientes; hay otras graves preocupaciones, como las enormes lagunas existentes en el conocimiento científico moderno en el campo de la medicina. Estas lagunas se intentan rellenar con lo que los investigadores llaman «teorías», que se convierten después en la base de las políticas gubernamentales e incluso de la producción de medicamentos para prevenir aparentemente las enfermedades. Cuando estos errores son «descuidos» o «deslices» de las compañías farmacéuticas, se pierden vidas y muchas personas enferman gravemente. Las secuelas del brote de la enfermedad de las vacas locas, así como el modo en que manejaron el asunto tanto los gobiernos como las empresas farmacéuticas, han dejado tras de sí un polémico legado que sigue afectando a vidas humanas.

La enfermedad de las vacas locas recibe también el nombre técnico de encefalopatía espongiforme bovina, o EEB; fue observada por primera vez a mediados de la década de 1980 en el ganado vacuno del Reino Unido. Es una enfermedad neurodegenerativa mortal, en la que unos fragmentos proteínicos infecciosos llamados priones invaden el cerebro, la médula espinal y otros tejidos de los animales afectados. Estos priones literalmente devoran el blando tejido cerebral, creando en él agujeros que hacen que se parezca a una esponja.

Alrededor de una década después del brote, a mediados de los años noventa, los médicos del Reino Unido observaron una enfermedad en seres humanos y creyeron que la habían contraído comiendo carne de vaca y otros productos extraídos de animales infectados con la EEB.

El primer caso observado se produjo en 1996 y se consideró que era una variante de la enfermedad de Creutzfeldt-Jakob, o vECJ. Como la vECJ tiene un período de gestación de varios años, se supuso que las víctimas habían comido carne y otros productos de vacas infectadas de EEB una década antes. En el 2009 la enfermedad ya había segado más de ciento sesenta vidas humanas en Gran Bretaña.

Tanto la enfermedad de las vacas locas como la vECJ son tipos de encefalopatía espongiforme. Sin embargo, hasta la fecha la ciencia ha sido incapaz de probar que haya una relación causal entre las dos. ¿Cómo saber con seguridad que la vECJ, descrita por primera vez allá por los años veinte por los científicos cuyos nombres lleva, no evolucionó convirtiéndose en una nueva cepa independiente de la variante animal?

Sin embargo, impulsado por la histeria provocada por la comunidad científica y médica, el Gobierno británico abrió las puertas de par en par a la financiación de las investigaciones sobre la vECJ, una decisión motivada quizá más por la política que por la ciencia.

La propia Organización Mundial de la Salud (OMS) declara que «la hipótesis de que exista una relación entre la vECJ y la EEB se formuló en vista de la asociación de estas dos EET (encefalopatías espongiformes trasmisibles) en el tiempo y en el lugar».

Y añadió: «Entre las pruebas más recientes que apoyan la existencia de una relación está la identificación de características patológicas similares a las de la vECJ en el cerebro de macacos inoculados con EEB. El vínculo vECJ-EEB se confirma por la demostración de que la vECJ está asociada a un marcador molecular que la distingue de otras formas de ECJ y que se parece a lo visto en la EEB trasmitida a otras especies».

Sin embargo, si la vECJ realmente surgiera de «vacas locas», entonces las consecuencias podrían ya haber sido nefastas. La espeluznante verdad es que, a pesar de ser conscientes de los riesgos de usar material bovino (tejidos, suero de becerro, piel y huesos de vaca que se usan para hacer gelatina para el cultivo de los virus), las empresas farmacéuticas del Reino Unido siguen empleándolo a escondidas para producir sus vacunas.

Una investigación realizada por el periódico británico *The Daily Express* el 2 de mayo del 2000 reveló que existía el riesgo de que siete vacunas estuvieran contaminadas. Dichas vacunas se habían administrado a millones de niños entre 1988-1989 y 1993.

Se identificaron en particular vacunas fabricadas por dos grandes empresas farmacéuticas:

- Vacuna triple vírica o SPR, contra el sarampión, las paperas y la rubéola (GlaxoSmithKline).
- Diversas vacunas contra la difteria, el tétanos y la tos ferina (Wellcome).
- Vacuna oral contra la poliomielitis (Wellcome).
- Vacuna de poliovirus inactivados (GlaxoSmithKline).

  Los timbres de alarma también se dispararon en Estados Unidos, que posteriormente confeccionó una lista de vacunas sospechosas. Las autoridades sanitarias estadounidenses sospecharon que el material bovino utilizado para fabricarlas procedía de países afectados por la enfermedad de las vacas locas. La lista incluía:
    - Vacunas antigripales u OmniHib (Aventis Pasteur).
    - Vacunas combinadas contra la difteria, la tos ferina y el tétanos (North American Vaccine y GlaxoSmithKline).
    - Vacuna Havrix contra la hepatitis-A (GlaxoSmithKline).

Los datos anteriores ilustran hasta qué punto los gobiernos y los responsables políticos toman decisiones radicales basándose en puras hipótesis; y cómo las empresas farmacéuticas que carecen de escrúpulos incurren a sabiendas en malas prácticas de carácter criminal sin que les importen nada las vidas de quienes aseguran proteger. Después de todo esto, ¿sabemos realmente qué contienen esas ampollas?

2

Errores de bulto históricos

La medicina moderna ha tratado de convencernos (y lo ha conseguido bastante bien con la mayor parte de la gente) de que las vacunas son una especie de armadura que protege el cuerpo humano de los ataques repetidos de los gérmenes productores de enfermedades.

Pero la realidad es muy diferente; a veces, es justo al contrario. La verdad es que se ha demostrado que el cóctel genético y químico de la vacuna *causa* la enfermedad e incluso *acelera* su propagación.

Cuando estudiamos y analizamos el registro histórico de las muchas pandemias que han acabado con la vida de grandes grupos de población en todos los continentes, uno se pregunta cuántas vidas se podrían haber salvado si no se hubiera vacunado contra nada a cientos de miles de personas.

Antes de pasar a lo siguiente, hay varios factores que deberías tener en cuenta. La investigación en el campo de las vacunas siempre ha sido un área de vanguardia dentro de la medicina, y la inmunización masiva proporciona a los investigadores, las empresas farmacéuticas y los gobiernos una muestra humana sumisa y que además no tiene elección para probar nuevos medicamentos y fórmulas.

La introducción de estas sustancias químicas en el cuerpo humano por medio de la vacunación a veces tiene poco o nada que ver con la vacuna en sí que se administra o con el brote de una enfermedad en particular. En otras palabras, tirando por la borda cualquier tipo de consideración ética, los investigadores han usado las vacunaciones en masa como un campo de pruebas perfecto o un laboratorio humano, por así decirlo.

En otras ocasiones, la ignorancia de los científicos y el empleo de equipo y de procedimientos de prueba inadecuados ha conducido a errores de juicio en el desarrollo de las vacunas; errores que han costado miles de vidas y que han dejado a otros sujetos afectados por enfermedades debilitantes.

Y todavía hay otros casos en los que el antígeno, los contaminantes o los aditivos presentes en las vacunas han provocado enfermedades y muertes.

1. La controversia de la polio

No es sorprendente que más de medio siglo después de la creación de la primera vacuna contra la polio siga habiendo controversia por la contaminación de ésta con el mortífero virus SV40.

El agente vacuolizante o virus 40 de los simios se encuentra en las células renales del macaco de la India. El virus SV40 es cancerígeno: causa tumores, sobre todo sarcomas y cáncer del tejido conjuntivo.

Retrocedamos hasta mediados del siglo xx, cuando la polio era una crisis sanitaria en todos los continentes; solamente en Estados Unidos ya había segado más de 50.000 vidas. No es de extrañar que el desarrollo en 1953 de la primera vacuna contra la polio por el doctor Jonas Salk (una vacuna «muerta»: la vacuna de poliovirus inactivados o VPI), y en 1957 el de la segunda vacuna contra la polio por el doctor Albert Sabin (en este caso «viva»: la vacuna oral contra la poliomielitis), fueran acogidos con un suspiro de alivio colectivo.

Las vacunaciones masivas comenzaron en cuanto la vacuna de Salk fue aprobada por las agencias federales en 1955; en 1961 ya había más de 90 millones de personas inoculadas con la VPI en todo el mundo.

Pero al cabo de sólo dos años de su aprobación, los científicos descubrieron que la vacuna de Salk contenía cepas del virus SV40, que vive en las células renales del macaco de la India (células que se habían usado para cultivar el virus de la polio). En los años que siguieron, numerosos científicos eminentes y muchas investigaciones confirmaron esta contaminación tras demostrar que el SV40 podía infectar las células humanas y causar cáncer.

En fecha más reciente, la revista *American Journal of Medicine* citó muchos estudios en los que se informaba de la presencia del virus SV40 procedente de la vacuna contra la polio en seres humanos, que se hallaba localizado en tumores cerebrales, cáncer de hueso, mesotelioma maligno y linfoma no-Hodgkin.

A finales de los años cincuenta, cuando la controversia sobre el SV40 ya no se podía ignorar por más tiempo, la Administración de Drogas y Alimentos (FDA) de Estados Unidos decretó que todas las vacunas contra la polio que se sometiesen a su aprobación después del 30 de junio de 1961 debían estar libres de contaminación por SV40.

Pero la FDA dejó dos resquicios legales a las empresas farmacéuticas. Primero, el gobierno permitió que los fabricantes de vacunas que tenían almacenadas millones de dosis con anterioridad al 30 de junio de 1961 pudieran venderlas hasta que expirase su vida útil dos años después. Segundo, la FDA no obliga a los fabricantes de vacunas a descartar los cultivos de tejidos y otros materiales relacionados. Lo que algunos fabricantes afirman que han hecho para probar que sus vacunas eran aceptables después de 1961 fue... ¡añadir a sus cultivos virales anticuerpos anti-SV40 de conejo para neutralizar el virus de los simios!

Como las empresas farmacéuticas mantienen sus instalaciones bajo siete llaves, no hay manera de demostrar oficialmente que lo hayan hecho de verdad. Además, la suposición de que estos anticuerpos conejiles eran eficaces contra el SV40 nunca se ha probado. Asimismo, nunca se obligó a los fabricantes de vacunas a que demostrasen que habían destruido realmente sus existencias contaminadas, que alcanzaban un valor de millones de dólares.

A pesar de esta charada, en 1994 –cuatro décadas después de que se creara la primera vacuna contra la polio– la Organización Mundial de la Salud proclamó que había erradicado el azote de la polio de la faz de la tierra.

Sin embargo, el daño ya estaba hecho. En un alarde de franqueza, el Centro para el Control y la Prevención de Enfermedades (CCPE) estadounidense anunció que entre 10 y 30 millones de americanos podían haber sido inoculados con la VPI contaminada con SV40, mientras que a otras 10.000 personas se les habría administrado la VOP. Lo que el CCPE se olvidó de mencionar fue que millones de habitantes de la antigua Unión Soviética, donde se realizaron los ensayos clínicos sobre la VOP, habían recibido también la vacuna.

Hay otra forma de presentar el argumento de que la vacuna contra la polio no produce inmunidad. Si los virus vivos de las vacunas pueden seguir induciendo la polio hoy día, cuando los niveles de salud pública e higiene son elevados, es plausible que las epidemias de polio de hace medio siglo fueran causadas también por la inmunización contra la enfermedad cuando la higiene, la salud pública, la vivienda y la nutrición eran relativamente deficientes. De lo que no hay duda es que la tasa de infección es alta en las zonas con poca higiene. También es importante saber que sólo el 0,1 por 100 de las infecciones de polio evolucionan hasta producir parálisis; los demás síntomas se parecen a los de otras infecciones víricas como la gripe.

No importa qué puede haber causado los brotes de polio en el pasado; hoy día es cuestionable desde el punto de vista ético, moral y médico inmunizar a grandes sectores de la población contra una enfermedad que ya apenas existe, pero que podría recobrar su virulencia debido precisamente a la vacunación masiva.

2. Las vacunas causan enfermedades

Existen pruebas más que suficientes de que las vacunas han fallado reiteradamente a la hora de prevenir las enfermedades. De hecho, la historia está llena de ejemplos en los que la vacunación durante las epidemias ha ocasionado un aumento de la incidencia y la propagación de las enfermedades que debía prevenir y erradicar.

Sin embargo, gracias a la manipulación de los datos estadísticos y a la propaganda en favor de las vacunas, el colectivo médico ha conseguido convencernos a la mayoría de que estos compuestos químicos protegen el cuerpo humano de la enfermedad y la muerte.

Una vez vista la controversia de la polio, aprendamos otra lección de historia. La viruela había estado asolando la Europa del siglo XIX y haciendo estragos en la población, hasta que finalmente Gran Bretaña aprobó en 1854 una ley que autorizaba la vacunación obligatoria y universal contra ella. Fue un error desastroso. En los años inmediatamente posteriores a 1854, cada brote sucesivo de viruela coincidió con una campaña de vacunación masiva. En otras palabras, se produjo un brusco aumento de la incidencia de la enfermedad después de que se administrara la vacuna al conjunto de la población.

La epidemia de Londres (1857-1859) se cobró más de 14.000 vidas; el brote de 1863-1865 ocasionó otras 20.000 muertes; y, entre 1871 y 1873, la viruela se propagó por toda Europa, lo que la convirtió en la peor epidemia de esta enfermedad de toda la historia. Solamente en Inglaterra y Gales, se cobró 45.000 vidas; ¡y a pesar de que, por entonces, el 97 por 100 de la población ya había sido vacunada!

Alemania también tuvo su buena cuota de problemas. Aunque en 1834 aprobó una ley que permitía la vacunación obligatoria, cuando la enfermedad se extendió con furia por Inglaterra, aquí también hizo estragos.

A pesar de una rigurosa campaña de vacunación que había cubierto el 96 por 100 de la población, el país registró 125.000 muertes por la viruela. Entre ellas están los 17.000 casos de Berlín, todos ellos ocurridos entre una población completamente vacunada. Es desconcertante, ¿no te parece?

Pero no sólo Europa ha sufrido este tipo de errores históricos. En Japón, la vacunación obligatoria contra la viruela de 1872 causó en años sucesivos distintos brotes de la enfermedad, hasta que el país registró un total de 165.000 casos y 30.000 muertes en 1892. De nuevo es irónico que, en su mayoría, las víctimas hubieran sido vacunadas contra ella.

La vacunación obligatoria fue introducida en Filipinas a comienzos del siglo XX, y en apariencia produjo un notable descenso de la viruela en el país. Sin embargo, la enfermedad asestó inexplicablemente un golpe mortal entre 1917 y 1919 a través de una epidemia en la que se produjeron 160.000 casos y 70.000 muertes. Aquí también había sido vacunada toda la población afectada.

Puede haber varias razones de por qué la vacuna antivariólica no funcionó; la más escalofriante y real es que la premisa misma sobre la que se basa la vacuna antivariólica es errónea.

La vacuna antivariólica se fabrica a partir del material genético presente en el virus llamado vacuna, responsable de la viruela bovina, que es una enfermedad que se caracteriza por la aparición de pústulas en las ubres de las vacas. Dicho sea de paso, fue este virus vacuna –o virus *vaccinia*– el que prestó su nombre para el término genérico «vacuna».

Aunque hoy día los procedimientos de fabricación de vacunas se han perfeccionado bastante, la vacuna antivariólica se sigue fabricando a partir del virus *vaccinia;* y, aunque la clase dirigente científica lo niegue públicamente, su supuesto éxito se basa en puras suposiciones en vez de en la experimentación científica.

Dichas suposiciones las hizo un médico inglés del siglo XVIII llamado Edward Jenner, que había observado que las lecheras y los granjeros que trabajaban con vacas infectadas con el virus vacuna parecían ser resistentes a la viruela.

Jenner fue un paso más allá y experimentó con los virus de la viruela bovina y humana en personas. En 1796, inyectó el virus de la viruela a un niño de ocho años de edad al que ya había inoculado el virus vacuna y, como observó que no moría, ¡Jenner proclamó que su «teoría de la vacunación» era correcta!

Éste y otros «experimentos» realizados por Jenner, todos ellos basados en una observación poco rigurosa, consiguieron convencer a la clase dirigente científica de que efectivamente había encontrado una vacuna contra la viruela.

¿Qué ocurriría si no hubiese sido el virus vacuna lo que produjo la inmunidad, sino que hubiese sido el sistema inmunológico humano lo que impidió que los «sujetos» de Jenner contrajeran la viruela? Lo que hizo este médico inglés para ver si la vacuna funcionaba fue reunir granjeros que habían contraído viruela bovina e inyectarles material extraído de úlceras causadas por la viruela. Cuando vio después que estos granjeros no presentaban síntomas de viruela, Jenner lo ofreció como «prueba» irrefutable.

¿Qué ocurriría si dichos granjeros tuvieran ya inmunidad adquirida a la viruela por haber estado expuestos a ella al entrar en contacto con otros individuos infectados? Cuando otros presentaron casos que sugerían exactamente lo contrario, la defensa de Jenner fue mofarse de ellos.

Medio siglo después, Inglaterra y el resto del mundo tuvieron que pagar caro por las afirmaciones increíbles y nada científicas de Jenner.

La historia de la vacunación continúa exponiendo las afirmaciones y los mitos de organismos globales como la Organización Mundial de la Salud y la Cruz Roja, que han encabezado programas de inmunización en todo el mundo. Sin embargo, para gran bochorno de la OMS, Ghana fue declarada libre de sarampión por la agencia global de salud en 1967, después de una campaña de inmunización masiva que cubrió más del 90 por 100 de la población del país.

La OMS debería haber tenido más cuidado y no haber hecho unas declaraciones tan osadas con las que se felicitaba a sí misma, porque entre 1970 y 1972 Ghana fue atacada por uno de los peores brotes de sarampión que se hayan visto nunca. La revista *Journal of Tropical Pediatrics* informó que se habían registrado 235.930 casos durante ese período, incluyendo 834 muertes.

Hoy día sigue habiendo en Ghana brotes de sarampión y programas de inmunización, y estos errores históricos se han convertido en un mercado de muchos millones de dólares para las empresas farmacéuticas que fabrican estas vacunas.

La afirmación de que la vacuna contra el sarampión protege de él no se ha comprobado en absoluto. Aunque se vacuna a la mayor parte de los niños japoneses, en abril del 2007 tuvo lugar en Japón un brote de sarampión que causó un total estimado de 27.600 casos.

Estados Unidos dista mucho de ser inmune a los cuentos chinos del grupo de presión pro vacunas. En 1989 se informó de un brote de sarampión en los colegios de todo el país, en donde el 98 por 100 de los niños ya había sido vacunado.

La Asociación Médica Estadounidense admitió en 1990 que a pesar de que el 95 por 100 de los escolares está cubierto por las campañas de vacunación en masa contra el sarampión, eso no ha conseguido atajar del todo la enfermedad. El incidente provocó un acalorado debate, en el que algunos investigadores afirmaron que la inmunización suprime el sistema inmunológico, ocasionando una vulnerabilidad general del organismo a las infecciones.

El tema de la propagación de enfermedades por las vacunas es incontrovertible cuando incluyes en la ecuación la tos ferina, la tuberculosis y la difteria, así como prácticamente cualquier otra enfermedad contagiosa. En una audaz jugada, Suecia decidió en 1979 detener la inoculación de la vacuna antitosferina a la población cuando se descubrió que, de los 5.140 casos que aparecieron en 1978, más del 80 por 100 ya había sido vacunado 3 veces. La revista *The New England Journal of Medicine* informó sobre un estudio realizado en 1994 en el que se vio que más del 80 por 100 de los niños de menos de cinco años que padecía tos ferina ya había sido inoculado contra la enfermedad.

En el Reino Unido, el Community Disease Surveillance Centre detectó más de 200.000 casos de tos ferina infantiles entre 1970 y 1990. Todos estos niños ya habían sido vacunados.

Volviendo al tema de la polio, *después* de la introducción en 1955 de la inmunización masiva en Estados Unidos, el número de casos de polio aumentó un 50 por 100 entre 1957 y 1958, y un 80 por 100 de 1958 a 1959. En cinco estados del país, los casos de polio se duplicaron después de que se administrara la vacuna a un gran número de personas. En cuanto la higiene y la salud pública mejoraron, y *pese a* los programas de inmunización, esta enfermedad vírica desapareció rápidamente.

3. ¡Uy! Se nos olvidó...

Se pueden extraer varias conclusiones de los datos presentados en el apartado anterior. La principal es que la historia no ha establecido ninguna relación causa-efecto entre la vacunación y la protección frente a las enfermedades.

El sistema inmunológico es el factor crítico que determina si un individuo contrae o no cierta enfermedad. Y es un factor que no se ha tenido en cuenta durante el desarrollo de las vacunas.

En lo único que se fijaron estos investigadores pioneros fue en la presencia o ausencia previa de le enfermedad en los individuos que observaban durante la realización de sus experimentos. No hicieron estudios a largo plazo (y siguen sin hacerse) ni usaron grupos de control.

Otro factor crucial que contribuye al desarrollo y la propagación de enfermedades son las condiciones de vida. Las malas condiciones de vida, junto con un entorno superpoblado, insalubre y antihigiénico, la desnutrición y, lo que es más importante, la deficiencia de vitamina D debido a no tomar el sol con regularidad, todo ello debilita sistemáticamente el sistema inmunológico, y por tanto pone en peligro su capacidad de mantener la homeostasis y prevenir las enfermedades.

No es ninguna coincidencia que los brotes epidémicos hayan descendido con el tiempo a medida que mejoraba la calidad de vida. Por ese motivo, las enfermedades hacen muchos más estragos en los países pobres donde la desnutrición, el agua contaminada y las condiciones antihigiénicas están generalizadas.

Una flagrante omisión a la hora de hacer un conteo o recuento durante una epidemia es que la clase dirigente científica nunca se ha parado a investigar las historias clínicas de los individuos afectados por el virus «asesino» en cuestión. A pesar de ello, durante los brotes epidémicos se acusa rutinariamente a los virus de la polio, la viruela y la tos ferina, entre otros, de casos en los que debido a su debilitada inmunidad probablemente habrían sucumbido de todos modos a la mayoría de las enfermedades. Esto plantea serios interrogantes sobre la base misma de la teoría de las vacunas y la pretendida eficacia de éstas.

Existen también registros documentados sobre el tema. Un estudio realizado por la Asociación Británica para el Avance de la Ciencia revela que la mejora de la higiene y la salud pública acaecida entre 1850 y 1940 coincidió con un descenso del 90 por 100 de las enfermedades infantiles en general.

En Estados Unidos, la aseguradora de vida Metropolitan Life Insurance Company documentó entre 1911 y 1935 las cuatro enfermedades infecciosas que más muertes causaban: es decir, la difteria, la escarlatina, la tos ferina y el sarampión.

En 1945, *antes* de la llegada de los programas de inmunización masiva para estas enfermedades, el número de víctimas mortales por ellas ya había caído drásticamente: en un 95 por 100. De nuevo, este espectacular descenso se debió a las mejoras en la salud pública, la nutrición y la vivienda.

El argumento de que la higiene conduce a un descenso de la mortalidad es respaldado por el informe semanal de morbilidad y mortalidad del CCPE publicado el 30 de julio de 1999, que cita la mejora en la salud pública, la calidad del agua, la higiene y la introducción de los antibióticos como los factores más importantes del siglo xx en el control de las enfermedades.

¿No podría ser que fuesen estos avances (con la única excepción de los antibióticos, que debilitan el sistema inmunológico), y no las vacunas, los que estuvieran favoreciendo la salud y la inmunidad y salvando vidas? La coincidencia entre la línea cronológica descendente de la enfermedad y la línea cronológica ascendente de las condiciones de vida es demasiado perfecta como para ignorar esta conclusión.

Pero, en lo que se refiere a la vacunación, hay en juego otros factores más siniestros: la deliberada manipulación de los datos para que se ajusten a los motivos encubiertos de la clase dirigente científica y las empresas farmacéuticas. Esto incluye amañar cifras, diagnosticar erróneamente, informar de menos casos de enfermedades de la cuenta en pacientes ya vacunados contra ellas e informar de más casos de enfermedad de la cuenta en pacientes que no habían sido afectados por ellas. ¡Y todo esto para apoyar la teoría de que las vacunas salvan vidas humanas!

4. La semántica de la enfermedad

Uno de los factores más obvios que afectan a la incidencia –o aparente incidencia– de una enfermedad infecciosa es su definición. Y la historia ha demostrado cómo con tejemanejes, o con unos pocos trazos de pluma, se puede hacer que una enfermedad aparezca, desaparezca o no resulte tan amenazadora.

En Estados Unidos, durante los ensayos de la vacuna de Salk, aparentemente se produjo un descenso considerable del número de casos de polio entre 1954 y 1957. Pero, ¿sabías que la definición de polio se reescribió durante ese período?

Mediante esta sencilla genialidad, el número de casos de polio estaba destinado a caer durante esta temporada crucial, escogida en concreto porque la vacuna de Salk fue aprobada oficialmente en 1955, cuando se introdujo en el país la práctica de la vacunación en masa. Fue un intento deliberado de sugerir que la nueva vacuna era la responsable del declive de la enfermedad infecciosa.

La comunidad médica dio tres pasos para asegurar esto. Primero, se excluyeron de golpe de la definición de polio enfermedades que hasta entonces se habían diagnosticado erróneamente como poliomielitis paralítica. Entre ellas estaba la meningitis viral o aséptica, que había estado afectando anualmente a miles de niños en Estados Unidos.

Aun cuando la clase dirigente científica pueda haber corregido con esto una inexactitud, hacerlo en esta coyuntura favoreció los planes de los promotores de la vacuna contra la polio. Pero también sucedió a la inversa; en un juego de manos por partida doble, ¡los casos de poliomielitis no paralítica se clasificaban ahora como meningitis viral o aséptica!

Como si esto no fuera suficiente, la excesivamente entusiasta clase dirigente médica estaba decidida a reducir la incidencia aparente de la enfermedad infecciosa todavía más. Por consiguiente, elevó el límite para declarar una epidemia de 20 a 35 casos por cada 100.000 personas. Es decir, que así se requería un número mayor de casos para declarar que la enfermedad había alcanzado unas proporciones alarmantes.

Y la definición de polio fue revisada de un modo aún más decisivo. Para que se considerasen achacables a la polio, los síntomas de parálisis debían ahora persistir durante 60 días, y no sólo 24 horas. Qué conveniente, ¿no crees?

5. Ocultar el virus

Los anales de la medicina están repletos de ejemplos de cómo se han tergiversado estadísticas para que se ajustasen a objetivos secretos. Una buena forma de hacerlo es ocultar el panorama en conjunto. Coge un puñado de estadísticas médicas fuera de contexto y tendrás una visión drásticamente distorsionada de las enfermedades infecciosas.

He aquí un ejemplo de cómo hicieron esto dos investigadores de la Universidad de la Columbia Británica, Vancouver (Canadá), en el libro *Communicable Diseases Handbook*. Arguyendo a favor de la vacuna contra el sarampión rojo en Estados Unidos, los autores afirman que la inoculación de la vacuna en la población (80 millones de dosis) en 1963 redujo el número de casos: de los 500.000 anteriores a ese año se pasó a los cerca de 35.000 registrados en 1975.

No hay nada erróneo en estas cifras; hasta que las comparas con los datos de antes de 1963 para el sarampión rojo o la rubéola. En 1958 hubo 800.000 casos de rubéola, lo que indica que el número de casos ya estaba cayendo antes de que se administrase la vacuna en 1963.

Añade a esto las cifras de 1955 y verás que la tasa de mortalidad del sarampión rojo… ¡ya había caído en un 97 por 100 desde principios del siglo xx!

En los años sesenta se contó una mentira aún mayor al público estadounidense. El CCPE admitió públicamente que la vacuna de virus inactivados de la rubéola que se administró entre 1963 y 1968 era ineficaz; ¡y aconsejó al público que se volviera a vacunar! Pero se produjo un enorme descenso de la infección conocida como sarampión rojo entre 1963 y 1968 debido a la ineficacia de la vacuna; así que la continua reducción de las infecciones registrada después de 1968, ¿se debió a la eficacia de la vacuna tras la revacunación?

Ésta es otra forma en la que el gremio médico ha embaucado no sólo al público, sino también a los investigadores en ciernes. Un análisis riguroso de los textos y revistas del campo de la medicina revelará que todo el espectro de las enfermedades infecciosas aparentemente disminuyó en cuanto a incidencia y gravedad de 1940 en adelante.

¿Es una coincidencia que fuera también el momento en el que se estaban haciendo avances en el terreno de los antibióticos y se estaban poniendo en marcha muchos programas de inmunización? La exclusión deliberada de datos que reflejan la incidencia de las enfermedades antes de la era de la vacunación en masa hace que las vacunas parezcan las defensoras de la buena salud.

Sin embargo, los estudiantes de medicina, que se alimentan de esta imagen distorsionada de la enfermedad y de suposiciones sin fundamento, consideran por tanto sus libros de texto como la verdad absoluta y así, con el paso del tiempo, las falsedades médicas se convierten en «realidades».

He aquí otro ejemplo de la deshonestidad de algunos miembros de la clase dirigente médica. Según una campaña publicitaria de un gobierno provincial de Australia, una campaña de tres décadas de duración contra la tuberculosis, realizada antes de los años cincuenta, había reducido considerablemente la incidencia de la enfermedad en la región.

Nuevamente, incluso un rápido vistazo a las estadísticas de los años veinte revela que la tuberculosis ya iba en descenso mucho antes de que se empezaran a utilizar en Australia vacunas y medicamentos para combatirla. Los medios de la medicina moderna, de hecho, tuvieron poco o nada que ver con la situación. Desgraciadamente, siempre está dispuesta a apuntarse el mérito.

Así que las enfermedades infecciosas, ¿suponen alguna amenaza importante para nosotros ahora? Bien, obsérvalo tú mismo. Según el doctor Robert Sears, autor de *The Vaccine Book,* el número de casos de enfermedades infantiles incluidas en el plan de vacunación de Estados Unidos para 2007 era:

- Neumococo: aproximadamente 10.000 casos anuales.
- Difteria: 5 casos al año, 0 en algunos años.
- Tétanos: 1 caso anual en niños con menos de 5 años de edad.
- Tos ferina: aproximadamente 10.000 casos al año.
- Hepatitis B: 30 casos en niños de 1 año, 30 casos en niños de 1-5 años.

- Rotavirus: 500.000 casos, 50.000 hospitalizaciones, 20-70 muertes.
- Polio: 0 casos desde 1985.
- Sarampión: 50-100 casos anuales.
- Paperas: 250 casos al año.
- Rubéola: 250 casos al año.
- Varicela: 50.000 casos anuales.
- Hepatitis A: 10.000 casos anuales, principalmente en niños de edades comprendidas entre los 5 y los 14 años.
- Gripe: millones de casos.
- Meningitis: aproximadamente 3.000 casos anuales.

Quiero recalcar que la vacunación no tiene nada que ver con estos bajos índices de infección. Las mejoras en la salud pública, la nutrición, la atención sanitaria y las condiciones de vida desempeñaron un papel de primer orden tanto antes como después de que las vacunas entraran en escena. Otras naciones del primer mundo como Islandia, en donde los niños reciben sólo un tercio del número de vacunas administradas en Estados Unidos, experimentan el mismo descenso de las enfermedades infecciosas que cualquier otro país en el que mejoren las condiciones de vida. Sin embargo, el fraude de las vacunas hace que tengamos que pagar un alto precio. En Estados Unidos:

- 1 de cada 6 niños presenta discapacidad psíquica.
- 1 de cada 9 padece asma.
- 1 de cada 94 desarrolla autismo.
- 1 de cada 450 se vuelve diabético.

La vacunación –o más bien el envenenamiento– de millones de niños por medio de inyecciones, año tras año, obliga a las futuras generaciones a vivir con discapacidades y enfermedades crónicas. Literalmente estamos criando poblaciones enfermas que vivirán durante muchos de los años venideros; hasta que algún día, esperemos, las vacunas serán prohibidas por considerarlas responsables de la continua escalada de la crisis de atención sanitaria.

6. Cambiar de enfermedad

Cuando el gremio médico emplea el término «rediagnóstico», significa «engaño». El hecho de rediagnosticar una enfermedad, o de cambiar los criterios del diagnóstico, generalmente se emplea para falsificar estadísticas a fin de alcanzar un objetivo predeterminado. Y el grupo de presión a favor de las vacunas lo usa una y otra vez para apoyar la premisa de que éstas funcionan.

Según la Liga Nacional contra la Vacunación de Gran Bretaña, en Inglaterra se informó de más de 3000 casos mortales de varicela entre principios del siglo XX y los años treinta. La liga hace notar que la varicela no es una enfermedad mortal, y que las muertes se debieron en realidad a la viruela. Los médicos presuntamente «rediagnosticaron» la viruela como varicela porque los individuos afectados ya habían sido vacunados contra la primera.

Recuerda que la vacuna antivariólica fue la primera que se desarrolló. De ahí que el rediagnóstico sirviera para encubrir el bochorno de la clase dirigente científica.

3

¿Existe una conspiración?

Parte I
¡GUERRA A LA POBLACIÓN INFANTIL!

La historia de la vacunación está repleta de tantas imprecisiones –y de tantos amañamientos de historiales médicos– que a veces es difícil distinguir la realidad de la ficción. No importa cuánto se haya escrito o dicho sobre la eficacia de las vacunas; la verdad es que no hay ninguna prueba de que funcionen. Más adelante hablaremos de la absoluta falta de estudios científicos que prueben que la teoría de la vacunación está fundada en sólidos principios científicos. Basta decir de momento que, si lo estuviera, la clase dirigente científica no tendría necesidad de distorsionar cifras ni de presentar datos selectivos para probar que las vacunas son eficaces. Además, si una teoría está basada realmente en hechos científicos no necesita propagandistas, pues habla por sí misma. De modo que, ¿quiénes se benefician de lavarle el cerebro al público con tamañas falsedades? ¿Qué están tratando de esconder? ¿Cuáles son sus motivos encubiertos? ¿Cómo alcanzan sus arteros fines?

1. ¿Hay un pogromo en nuestros días?

Mientras debatimos sobre estas cuestiones éticas y morales, echaremos un vistazo también a las consecuencias a menudo mortales de estas acciones inadmisibles. Como era de esperar, algunos investigadores y algunas personas que hacen campaña en contra de la vacunación llegan al extremo de comparar las campañas de inmunización con los «pogromos» de los nazis.

¿Por qué si no iban las agencias de salud pública occidentales a introducir una vacuna contra la polio en Uganda, cuando en este país africano no hay historia de casos de esta enfermedad? (Veremos más cosas sobre el tema en la parte III, «El mundo entero es un laboratorio»). Si bien el bando antivacunación ha sido acusado de exageración y paranoia, sus creencias parecen ganar en credibilidad a medida que ahondas en los detalles. Dada la creciente concienciación y el mayor acceso a la información –gracias a las herramientas que Internet y otras tecnologías nos han proporcionado–, se están acumulando pruebas convincentes, por ejemplo, de que el sida fue introducido deliberadamente en África por algunos gobiernos occidentales.

¿Qué mejor forma de controlar naciones enteras que mantenerlas enfermas, débiles, empobrecidas y a merced de los donantes?

Se obtienen enormes beneficios materiales controlando naciones enteras, como por ejemplo el acceso a sus abundantes recursos naturales (petróleo, materias primas, etc.). ¿Es demasiado rebuscado creer que la vacunación se está usando como un medio deliberado para manipular, asustar e incluso matar a la gente en países donde el analfabetismo somete su voluntad y la disuade de hacer preguntas «delicadas»?

En el 2002, cuando se introdujo en Nigeria la vacuna oral contra la poliomielitis (VOP), los clérigos musulmanes incitaron a la población a rebelarse, campaña que se debió el escepticismo respecto a las naciones occidentales y sus motivos.

Tuvieran o no justificación, sospechaban que la VOP contenía agentes para provocar la infertilidad en la población musulmana de Nigeria. Algunos le recordaron a Unicef –que estaba encabezando la campaña de inmunización contra la polio en este país africano– los espantosos ensayos clínicos realizados en 1996 por la compañía biomédica estadounidense Pfizer.

A raíz de aquello, el Gobierno nigeriano demandó a la compañía estadounidense, que estaba experimentando con un antibiótico llamado Trovan. El fármaco fue administrado a 233 niños nigerianos afectados por meningitis bacteriana durante una epidemia de ésta. Durante las pruebas clínicas, 196 niños murieron y los restantes 37 presentaron problemas de salud debilitantes, incluyendo parálisis y lesiones cerebrales.

La tercera razón de que la población nigeriana estuviese indignada por la campaña de vacunación contra la polio promovida por Unicef fue la acusación al mundo occidental, a través de agencias como la Organización Mundial de la Salud (OMS) y otras entidades globales sin ánimo de lucro, de haber introducido deliberadamente el VIH en África en los años cincuenta por medio de la vacuna contra la polio. Esta vacuna fue administrada a un millón de personas en lo que hoy es Ruanda y Burundi, donde más tarde se detectaron los primeros casos de VIH del continente africano.

Sea cierto o no, hay un escepticismo generalizado en algunos círculos hacia las campañas de inmunización de masas y hacia las aparentemente altruistas intenciones de las agencias internacionales de salud pública y los organismos de cooperación y sus motivos. ¿Es todo ello una mera conjetura? (Veremos más cosas sobre el tema en la parte III, «El mundo entero es un laboratorio», y en el capítulo 4, «Masa crítica»).

2. ¿Quiénes tienen más probabilidad de beneficiarse?

Todo esto sugiere que hay una especie de conspiración médica, en la que estarían implicados la industria farmacéutica, la clase dirigente científica, los reguladores de la sanidad pública y los responsables políticos. Si fuera verdad, ¿no se debería a los intereses creados?

La verdad tiene más capas de lo que parece a primera vista. Mientras que se puede acusar sólo a unos cuantos –un grupo reducido– de tramar consciente y deliberadamente el asesinato de niños y adultos inocentes, hay muchos otros que actúan en connivencia aunque sea involuntariamente.

En el núcleo del cártel de las vacunas están las compañías farmacéuticas, los miembros superiores del gremio médico, los responsables políticos y los reguladores de la sanidad pública. Las empresas farmacéuticas ingresan miles de millones de dólares al año por la venta de vacunas y por subvenciones para la investigación, mientras que los políticos tienen sus propios motivos encubiertos.

Pero ¿por qué, si se puede saber, iba alguien que está tan abajo en la jerarquía como, pongamos por caso, un médico de cabecera, a defender los mismos objetivos? Sin duda no tomará parte en una conspiración global, ¿verdad?

Permíteme que lo plantee de este modo. ¿Por qué se diagnostican erróneamente tan a menudo las enfermedades derivadas de la vacunación? ¿Es un intento deliberado de encubrir la verdad? ¿Qué sale ganando el médico al engañar a un niño y a sus padres?

Cuando un médico formado en la más pura tradición de la medicina alopática se enfrenta a flagrantes discrepancias, la tendencia natural es racionalizar la verdad. Es decir, si un médico se encuentra con un paciente que presenta síntomas de, pongamos por caso, poliomielitis, y por otro lado sabe que dicho paciente había sido vacunado contra ella, es probable que diagnostique mal los síntomas en vez de reconocer que la vacuna no funcionó; o, peor aún, que fue la causante de la enfermedad.

¿Por qué iban los médicos a jugarse su reputación y su creencia básica en un sistema de la medicina cuestionando la base misma del trabajo de su vida? Consciente o inconscientemente, generación tras generación de médicos y especialistas ha defendido la causa de la vacunación de esta manera y de otras muchas. Así se les enseñó a obrar en sus años de estudios académicos.

Hay otros que se entregan a la propaganda provacunación e incluso amañan datos clínicos para conseguir lucrativas subvenciones y becas para la investigación, el reconocimiento del público y premios.

Hay tantos motivos como participantes en este peligroso juego de humo y espejos. Pero el objetivo es siempre el mismo: ocultar la verdad al público. Es un sistema cerrado que funciona a muchos niveles, un sistema que ha operado a las mil maravillas durante los últimos doscientos años, desde que Edward Jenner «desarrolló» la vacuna antivariólica, que fue promocionada como la primera vacuna de «éxito» del mundo. La versión moderna, Dryvax (fabricada por los Laboratorios Wyeth), fue aprobada en Estados Unidos por la Administración de Drogas y Alimentos en 1931.

3. Un público ignorante

Pero para que un sistema como éste funcione hay que apoyarlo incondicionalmente; y eso es lo que hacemos casi todos. La táctica de la que más se vale el grupo de presión provacunas es despertar una emoción humana primaria: el miedo. En la conciencia del público está grabado a fuego el miedo a las «funestas consecuencias» (léase muerte) de no vacunar a nuestros hijos, a nosotros mismos e incluso a nuestros animales domésticos.

Es un mensaje que nos llega a través de la publicidad sutil y descarada financiada con los farmacodólares para perpetuar el mito de que las vacunas protegen nuestra salud y que salvan vidas humanas.

La histeria colectiva es otra herramienta extremadamente eficaz; la última vez que hemos presenciado su utilización fue durante el brote de gripe porcina del 2009; y, antes de eso, durante el brote de síndrome respiratorio agudo severo (SRAS) del 2002. Esta pandemia de miedo, alimentada por los demasiado celosos medios de comunicación, hizo posible la vacunación de millones de víctimas voluntarias e involuntarias en muchos continentes. ¿Qué había en estas vacunas? ¿Acaso los investigadores se valieron de la histeria para probar cepas de virus y aditivos químicos desconocidos hasta entonces? La pandemia global, ¿fue orquestada deliberadamente? (*Véase* el capítulo 7, «Gripe porcina: la pandemia que no fue tal»).

Otra excelente arma para lavar el cerebro al público son los medios de comunicación, que se vendieron a las multinacionales farmacéuticas hace décadas. ¡Cuán a menudo leemos cosas sobre los «buenos» resultados de agencias de salud pública como la OMS cada vez que se realiza una campaña de inmunización! Tal propaganda sólo sirve para reforzar el supuesto carácter salvador de estos letales cócteles. ¿Cuán a menudo leemos cosas sobre medicamentos maravillosos escritas por unos medios de comunicación cuyos propietarios con frecuencia tienen estrechos vínculos con las grandes farmacéuticas?

Por último, la ignorancia del público también ha ayudado a perpetuar la idea de que la vacunación es un rito de paso al que debe someterse todo niño a las pocas semanas de nacer. El lavado de cerebro (en cuanto a las ventajas de la vacunación) comienza en el pabellón de maternidad. Y luego continúa en el colegio; mientras crecemos, nos bombardean con mensajes de la administración pública sobre la necesidad de la inmunización.

Es una herramienta sumamente ingeniosa, pues tanto la educación como los mensajes de la administración pública son «positivos» y por tanto no generan resistencia. Ambos medios son muy eficaces para crear una cierta mentalidad que hace que el público sea vulnerable a otras tácticas, como el empleo del miedo y la histeria colectiva.

Finalmente, la tendencia humana a buscar soluciones y salidas fáciles completa el ciclo de lavado de cerebro. Para la mayoría de la gente es más fácil ponerse un par de inyecciones que llevar un estilo de vida sano y estimular su sistema inmunológico del modo natural.

No hay duda de que llevar una vida sana a menudo no es tarea fácil, sobre todo considerando el estilo de vida que la sociedad moderna nos impone. Pero en lugar de procurarnos una nutrición completa y sana, de adoptar unos hábitos de sueño saludables, de hacer ejercicio y de tomar el sol durante el tiempo suficiente para inmunizarnos contra la mayoría de las enfermedades, preferimos vacunarnos y vacunar a nuestros hijos. Qué fácil es convertir una falsedad en una sólida teoría científica; en el caso de las vacunas, sólo se requirieron dos siglos para lograrlo.

4. Muerte súbita

El síndrome de muerte súbita infantil o SMSI es un término muy conveniente que la clase dirigente científica ha acuñado para describir las muertes de niños de menos de un año para las que no se encuentra un diagnóstico concluyente. Es muy conveniente, como digo, porque oculta el número de bebés que mueren a causa de reacciones adversas a la vacunación.

En Estados Unidos, la única estimación oficial procede del Sistema de Información sobre los Efectos Adversos de las Vacunas (VAERS, por sus siglas en inglés), que depende del Centro para el Control y la Prevención de Enfermedades (CCPE) y de la Administración de Drogas y Alimentos (FDA). El VAERS registra los informes de reacciones achacables a las vacunas, así como las muertes en infantes por problemas derivados de la vacunación de las que informan el público y los médicos. Sin embargo, poca gente conoce la existencia de este sistema y pocos médicos lo utilizan. He aquí un extracto de lo que dice el sitio web del VAERS:

> *Cada año se administran más de 10 millones de vacunas a niños menores de un año, por lo general de edades comprendidas entre los dos y los seis meses. A esta edad, los infantes corren un gran riesgo de sufrir ciertos eventos médicos adversos, incluyendo fiebre alta, ataques y muerte súbita infantil. Por casualidad, algunos bebés experimentarán estos problemas poco después de una vacunación.*
>
> *Estas coincidencias hacen que resulte difícil saber si un evento adverso en concreto se derivó o no de una afección médica o de la vacunación. Por consiguiente, animamos a los proveedores de vacunas a informar de todos los eventos adversos que aparezcan después de la vacunación, crean o no que fuera ésta la causa de ellos.*

Las estadísticas del VAERS revelan que, por término medio, los médicos de Estados Unidos informan de 11.000 casos de efectos graves de las vacunas cada año. Entre ellos, el 1 por 100 de los infantes muere después de haber sido vacunado. Eso representa un número de aproximadamente 100 niños al año.

Si estas cifras te parecen bajas, considera la estimación de la Administración de Fármacos y Alimentos (FDA): que los médicos sólo informan al VAERS del 10 por 100 de las reacciones adversas *graves* relacionadas con las vacunas (hospitalización, enfermedades que pueden ocasionar la muerte y discapacidad permanente). De ahí que el número de muertes infantiles notificado cada año –aproximadamente 100– sea en realidad infinitesimal.

Por mucho que la comunidad médica trate de encubrir la verdad, los investigadores están de acuerdo en que el SMSI está relacionado con la vacunación. Según un estudio independiente, el número de casos más elevado de SMSI en Estados Unidos se da entre los bebés de edad comprendida entre dos y cuatro meses, que es cuando reciben la primera tanda de vacunas. Otros estudios han descubierto un intervalo de tres semanas entre la vacunación y la muerte.

Aunque ninguno de estos estudios pueda concluir terminantemente que las vacunas fueron lo que mató a estos niños, es difícil sacar otra conclusión; sobre todo considerando el peso de las investigaciones que relacionan ambas variables. Recuerda también que en países como Islandia, donde los niños reciben menos de la tercera parte de vacunas que en Estados Unidos, la tasa de mortalidad es también un 50 por 100 más baja.

Es interesante –y alarmante– que los datos del VAERS revelen que una gran parte de los «eventos adversos» (muertes) sobre los que se informa corresponden a vacunas contra la tos ferina, una enfermedad de la que «protege» rutinariamente la vacuna DPT (contra la difteria, la tos ferina y el tétanos). Estudios independientes indican que los niños mueren en un intérvalo de tiempo ocho veces más corto tras inyectarles la DPT.

Considerando el número de casos que no se comunican al VAERS, es difícil estimar cuántos individuos están gravemente discapacitados por la vacunación. Según una estimación citada durante a pleito, 1 de cada 300 inmunizaciones con DPT causa ataques.

En respuesta a la preocupación generalizada por la vacuna DPT, el Gobierno federal estadounidense creó el Programa Nacional de Compensación por Daños Derivados de Vacunas (NVICP, por sus siglas en inglés) para atender las reclamaciones contra los fabricantes de vacunas en los casos de reacciones adversas a éstas.

Desde que el NVICP fuera creado en 1998, ha recibido más de 5000 reclamaciones, incluyendo 700 pertenecientes a muertes relacionadas con las vacunas. La suma total concedida en compensación hasta la fecha es de 724 millones de dólares.

5. Ataque inicial

A pesar de la abundancia de pruebas concluyentes de que las vacunas no son seguras, y a pesar de la falta en cambio de pruebas concluyentes de que nos protejan de las enfermedades, consentimos que inyecten en nuestros hijos estas sustancias químicas nocivas.

Como he dicho, hay cada vez más pruebas que sugieren que las vacunas, de hecho, pueden impedir el desarrollo normal del sistema inmunológico del niño. Por ejemplo, los médicos han descubierto que los individuos que no han sufrido un episodio de sarampión en su infancia son más propensos a las enfermedades cutáneas, a las enfermedades de los huesos y cartílagos y a ciertos tipos de tumores. También se ha visto que las mujeres que no contraen paperas de niñas tienen más propensión a desarrollar cáncer de ovario.

Algunos investigadores creen que el material genético viral contenido en la vacuna contra la varicela puede aparecer años después de la vacunación en forma de herpes zóster u otros trastornos del sistema inmunológico.

La confirmación de esta tendencia se puede apreciar en el incremento del 90 por 100 del herpes zóster en adultos registrado entre 1998 y 2003, después del lanzamiento de la vacuna contra la varicela para su uso generalizado. Comparado con la varicela, el herpes zóster produce tres veces más muertes y cinco veces más hospitalizaciones.

La varicela nunca ha sido una enfermedad grave; al menos hasta 1995, cuando se autorizó en Estados Unidos la vacuna de virus vivos de ella y empezó la vacunación en masa. Antes de esa fecha, e incluso ahora, para el 99,9 por 100 de los niños sanos la varicela es una enfermedad leve y sin complicaciones. Los niños que contraen la varicela hacia los seis años de edad desarrollan una inmunidad natural y duradera a ésta.

Después de que Merck desarrollase y distribuyese su vacuna contra la varicela en 1995, ¡ésta fue declarada de pronto una enfermedad mortífera contra la que había que vacunar a los niños so pena de que padeciesen serios problemas de salud!

Al vacunar a los niños les impedimos que desarrollen inmunidad natural a la varicela, por lo que ahora nos enfrentamos a una nueva epidemia de adultos con herpes zóster. La varicela es producida por el virus varicela-zóster, que es un miembro de la familia de los herpesvirus que también causa el herpes zóster.

Una vez que el paciente se recupera de la varicela, el virus permanece latente en las raíces nerviosas de su cuerpo durante muchos años, a menos que se reactive. Entre los activadores más comunes están la tensión física o emocional y el esfuerzo excesivo. Cuando el virus se reactiva, los síntomas que produce son los del herpes zóster, en vez los de la varicela.

La naturaleza creó la varicela para reforzar la inmunidad natural y prevenir el herpes zóster. Los niños que pasan por la enfermedad de forma natural y entran en contacto después con otros niños que se están recuperando de ella experimentan una reinmunización natural que los ayudará a estar protegidos del herpes zóster en la edad adulta. En otras palabras, al no permitir que los niños contraigan la varicela nos estamos arriesgando a provocar una epidemia de herpes zóster entre la población de adultos. Se nos ha enseñado a no acercarnos a las personas infectadas con el virus; pero, a decir verdad, si ya has tenido la varicela en el pasado, entrar en contacto con alguien que la tiene ahora te sirve de «revacunación» contra el herpes zóster, sin tener en cuenta la edad que tengas.

Desde la introducción masiva de la vacuna contra la varicela, no hay suficientes casos de ella para proporcionar reinmunización natural a niños y adultos. De ahí que haya una escalada del herpes zóster entre estos últimos provocada por el hombre.

El herpes zóster, cuyos síntomas –dolor y formación de ampollas en un costado del cuerpo– duran de tres a cinco semanas, no suele presentar complicaciones serias. Sin embargo, cuando el sistema inmunológico de la persona se deteriora (lo que ocurre con la vacunación), las complicaciones pueden ser graves y hasta mortales. Entre ellas está la neuralgia posherpética, las infecciones bacterianas de la piel, el signo de Hutchinson, el síndrome de Ramsay-Hunt, la neuropatía motora, la meningitis, la pérdida de audición, la ceguera y el deterioro de la vejiga.

Como ocurre a menudo, los beneficios a corto plazo conseguidos por medio de los enfoques de la intervención médica basados en «remedios mágicos» en realidad conducen a desastres irreparables a largo plazo. Por consiguiente, tal vez hayamos conseguido un descenso de la varicela (enfermedad leve) entre los niños por medio de la vacunación masiva, pero a costa de generar un aumento casi igual del herpes zóster (enfermedad grave) entre los adultos.

Por favor, ten en cuenta que la vacuna sólo proporciona una inmunidad superficial y transitoria a la varicela, mientras que el pasar por la enfermedad confiere una inmunidad duradera y muy superior. Según el Centro para el Control y la Prevención de Enfermedades (CCPE) de Estados Unidos, «La eficacia de la vacuna es del 44 por 100 frente a la enfermedad de todo tipo (leve, moderada o grave) y del 86 por 100 frente a los casos exclusivamente moderados o graves». No sé cómo pueden saber esto con seguridad, sobre todo teniendo en cuenta que sus estimaciones han sufrido importantes revisiones en estos últimos años.

Las indagaciones de un brote reciente de varicela en un servicio de guardería infantil de New Hampshire revelaron que empezó con un niño que había sido vacunado previamente. Y el periódico *Washington Post* informó de otro brote en el que el 75 por 100 de los niños afectados habían sido vacunados contra la enfermedad.

También ayuda el hecho de que, en su mayoría, los niños de 10 años de edad son naturalmente inmunes a la varicela aun cuando no la hayan pasado. Un estudio canadiense sobre más de 2000 escolares descubrió que el 63 por 100 de los niños que no habían pasado la varicela tenían anticuerpos contra el virus. Se supuso que habrían experimentado un caso muy leve de varicela que no les produjo síntomas; o, si los produjo, no habrían pasado de un moqueo nasal y un ligero sarpullido. De hecho, la mayoría de las infecciones (sean del tipo que sean) trascurren sin incidentes y no llegamos saber siquiera que estábamos infectados. En otras palabras, es muy beneficioso para los niños andar por ahí con otros que se están recuperando de la varicela.

Naturalmente, este mismo principio es aplicable a los adultos. Investigadores del Servicio de Laboratorios de Salud Pública (PHLS, por sus siglas en inglés) de Gran Bretaña encontraron que los adultos que viven con niños están mejor protegidos del herpes zóster.

Debemos recordar que contamos con un genial sistema inmunológico que no nos exige caer enfermos para hacernos inmunes a la mayoría de las enfermedades. Se sabe que el hecho de amamantar al bebé durante al menos un año le proporciona el sistema inmunológico más eficaz que pueda haber.

En cualquier caso, puede ser una bendición que la vacuna contra la varicela sea tan ineficaz como parece. Esto podría prevenir una epidemia de herpes zóster todavía más grave de lo que vemos ya aquí y ahora. Sin embargo, tal bendición disfrazada podría ser pasajera. El gigante farmacéutico Merck ya ha desarrollado una vacuna (Zostavax) contra el herpes zóster para ayudar a atajar la creciente epidemia de este mal, un mal que previamente ayudó a crear diseminando su vacuna contra la varicela. La vacuna Zostavax, que fue aprobada por la Administración de Drogas y Alimentos (FDA) en el 2006, está siendo dirigida a personas de más de sesenta años a un precio de doscientos dólares por inyección, y sin tener en cuenta si estas personas mayores tienen el sistema inmunológico en peligro o si sufren otras enfermedades como el cáncer. Para la industria médica sólo se trata de otro astuto plan de mercadotecnia. Primero causan el problema y luego ofrecen su ayuda para arreglarlo. Pero el arreglo, a su vez, provoca aún más problemas de salud, que requerirán nuevos arreglos. Y así, este sistema médico de Ponzi sigue creciendo exponencialmente.

La cuestión principal aquí es si vale la pena arriesgar la salud o la vida de tus hijos, ahora o en el futuro, a cambio de nada bueno. Considera los siguientes eventos adversos que pueden acompañar a la vacunación contra la varicela:

Según el Sistema de Información sobre los Efectos Adversos de las Vacunas (VAERS) federal estadounidense, entre marzo de 1995 y julio de 1998 1 de cada 1481 vacunaciones contra la varicela fue seguida de un evento adverso para la salud.

Entre estos eventos adversos, cerca de 1 de cada 33.000 dosis ocasionó complicaciones graves como postración nerviosa, encefalitis (inflamación del cerebro), trombocitopenia (un trastorno hematopoyético), mielitis transversa, síndrome de Guillain-Barré y herpes zóster.

De entre los 6574 eventos adversos notificados de la vacuna contra la varicela, 14 acabaron en la muerte del paciente.

Teniendo en cuenta que sólo se informa de muy pocos de los eventos adversos de las vacunas –quizá sólo de un 10 por 100 de ellos–, es más probable que se hayan producido 140 muertes que 14; y eso debería advertir a cada padre y cada médico acerca de los riesgos de este programa de vacunación.

El riesgo puede ser todavía mayor cuando la vacuna contra la varicela se combina con otras –como la triple vírica (SPR)–, lo que fue confirmado por Barbara Loe Fisher, del Centro Nacional de Información sobre las Vacunas (CNIV), quien dijo: «Hemos estado recogiendo informes de padres cuyos hijos sufren fiebre alta, lesiones de varicela, herpes zóster, lesiones cerebrales y muerte tras la vacunación contra la varicela, sobre todo cuando esta vacuna se administra al mismo tiempo que la SPR y otras vacunas».

La realidad es que la vacunación no ofrece ventajas comparada con la no vacunación: sólo sirve para aumentar la incidencia de la enfermedad, así que genera una necesidad interminable de atención médica, lo que a su vez beneficia a quienes ganan dinero a costa de una población que no sospecha nada.

Esto nos lleva de nuevo al tema de la inmunidad natural en contraposición a la inmunidad adquirida, del que hablamos en el capítulo 1, «El mito de las vacunas». En otras palabras, las enfermedades infecciosas de la infancia dotan al organismo de una inmunidad natural que las vacunas pretenden inducir de manera artificial; pero en vano.

El hecho es que cada día que pasa nos invaden patógenos (bacterias, virus, amebas, etc.) sin que lleguemos a sucumbir a las enfermedades infecciosas que estos gérmenes supuestamente producen. Esto se debe exclusivamente al sistema inmunológico del cuerpo y otros filtros naturales que continua e incansablemente matan y eliminan gérmenes no beneficiosos y desechos todos y cada uno de los días de nuestra vida. Los individuos cuyo sistema inmunológico está en peligro y que son incapaces de mantener sus entrañas limpias requieren una invasión y proliferación de gérmenes para poder desintoxicar su organismo.

El sistema inmunológico está formado principalmente por glóbulos blancos, anticuerpos y el sistema linfático. Los glóbulos blancos de la sangre y los linfocitos de la linfa circulan por nuestros órganos, tejidos y células limpiándolos de restos celulares, toxinas y patógenos.

Pero eso no es todo. El sistema inmunológico está maravillosamente estratificado y opera a varios niveles. Está formado por varias líneas de defensa que todo patógeno debe atravesar si quiere infectar el organismo. En otras palabras, el cuerpo se vale de múltiples filtros mientras busca patógenos para asegurarse de que todo lo que es dañino perece antes de que pueda causar una infección; a menos, naturalmente, que tal infección esté justificada y que el organismo la permita.

¿Cuáles son estos diversos «filtros»? Además de las mucosas que recubren los orificios corporales, de las que ya hemos hablado anteriormente, está la saliva, que nos protege de los gérmenes; y la piel, que hace las veces de armadura para proteger nuestros órganos internos. Uno de estos órganos internos, el hígado, es el filtro y depurador supremo del organismo; limpia la sangre de todo tipo de desechos tóxicos, incluyendo sustancias químicas y subproductos de medicamentos.

Luego están los órganos excretores, como los riñones, el intestino grueso y el intestino delgado, que se deshacen de los desechos líquidos y sólidos. Cuando respiras, el aire que exhalas también contiene desechos celulares, al igual que tu sudor.

El hecho es que para crear una verdadera inmunidad natural a la enfermedad, el patógeno tiene que provocar la respuesta inmunitaria e inflamatoria completa. Se trata de una respuesta compleja que resuena por todo el igualmente complejo sistema inmunológico del organismo. Cuando esto sucede de forma natural, el cuerpo adquiere inmunidad de por vida a un germen en particular.

Pero para que esto ocurra, el patógeno debe pasar por los canales naturales, desde fuera hacia dentro. Por ejemplo, tendrá que pasar por las vías respiratorias, la saliva, las mucosas o la piel y luego por los órganos que se encargan del filtrado, como el timo, el hígado y el bazo.

Las vacunas no hacen eso. Por el contrario, se saltan a la torera el proceso de fuera a dentro al ser inyectadas directamente en el cuerpo, de manera que no provocan en éste la respuesta inmunitaria completa.

Al inyectar en el organismo los virus vivos atenuados, las partes de virus o los virus muertos que contiene la vacuna, tratamos de engañar al sistema inmunológico para que segregue anticuerpos contra un patógeno en particular. Este atajo, por así decirlo, es en lo que se basa la teoría de las vacunas y es a todas luces erróneo.

Por ejemplo, más tarde se descubrió que el sistema inmunológico consta de dos partes. Mientras una parte está activa, se inhibe la otra parte; y viceversa. La estimulación artificial de una parte del sistema para que produzca anticuerpos inhibe de modo anormal la otra parte, y por tanto impide toda la respuesta inmunológica.

Una de las principales repercusiones de esto es que el cuerpo a veces empieza a producir anticuerpos que atacan a sus propias células, creando de ese modo una enfermedad autoinmune. Al menos ésa es la teoría que hay detrás de tales trastornos autoinmunitarios; pero yo te voy a ofrecer enseguida una explicación ligeramente distinta. Que sea afectado un órgano u otro dependerá de los tejidos que ataquen los anticuerpos.

Por ejemplo, cuando son atacados su cerebro y su médula espinal, el individuo desarrolla una encefalitis inducida por la vacuna. Esto a su vez da lugar a una serie de enfermedades, incluyendo el síndrome de Guillain-Barré y otros trastornos neurológicos que a menudo se manifiestan a través de la conducta.

¿Es pura coincidencia que la incidencia de enfermedades autoinmunes como la artritis reumatoide, el asma, el desorden cerebral menor, el autismo y el lupus eritematoso subagudo hayan aumentado drásticamente mientras la clase dirigente científica recomienda la inmunización a través de múltiples vacunas?

Ciertamente hay otros factores que causan enfermedades autoinmunes, pero algunos investigadores no dejan lugar a dudas: las vacunas también son responsables. En mi opinión, lo que produce esa respuesta no es el antígeno en sí, sino las partículas proteínicas extrañas y los aditivos químicos presentes en las vacunas, como el mercurio, el aluminio, el formaldehído, los restos orgánicos que contienen ADN extraño y el escualeno.

Una vez que este cieno tóxico es inyectado directamente en la sangre, inevitablemente se abrirá paso hasta el cerebro, el bazo, los riñones, el hígado, la sinovia, las paredes de los vasos sanguíneos, los vasos linfáticos y el tejido conjuntivo del intestino, los pulmones, las mamas y otras partes del cuerpo. El daño tisular múltiple causado por estas toxinas requiere una respuesta curativa continua y significativa por parte del organismo, lo que incluye la producción de anticuerpos. Como ya hemos mencionado, el organismo utiliza los anticuerpos para curar el tejido dañado y para neutralizar las sustancias tóxicas dañinas que se han acumulado en él. Para poder desintoxicar y curar los tejidos afectados, antes deben inflamarlos los anticuerpos y las células de su sistema inmunológico.

Cuando el organismo es sorprendido por la súbita aparición de sustancias tóxicas extrañas en la sangre, como el mercurio y los antibióticos, puede producirse una reacción exagerada del sistema inmunológico. La medicina moderna, muy oportunamente, llama a tal intento de curación «enfermedad autoinmune», lo que quiere decir que el cuerpo se ataca a sí mismo. A decir verdad, el cuerpo no tiene ninguna intención de suicidarse.

Veamos ahora cómo las vacunas contaminan el sistema inmunológico y por qué lo desequilibran. En su mayoría, las vacunas están «vivas»; es decir, contienen el virus causante de la enfermedad, aunque debilitado antes de introducirlo en el cuerpo humano para que no produzca por completo los síntomas de ésta.

Antes de eso, hay que «cultivar» artificialmente el virus en sustancias o medios ricos en nutrientes, como fetos humanos muertos procedentes de abortos, embriones de pollo, tejidos embrionarios de cerdo y células renales de mono.

¿Te puedes imaginar lo pestilente que tiene que ser este «cultivo»? El siguiente paso es eliminar las impurezas y aislar el virus sometiéndolo a una serie de complejos procesos químicos.

Cuando el virus atenuado o debilitado se introduce en el cuerpo humano, éste tiene un acto reflejo e intenta neutralizar al intruso producing una gran cantidad de anticuerpos en el proceso. Se trata de una reacción bioquímica violenta, puesto que en circunstancias normales los virus muy rara vez entran directamente al torrente sanguíneo.

No obstante, las vacunas contienen unos aditivos químicos llamados adyuvantes para exagerar la respuesta inmunitaria inicial. También contienen fijadores químicos para evitar que el sistema inmunológico destruya el antígeno. Destruir el material vírico iría en contra del objetivo mismo de la vacuna, ¿verdad? Por último se añaden conservantes a la vacuna para impedir que se pudra y para aumentar su vida útil.

Entre los aditivos químicos de las vacunas están el glutamato monosódico, el timerosal (mercurio), algunos antibióticos, algunos anticongelantes y otros compuestos ácidos y tóxicos.

Los niños son el sector más vulnerable de la población porque sus sistemas inmunológicos están prácticamente indefensos frente a estos venenos. Lo tienen todo en su contra, sobre todo cuando las madres fueron vacunadas de niñas (lo que ocurre en la mayoría de los casos) y por tanto no pueden trasmitirles su propia inmunidad natural a través de la leche materna.

Hay más pruebas de que las vacunas son mortales para los niños, en este caso de James R. Shannon, de los Institutos Nacionales de la Salud estadounidenses, quien dijo: «Ninguna vacunación se puede considerar segura hasta que se administra a los niños».

Una nueva vida cuyo sistema inmunológico ya se encuentra en peligro no puede hacer frente con eficacia a tamaño ataque genético y químico. Según un estudio australiano, los niños que recibían la vacuna antitosferina tenían cinco veces más probabilidades de contraer encefalitis como efecto secundario de la propia vacuna que como consecuencia de la tos ferina contraída por medios naturales.

Además, cuando se inmuniza a los bebés no se tiene en cuenta el carácter bioquímico de cada uno, que es único. Como los bebés no suelen contar con «historial clínico», no hay manera de saber qué vulnerabilidades médicas pueden tener. Por ejemplo, lo normal es que un niño prematuro no esté tan sano como los bebés que llegan a término.

Sin embargo, las vacunas se les administran en dosis idénticas, sin tener en cuenta sus diferencias individuales (y lo mismo ocurre con los niños más mayores y con los adultos). Es una política de «una dosis lo arregla todo». La dosis tampoco varía por consideraciones de peso corporal y otras variables.

En cuanto se administra la vacuna al bebé, su cuerpo reúne toda la energía necesaria para eliminarla. Si el niño es sensible o débil en términos biológicos, la vacuna puede atravesar la crucial barrera hematoencefálica y dañar las células cerebrales. El autismo es sólo una de las muchas consecuencias neurológicas debilitantes que puede tener la vacunación.

En la segunda parte exploraremos en profundidad la guerra sin cuartel que las vacunas declaran al sistema inmunológico humano.

Parte II
LA GUERRA INTERNA

Si los científicos, los responsables políticos y las compañías farmacéuticas han convertido mitos en «verdades científicas» durante dos siglos, he aquí otro hecho que es alarmante, por no decir otra cosa peor. Los científicos –incluidos los virólogos– y el público profano en la materia simplemente no saben lo bastante sobre las vacunas.

Hay demasiadas lagunas en el conocimiento científico como para que sea justificable administrar vacunas a infantes o a adultos; las políticas gubernamentales conceden a los fabricantes de vacunas (y a las empresas farmacéuticas en general) el privilegio de ocultar los detalles de sus fórmulas, de sus procedimientos de prueba y de sus datos tras una impenetrable cortina de secretos.

Hay cuestiones relacionadas con la contaminación de vacunas que el público nunca llegará a conocer (la de la vacuna contra la polio con SV40 es sólo la punta del iceberg).

Y las compañías farmacéuticas demasiado a menudo cometen errores para luego retirar «voluntariamente» del mercado lotes enteros de sus vacunas.

1. «Errores» aciagos

La trágica muerte del bebé Alan Yurko en 1997, a las dos semanas y media de nacer, documenta lo que puede ocurrir debido a la absoluta despreocupación de los médicos y las grandes farmacéuticas.

Alan había recibido seis vacunas, incluyendo una dosis contra la difteria, el tétanos y la tos ferina (DTP). Esta última vacuna le fue administrada a pesar de sus contraindicaciones, que desaconsejan la vacunación en bebés prematuros o con cualquier tipo de infección. A Alan le ocurrían ambas cosas, aparte de tener otras vulnerabilidades que le había trasmitido su madre, todas las cuales se consideran contraindicaciones de cara a la vacunación.

En el historial clínico de Alan se achacó la causa de la muerte al síndrome del bebé sacudido o SBS (cuyos síntomas se parecen mucho a los que presentaba el infante), por lo que su padre fue acusado, aun cuando los médicos admitieron posteriormente que habían diagnosticado mal el caso.

Entre los síntomas que presentó Alan había hinchazón del cerebro, hipercoagulabilidad de la sangre, inflamación de los vasos sanguíneos y hematomas subdurales, todos los cuales también aparecen como resultado de sacudir violenta y repetidamente a un bebé, como en el SBS.

La investigación posterior ha revelado que muchos casos que se habían atribuido al SBS eran en realidad muertes relacionadas con vacunas, que se podrían haber evitado si los médicos que administraron dichas vacunas se hubieran parado a comprobar el historial clínico de los bebés.

Pero hubo otra verdad espeluznante en torno a la muerte del bebé Alan. Más tarde se vio que la vacuna DTP que le administraron procedía de lo que los fabricantes de vacunas llaman un «lote conflictivo».

Los lotes conflictivos son aquéllos a los que se asocia un número excesivo de «eventos adversos», pues la potencia de la vacuna es mucho mayor de lo que se pretendía. Por definición, un lote conflictivo es una partida de vacunas que son demasiado potentes y pueden infectar a los receptores con la enfermedad de la que debían protegerlos.

En otras palabras, son lotes en los que algo ha salido fatal durante el proceso de fabricación y que se retiran del mercado cuando se descubre el error, lo que con frecuencia sucede demasiado tarde.

En las investigaciones realizadas para esclarecer el caso del bebé Alan se descubrió que la dosis de DTP que le administraron procedía del lote más conflictivo de la vacuna (fabricado por los Laboratorios Connaught), como lo confirma el hecho de que entre 1990 y 1999 muriera un número inusual de infantes tras haber recibido dosis procedentes de dicho lote.

A pesar de las revelaciones del caso del bebé Alan, ha habido más muertes infantiles por vacunas mal fabricadas, porque a los fabricantes no les preocupa de verdad la vida humana; y esto equivale a una flagrante negligencia médica. Está claro que ni el sector médico ni los fabricantes de vacunas han aprendido ninguna lección de las «muertes súbitas infantiles» de 1979 en Tennessee, una frase muy general que se usó para ocultar el hecho de que once bebés –a todos los cuales se les administró una vacuna DPT fabricada por los Laboratorios Wyeth– murieron por complicaciones relacionadas con la vacunación.

El «Grupo de Tennessee», como también fue denominado, levantó un gran revuelo y el CCPE se vio obligado a encargar una investigación en la que se consultó a la oficina del director general de sanidad pública estadounidense, al Departamento de Salud Pública de Tennessee y a la Administración de Drogas y Alimentos (FDA).

Como era de esperar, a pesar de los testimonios y la ayuda de numerosos médicos y especialistas eminentes de varias universidades estadounidenses, así como de algunas grandes farmacéuticas, las muertes súbitas infantiles de Tennessee nunca se relacionaron oficialmente con la vacuna.

De hecho, en un artículo publicado en 1982 en la revista *Journal of Pediatrics* se dice que el investigador jefe nombrado por el CCPE, el doctor. Roger H. Bernier, afirmó que su equipo no pudo encontrar una relación de causalidad entre el lote número 64.201 y las muertes súbitas infantiles, aunque tampoco lo descartaba. Nadar entre dos aguas era muy conveniente para todos y sirvió para asegurar la posición del propio Bernier.

En investigaciones independientes realizadas más tarde se vio que las vacunas administradas a los once infantes de Tennessee procedían de un «lote conflictivo», cuya potencia era el *doble* de lo que debería haber sido.

La vacuna era tan potente que los once bebés murieron al primer pinchazo. Con la tragedia de Tennessee, los fabricantes de vacunas aprendieron una lección: desde entonces han cambiado sus prácticas de distribución. Ahora se mezclan los lotes para evitar «agrupamientos» y que no se detecten, ¡de modo que el «lote conflictivo» se abra paso hasta la cadena de abastecimiento comercial!

El examen de los historiales médicos revela que la vacuna DTP y sus variantes están asociadas a un número excepcionalmente alto de reacciones adversas entre las que cabe citar lesiones cerebrales, convulsiones, abscesos y reacciones alérgicas. El componente más peligroso de la vacuna es el que se supone que protege de la tos ferina (la «P» de DTP).

2. Vacunas que se retiran del mercado

Cuando una vacuna (o, para el caso, cualquier medicamento) se retira del mercado, ¿qué se hace con ella? Los fabricantes de vacunas no dicen nada al respecto. Las personas que cuentan con información privilegiada y los denunciantes internos de las propias compañías sugieren que se vuelven a poner en circulación. Además, al mezclar las partidas para evitar la detección de «lotes conflictivos» se reduce prácticamente a cero la probabilidad de que las reacciones adversas llamen la atención.

He aquí algunos casos recientes de vacunas que se retiraron del mercado registrados por el CCPE:

- En diciembre del 2009, Sanofi Pasteur retiró voluntariamente del mercado cuatro lotes de su vacuna pediátrica contra la gripe H1N1 porque el contenido de antígeno viral estaba por debajo del límite mínimo de potencia «especificado previamente».

En caso de que te preguntes qué tamaño tiene un «lote», lee esto: los cuatro lotes fabricados por Sanofi Pasteur alcanzaban la pasmosa cantidad de 800.000 dosis del virus H1N1. La compañía admitió que la vacuna era un 12 por 100 menos potente de lo que debería haber sido, aun cuando ha insistido en que la había comprobado minuciosamente en el momento de su fabricación. ¿Cómo, entonces, disminuyó su potencia? ¿Y qué pasa con los miles de niños a los que ya se les ha administrado?

¡La postura oficial de la compañía fue que la vacuna era todavía lo bastante fuerte para proteger a los niños contra el virus H1N1! Cuenta el número de posibles resquicios legales y darás la voz de alarma ante esta situación.

Sanofi Pasteur no es el único fabricante que ha cometido un error con la vacuna contra la gripe H1N1. En diciembre del 2009, AstraZeneca anunció que estaba retirando del mercado su vacuna en aerosol nasal contra el H1N1, MedImmune, por la misma razón: disminución de la potencia. El lote defectuoso constaba de 4,7 millones de dosis, la mayoría de las cuales ya había sido distribuida para su uso comercial.

Naturalmente, el fabricante hizo público un comunicado negando toda responsabilidad, pues alegaba que la vacuna tenía toda su potencia cuando salió de fábrica. Aunque parezca raro, también afirmó que las personas que ya se habían vacunado con ella no tenían necesidad de revacunarse. Así pues, ¿para qué retirarla del mercado?

- En julio del 2009, Wyeth retiró del mercado un lote de su vacuna conjugada neumocócica heptavalente Prevenar contra la difteria porque, según admitió, el lote en cuestión no estaba destinado al uso comercial. La compañía admite que las jeringuillas que contenían la vacuna fueron mezcladas «inadvertidamente» con las destinadas a la venta.

Todavía no sabemos qué había en las dosis de este lote ni si los receptores de ellas sufrirían consecuencias nefastas.

- En diciembre del 2007, Merck retiró del mercado 13 lotes –o 1,2 millones de dosis– de sus vacunas PedvaxHIB y ComVax debido a «que carecían de seguridad en cuanto a la esterilidad del producto».

  Detrás de esa frase aparentemente benigna se esconde la bacteria *Bacillus cereus,* que causa envenenamiento por consumo. Se había introducido en la vacuna debido al empleo de equipo sucio (sin esterilizar) en una de las unidades manufactureras de la compañía.

- En el 2001, Merck fue obligada a detener la producción de dos vacunas –la triple vírica o SPR y la vacuna contra la varicela– cuando la Administración de Drogas y Alimentos (FDA) encontró que las instalaciones donde se producían no cumplían ciertas normas.

- En octubre del 2006, Novartis retiró del mercado dos lotes de Fluvirin (una vacuna contra la gripe) porque se dio cuenta de que algunas remesas contenían la vacuna «congelada» o por debajo de la temperatura requerida. La compañía acusó a su distribuidor.

- En abril del 2004, Aventis Pasteur retiró del mercado un lote de Imovax Rabies, una vacuna antirrábica, tras descubrir que contenía una cepa no desactivada del virus de la rabia (aunque afirmó que dicho lote no había sido distribuido aún).

  Todo esto deja varias preguntas inquietantes sin responder. No sólo las vacunas son extremadamente dañinas para la salud humana, sino que no hay suficiente control sobre lo que los fabricantes dicen que introducen en sus ampollas, jeringuillas, dosis orales y aerosoles nasales.

  Las empresas farmacéuticas declaran enérgicamente que mantienen estándares de calidad muy rigurosos durante los procesos de fabricación. ¿Cómo explican entonces la necesidad de retirar del mercado sus productos una y otra vez?

3. Información confidencial

En el capítulo 2, «Errores de bulto históricos», hablamos de la contaminación y del revuelo creado por el descubrimiento del virus SV40 en la vacuna contra la polio. Pero resulta que la contaminación de las vacunas es un fenómeno bastante común.

En lo que concierne a las compañías farmacéuticas, los datos y las prácticas de laboratorio son información secreta que sólo de tarde en tarde se hace del dominio público.

Hay un hombre que tal vez pueda arrojar algo de luz sobre algunos de los tejemanejes que se hacen en los «estériles» confines de los laboratorios farmacéuticos. Es un investigador en el campo de las vacunas que ha trabajado en los laboratorios de importantes empresas farmacéuticas de Estados Unidos durante varios años. Ahora está jubilado, pero también llegó a trabajar con los Institutos Nacionales de la Salud del Gobierno estadounidense.

Según él (ocultaré su identidad por motivos evidentes), sabemos que una infinidad de contaminantes biológicos acaban contenidos en diversas vacunas. O bien las empresas farmacéuticas son incapaces de detectarlos, o sí que los detectan pero no pueden aislarlos y eliminarlos. En cualquier caso, estos contaminantes pueden tener consecuencias muy graves e incluso funestas.

Según este investigador retirado, en la vacuna contra la polio se ha encontrado *Acanthamoeba,* un género de amebas que se alimenta de las células cerebrales. Las acantoamebas se encuentran en el suelo, en el agua dulce y en otros hábitats naturales; pero también se sabe que viven en las células renales de los monos.

¿Cuál es su conexión con la vacuna contra la polio? Pues que de manera rutinaria se usan células renales de mono para cultivar el virus de la polio; así que, si los laboratorios no comprueban su presencia, las amebas pueden pasar inadvertidamente a la vacuna.

Las acantoamebas producen varios síntomas, como tortícolis, dolores de cabeza y fiebre. Una vez que llegan al cerebro, lo dañan; lo que se pone de manifiesto en forma de alucinaciones y otros cambios de la conducta.

De hecho, hay muchos tipos de amebas que contaminan las vacunas. Los efectos en los infantes suelen ser encefalitis e infecciones respiratorias. Estos microorganismos entran en la vacuna desde los muebles y el equipo del laboratorio o directamente desde los tejidos de animales empleados para cultivar el virus.

Otros virus que contaminan habitualmente las vacunas son el citomegalovirus del simio, el virus espumoso del simio y el virus del sarcoma aviar; este último se encuentra a veces en la vacuna SPR (contra sarampión, paperas y rubéola). Es decir, que las bacterias, los virus y las partes de estos patógenos, que incluyen las toxinas que producen junto con moléculas proteínicas cancerígenas, logran muchas veces introducirse de un modo u otro en las jeringuillas, los frasquitos cuentagotas o los aerosoles nasales que contienen las vacunas que, según nos dicen, nos proporcionan inmunidad frente a las peligrosas enfermedades infecciosas.

¿Son peligrosos todos estos contaminantes? Lo cierto es que nadie lo sabe en realidad. Pero, por el mismo razonamiento, ¿es seguro que una vacuna contenga sustancias cuyos efectos para el organismo desconocemos?

4. Una bomba de relojería biológica

Hay montones de cosas que ni los fabricantes de vacunas ni la clase dirigente científica te dirán. Una de ellas es el peligro –en realidad, los múltiples peligros– que suponen los virus atenuados.

Hay dos amplias categorías de vacunas contra las enfermedades producidas por virus: las que contienen el patógeno causante desactivado o «muerto» y las que contienen el patógeno causante vivo, aunque atenuado. Para lograr este objetivo, se debilita el virus añadiendo productos químicos como el formaldehído (*véase* el capítulo 1, «El mito de las vacunas») a la vacuna y usando agentes desactivantes durante el proceso de su fabricación.

La idea es que el virus atenuado provoque en el organismo humano una respuesta inmunitaria suficiente para producir anticuerpos contra él, pero sin que el sujeto llegue a desarrollar la enfermedad; se supone que los anticuerpos, a su vez, lo protegerán de ese mismo virus de ahí en adelante y que, por tanto, nunca contraerá esa enfermedad.

Sin embargo, «infectar» el organismo con un virus vivo, aun cuando esté «atenuado», podría tener consecuencias desastrosas. Recuerda que, aunque esté debilitado, el virus no está muerto y circula libremente por el cuerpo. La dispersión de los virus es una de tales consecuencias. Me refiero al proceso por el que un individuo vacunado esparce los virus vivos atenuados a través de su mucosidad nasal, su saliva, su orina y sus heces. Esto generalmente tiene lugar durante las semanas posteriores a la vacunación.

El virus, por consiguiente, podría propagarse a los miembros de la familia, a los compañeros de clase, a los colegas del trabajo o simplemente a cualquiera. Si el virus logra de algún modo llegar al sistema de suministro de agua, la comunidad entera podría verse en peligro. De modo que un solo individuo recién vacunado podría provocar un brote de la enfermedad entre aquellos individuos que ya padecían previamente una dolencia o cuyo sistema inmunológico es débil.

De los diversos tipos de vacunas que contienen virus atenuados, las vacunas antigripales, la vacuna contra la varicela y la VOP son las que más se prestan a la dispersión de los virus (de hecho, ésta fue una entre las muchas razones que hubo para que la VOP fuera retirada del mercado en Estados Unidos). Algunos investigadores han descubierto también que el virus de la rubéola se puede trasmitir a los bebés a través de la leche materna.

En marzo del 2009, un ciudadano de Nueva York demandó a los Laboratorios Lederle, que fabrican el Orimune, una VOP. Un jurado de la ciudad le concedió una indemnización de 22,5 millones de dólares cuando logró probar que, debido a la dispersión vírica, fue infectado por su hijo con el virus de la polio cuando le cambiaba el pañal. Afirmó que había contraído el virus a través de una herida que tenía en la mano y que a raíz de eso sufrió la enfermedad durante 30 años, hasta que por fin presentó su demanda.

Hay otros peligros asociados al uso de virus atenuados en las vacunas; uno de los mayores es que hacen estragos en los individuos cuyo sistema inmunológico no está en buenas condiciones. Entre ellos son especialmente vulnerables quienes tienen enfermedades autoinmunes como la artritis reumatoide, el sida o incluso la diabetes.

La cuestión es si a los individuos que entran en esta categoría se les permite rechazar la vacunación. ¿Qué pasa si el Estado exige que se vacune determinado sector o grupo de la población?

La pandemia de gripe porcina del año 2009, en la que se produjeron vacunaciones forzosas, es un caso muy pertinente a este respecto, sobre todo porque nadie comprueba las historias clínicas individuales durante una campaña de inmunización en masa ni realiza pruebas para ver si el organismo de cada individuo está debilitado o en peligro desde el punto de vista inmunológico.

Lleva este razonamiento un paso más allá y verás que la mayor parte de la población está en peligro porque la mayoría de nosotros tenemos el sistema inmunológico afectado debido al tipo y número de contaminantes a los que nos vemos expuestos con regularidad, a los pesticidas e insecticidas que ingerimos con la verdura, así como a los componentes tóxicos de los alimentos procesados.

Y luego está la cuestión de que los virus atenuados puedcn sufrir mutaciones y evolucionar dando lugar a nuevas cepas. Los investigadores han documentado casos en los que se han encontrado virus mutantes en las ampollas de una vacuna, con lo que si se inyectara ésta en la población para protegerla de una enfermedad conocida se podría ocasionar y propagar otra nueva.

Esto es precisamente lo que ocurrió en Nigeria durante las inmunizaciones masivas con la VOP del 2002 y 2006. Hay muchos niños nigerianos paralíticos que siguen pagando caro este error.

Varias investigaciones recogidas en la revista médica *Lancet* han señalado casos en los que la vacuna contra la hepatitis B ha supuesto también un serio peligro. Dichos estudios citan el descubrimiento de cepas virales mutantes del VHB en niños vacunados; un estudio afirma que el 3 por 100 de estos bebés son huéspedes de un virus mutante y presentan síntomas tales como una afección hepática activa.

En la década de 1960, se observaron brotes de neumonía producida por virus mutantes en soldados estadounidenses en los que se probó una vacuna contra la neumonía viral.

Quiero recalcar que el cuerpo responde a los virus (partículas proteínicas extrañas) que entran en él por los orificios naturales de una manera totalmente diferente a como responde a los que le son inyectados. Los virus que se inyectan entran en el torrente sanguíneo junto con sustancias químicas potencialmente peligrosas para la vida, una vía de entrada para la que el organismo nunca puede prepararse como es debido. A fin de eliminar los mortales productos químicos, el organismo puede requerir la replicación de los virus. Con objeto de lograr descomponer las células debilitadas y dañadas, el cuerpo puede necesitar una infección bacteriana. La enfermedad resultante es una crisis curativa (el intento de librar al organismo de las toxinas acumuladas y de curar el daño que hayan causado en él).

La neumonía no es una enfermedad, sino un proceso corporal apropiado y eficaz para atrapar en las mucosas y el tejido pulmonar los contaminantes que circulan por el torrente sanguíneo, y para permitir que bacterias como el *Streptococcus pneumoniae* descompongan las células pulmonares dañadas o muertas. La expectoración resultante sirve para expulsar los desechos, a veces junto con sangre tóxica. Una vez que el proceso curativo se haya completado, los síntomas remitirán y los pulmones estarán más sanos que antes.

El mayor error que podemos cometer es interrumpir o suprimir la curación mediante el uso de antibióticos, antivirales o antiinflamatorios. Las complicaciones de tal intromisión con frecuencia degeneran en la muerte del paciente.

5. Tormentas citoquínicas

El sistema inmunológico es un sistema complejo e intrincado en el que las funciones de todas las células implicadas están perfectamente coordinadas o coreografiadas. A veces, algo interfiere en esta compleja interacción y el sistema se descontrola, lo que produce una «tormenta citoquínica».

Las tormentas citoquínicas son extremadamente peligrosas y, cuando afectan a los pulmones, suelen ser mortales. Hay diversos factores que pueden desencadenarlas, incluyendo los virus de la gripe y las vacunas antigripales mal atenuadas.

Una tormenta citoquínica es un proceso en el que la respuesta inmunitaria sufre un cortocircuito, lo que causa una reacción exagerada y abrumadora que finalmente conduce al colapso orgánico.

Para que entiendas el cómo y el porqué de esto, déjame que te explique en pocas palabras lo que sucede cuando un patógeno, como por ejemplo un virus, es inyectado directamente en el torrente sanguíneo (que es una situación totalmente distinta de cuando entra en el cuerpo por sus orificios naturales). Cuando esto ocurre, los glóbulos blancos de la sangre –células T y macrófagos en particular– se apresuran a presentarse en el lugar de la infección y la inflamación y devoran químicamente el patógeno.

Si el patógeno es fuerte, estos leucocitos especializados necesitan pedir la ayuda de tropas adicionales. Segregan unas proteínas llamadas quimiocinas para indicar a otros glóbulos blancos que se apresuren a acudir al lugar de la infección y la inflamación.

Cuando se interfiere en este sistema de señales (como hacen, por ejemplo, ciertas vacunas), el proceso se descontrola, lo que produce una devastadora e incluso mortal tormenta de citoquinas. Esto da lugar a un bucle sin fin o a una respuesta inmunitaria desbocada.

Mientras que en condiciones normales la afluencia de glóbulos blancos al lugar de la herida o la infección finalmente cura el tejido afectado, en una tormenta citoquínica el organismo interpreta esto como una mayor motivo de alarma y hace que entren en acción aún más células. Como consecuencia, el tejido o el órgano se inunda de citoquinas y al final se colapsa. Cuando esta respuesta afecta a los pulmones, se acumulan en ellos cantidades anormales de líquido, las vías respiratorias se bloquean y finalmente la víctima sufre un síndrome de dificultad respiratoria aguda (SDRA), el fallo pulmonar y la muerte. Las tormentas citoquínicas también pueden ocasionar un fallo multiorgánico cuando hay otros órganos implicados, como el corazón, el hígado y los riñones.

6. Turbo-vacunas

El fenómeno de la tormenta citoquínica es pertinente en cualquier debate sobre las vacunas que contienen adyuvantes. Éstos son sustancias químicas que se añaden a las vacunas para conferirles una «carga turbo». En otras palabras, los adyuvantes intensifican y exageran la respuesta inmunitaria a una vacuna inmediatamente después de administrarla, cuando el antígeno utilizado es una forma viva pero atenuada o debilitada del virus.

Esto quiere decir que necesitas una dosis considerablemente menor de la vacuna para producir la respuesta inmunitaria deseada. A pesar de la naturaleza controvertida de los adyuvantes, está claro por qué las compañías farmacéuticas usan estos catalizadores químicos en sus vacunas.

Al incrementar la «potencia» de la vacuna, ¡pueden incluso cuadruplicar el número de dosis con la misma cantidad de antígeno! Por lo tanto, al usar adyuvantes, los fabricantes de vacunas pueden cuadruplicar automáticamente sus beneficios, que ascienden así a miles de millones de dólares cada año.

Hay muchas razones de por qué los adyuvantes son peligrosos; la más convincente es que la ciencia no sabe lo suficiente sobre ellos. Sin embargo, los fabricantes de medicamentos los usan basándose en la sencilla premisa de que «funcionan».

Es interesante señalar que los adyuvantes fueron descubiertos casi por casualidad. Cuando la tecnología de las vacunas todavía estaba evolucionando, los fabricantes de fármacos notaron que había varios grados de eficacia en las dosis de la vacuna de un mismo lote. Más tarde descubrieron que las dosis que eran más potentes se habían contaminado por el equipo de laboratorio.

Al ahondar en la investigación vieron que, aunque parezca raro, bajo unas condiciones más controladas y asépticas la misma vacuna aparentemente perdía parte de su potencia. Lo más asombroso es que, aunque los investigadores tienen varias teorías para explicar por qué los adyuvantes intensifican la respuesta inmunitaria, ninguno de ellos lo sabe con seguridad.

El término «adyuvante» fue acuñado en la década de 1920 por un veterinario, Gastón León Ramon, quien advirtió que los caballos a los que administraba una toxina de la difteria tenían una respuesta inmunitaria mayor si el punto de la inyección ya estaba inflamado previamente. Esta inflamación podía ser producida por varios factores; en sus experimentos, ¡Ramon llegó a emplear tapioca y miga de pan!

Más tarde se descubrió que el alumbre o las sales de aluminio producen el mismo resultado y, hasta la fecha, el alumbre es el único adyuvante permitido en las vacunas que se fabrican en Estados Unidos. Está presente, por ejemplo, en las vacunas contra el tétanos y la hepatitis B.

Como si la falta de conocimientos científicos sobre los adyuvantes no fuera bastante aterradora, recientes avances efectuados durante el brote de gripe porcina del 2009 han provocado una gran alarma debido a la posible utilización de un adyuvante derivado del escualeno.

Aunque los fabricantes de fármacos lo nieguen, muchos investigadores señalan que, cuando se usa como adyuvante, el escualeno produce muchos síntomas debilitantes, incluyendo enfermedades autoinmunes como la artritis reumatoide.

El escualeno es un hidrocarburo que está presente de modo natural en el cuerpo humano. Pero, en su forma natural, el escualeno es inofensivo; e incluso es aclamado por sus propiedades antioxidantes. Sin embargo, no es la presencia del escualeno en el organismo lo que lo hace peligroso, sino la manera de introducirlo en él. Cuando es inyectado, el sistema inmunológico lo interpreta como un intruso y comienza a atacarlo.

Y lo que es peor, el sistema inmunológico también empieza a atacar a *todos* los tejidos del cuerpo que contienen escualeno, no sólo a las moléculas del adyuvante. Así es como el escualeno empleado como adyuvante desencadena una respuesta autoinmune.

El desastre relacionado con el escualeno que se cita con más frecuencia en las revistas médicas es la reacción que produjo en algunos veteranos estadounidenses de la Guerra del Golfo de 1991. Estos soldados fueron sometidos a pruebas experimentales con una vacuna contra el ántrax que contenía escualeno. El adyuvante fue denominado MF59 y lo fabricó el gigante farmacéutico Novartis.

Más tarde –en muchos casos, *muchos* años después– estos soldados desarrollaron enfermedades autoinmunes, y presentaron síntomas como pérdida de memoria, fatiga crónica, ataques, esclerosis múltiple, una elevada velocidad de sedimentación globular (VSG), lupus eritematoso sistémico y problemas neuropsiquiátricos, entre otras dolencias. A pesar del vínculo concluyente con el adyuvante escualeno contenido en la vacuna contra el ántrax, la Administración de Drogas y Alimentos (FDA) de Estados Unidos ha negado constantemente cualquier relación causa-efecto. Obviamente, este organismo no quiere que parezca que ha desempeñado un papel importante en la inducción de enfermedades en las tropas del país.

En Estados Unidos, en el período posterior al brote de gripe porcina del 2009, hubo una considerable preocupación sobre si la FDA autorizaría a los fabricantes de vacunas del país la inclusión de escualeno en las vacunas destinadas a prevenir esta enfermedad, en vista de que se usa mucho en Europa y en otras partes.

Actualmente, Novartis se refiere a su adyuvante escualeno como «MF59», y lo utiliza en sus vacunas antigripales de temporada fuera de Estados Unidos; mientras que GlaxoSmithKline llama a su adyuvante escualeno «ASO3», y lo emplea en su vacuna contra la gripe aviar para el virus H5N1.

Lo más cerca que estuvo la FDA de aprobar el escualeno para su uso contra la gripe porcina o gripe A (H1N1) en Estados Unidos fue cuando el Gobierno federal compró a Novartis y Glaxo remesas por un valor de 700 millones de dólares. Esto se debió a que el escualeno reduce considerablemente la cantidad de antígeno requerida, y durante el brote del virus H1N1 hubo miedo en el país de que se agotaran las reservas de la vacuna.

¿Qué pasará con estas reservas de escualeno? ¿Llegarán a formar parte –clandestinamente o no– de la composición de vacunas comerciales en el futuro? ¿Recurrirá el Gobierno estadounidense a sus poderes extraordinarios de Autorización de Uso de Emergencia para permitir este adyuvante en algún momento dado?

Utilizar el escualeno en la «guerra contra el virus H1N1» podría asestar al cuerpo humano un palo doble. Los virus de la gripe son famosos por su capacidad de mutar, y de mutar rápidamente, además; y eso inutiliza las vacunas fabricadas con anterioridad a la mutación.

¿Qué ocurriría si el virus H1N1 experimenta una mutación –el término científico para esto es «cambio de antígeno»– y también desencadena una tormenta citoquínica? Si una cepa mutante del virus de la gripe invadiera a individuos o poblaciones enteras y las vacunas contra él contuviesen escualeno, significaría una tormenta citoquínica en aquellos individuos que son ya propensos a las enfermedades autoinmunes. Si todo esto te parecen meras especulaciones, ¿cómo es que se ha permitido a los fabricantes de vacunas salir impunes de tantas conjeturas sobre la actuación de los adyuvantes? Sin tener los datos suficientes, ¿cómo se atreve nadie a predecir el camino evolutivo que tomarán los virus?

Parte III
EL MUNDO ENTERO ES UN LABORATORIO

Así pues, ¿qué contienen exactamente las ampollas de esa vacuna? Es una pregunta que la historia ha respondido, demasiado a menudo, con detalles espeluznantes. A este respecto destaca un suceso que tuvo lugar en enero del 2010, cuando un investigador que hizo un descubrimiento «revolucionario» sobre la vacuna triple vírica (SPR) fue desacreditado por observar una conducta profesional poco ética.

Luego está la trama de engaños que encubre (aunque de vez en cuando se filtran algunos detalles) los chanchullos de las vacunas, que convierten estas sustancias «salvavidas» en armas potencialmente letales.

Y, sobre todo, están los interrogantes respecto a si algunos gobiernos occidentales han tratado de someter o no a base de vacunas a poblaciones enteras o a amplios sectores de la población.

En esta parte del libro exploraremos algunos de estos temas, al tiempo que ilustramos de qué modo las falsedades son convertidas cuidadosa y convenientemente en «hechos científicos», de tal modo que se ajusten a los beneficios y los objetivos políticos de diversos participantes en el juego de las vacunas.

1. La controversia del VPH

¿Te acuerdas de la conexión con el «dinero sucio» que se descubrió en Texas, Estados Unidos, en el 2007? El gobernador Rick Perry ordenó entonces que, en pro de la salud, todas las alumnas de sexto curso se vacunasen contra el virus del papiloma humano (VPH) para prevenir el cáncer del cuello del útero.

Fue una orden que ignoró a la Asamblea Legislativa estatal de Texas *(véase* el capítulo 4, «Masa crítica»); el intento del gobernador de obligar a las chicas a vacunarse causó el escándalo de los padres y de los organismos protectores del ciudadano y los grupos pro derechos civiles.

Pronto se descubrió el pastel: el «turbio secreto» de Perry era que esa decisión iba a reportarle millones de dólares al fabricante de la vacuna contra el VPH –la compañía Merck–, que en el pasado había donado grandes sumas de dinero para la campaña electoral del futuro gobernador.

Pero el entramado no se limitaba a eso. En una secuencia de acontecimientos que apestaba a sobornos y más subterfugios, se descubrió que el jefe de gabinete de Perry ocupaba un cargo de responsabilidad en la empresa Merck cuando él estaba intentando imponer la vacuna contra el VPH. Finalmente, la Asamblea Legislativa de Texas aprobó una ley para cancelar la orden del gobernador.

No es difícil creer en el hábil discurso político, porque nos han lavado el cerebro desde la cuna para que creamos que las vacunas son buenas para la salud. Si no se hubiera descubierto el secreto relacionado con la vacuna contra el VPH, miles de alumnas de sexto curso habrían sido vacunadas con un cóctel químico que, según se ha demostrado una y otra vez, como mínimo es controvertido.

Es interesante señalar que la vacuna contra el VPH que provocó todo el revuelo de Texas era Gardasil, que fue aprobada por la Administración de Drogas y Alimentos (FDA) en junio del 2006, menos de un año antes de que el gobernador Perry intentara llevar a cabo su campaña de vacunación obligatoria.

Ni que decir tiene que la administración obligatoria del Gardasil a toda chica de Texas que estuviera en sexto curso habría proporcionado a Merck un magnífico mercado cautivo.

Como era de esperar, la controversia ha perseguido al Gardasil, que según sus fabricantes protege frente a cuatro cepas del VPH que causan cáncer del cuello del útero y verrugas en los genitales. Según el CCPE, el 1 de septiembre del 2009 ya se habían distribuido por todo Estados Unidos 26 millones de dosis de esta vacuna.

El CCPE también declara que hasta esa fecha, su Sistema de Información sobre los Efectos Adversos de las Vacunas (VAERS) había recibido más de 15.000 informes de eventos adversos, de los que el 7 por 100 eran graves.

Esto pueden parecer sólo frías estadísticas, hasta que las comparas con el tipo de graves efectos asociados a la vacuna contra el VPH; en el corto período trascurrido desde que fue aprobada, ha estado relacionada con casos de mujeres jóvenes que murieron a las pocas horas de que se les administrase. También se sospecha que causa trombos y derrames cerebrales, y se la ha relacionado con el síndrome de Guillain-Barré, un raro y debilitante trastorno del sistema nervioso en el que los nervios se inflaman y que también causa parálisis.

Algunos grupos que velan por el interés general declaran que han reunido suficientes pruebas que vinculan la vacuna contra el VPH de Merck con 18 muertes de mujeres, de las que 11 tuvieron lugar menos de una semana después de serles administrada. También se ha visto que las mujeres que han recibido esta polémica vacuna sufren con frecuencia abortos espontáneos.

Según un estudio cuyos resultados se publicaron en enero del 2009 en la revista *Canadian Medical Association Journal*, unos investigadores de Australia han descubierto que el Gardasil puede provocar una grave reacción alérgica –o anafilaxia– que puede ocasionar la muerte en algunos casos. El estudio concluyó que la vacuna tiene de 5 a 26 veces más probabilidades de causar una reacción de ese tipo en mujeres jóvenes que otras vacunas administradas a ese mismo grupo de edad.

El Gobierno federal estadounidense finalmente lanzó una advertencia sobre la vacuna en julio del 2009, mientras el VAERS publicó un informe según el cual el Gardasil está asociado a reacciones adversas 400 veces más que una vacuna antimeningítica administrada a mujeres del mismo grupo de edad.

En su informe del 28 de septiembre del 2010, el VAERS enumeró más de 18.000 eventos adversos relacionados con el Gardasil, incluyendo como mínimo 65 muertes. Está claro que el número de lesiones por la vacuna está aumentando rápidamente. Y éstos son sólo los casos sobre los que se da parte, que –según se estima– representan únicamente entre el 1 y el 10 por 100 del total de casos.

El informe gubernamental también recomendaba que el Congreso «investigue cómo la vacuna fue aprobada por la vía rápida en ausencia de datos sobre su seguridad de uso en las chicas menores de diecisiete años». El informe, por consiguiente, plantea una seria cuestión ética: teniendo en cuenta que el Gardasil sólo se había probado en mujeres adultas, ¿qué derecho moral tenía el gobernador Perry para autorizar la vacunación forzosa de las alumnas de sexto curso de todo Tennessee con este producto químico peligroso y a veces hasta mortal?

Y la montaña de pruebas contra el Gardasil iba aumentando. El siguiente golpe lo asestó nada menos que el investigador jefe del equipo que realizó los ensayos clínicos para Merck. En una confesión –de la que luego se retractó, presionado por el gigante farmacéutico– el investigador reconoció que la vacuna pierde su eficacia a los 5 años de ser administrada. Como era de esperar, ¡Merck ha estado vendiendo el Gardasil a 400 dólares la dosis!

Y lo que es más: investigaciones independientes sugieren que, entre el 70 y el 90 por 100 de las veces, el VPH abandona el cuerpo de modo natural durante los 2 años siguientes a la infección. Así que si el sistema inmunológico puede expulsar al virus por sí solo e incluso proteger el organismo de futuros ataques, ¿para qué necesitan las mujeres una vacuna contra el VPH?

El último giro inesperado en la historia del Gardasil se produjo en octubre del 2009. Fue una jornada memorable para Merck, porque la Administración de Drogas y Alimentos (FDA) había aprobado el uso de la vacuna para prevenir las verrugas genitales en los chicos.

No fue ninguna coincidencia que el anuncio por parte de Merck se efectuara menos de un día después de que su rival, GlaxoSmithKline, ¡anunciara que la FDA había aprobado su propia vacuna contra el cáncer del cuello del útero!

Todos los datos que he presentado antes plantean serias cuestiones éticas: se ha visto claramente que el motivo principal de al menos un fabricante de vacunas contra virus (en este caso el VPH) era el lucro, sin ninguna consideración por las vidas de las jóvenes a las que se persuade para que se vacunen.

Con un poco de suerte, el drama del Gardasil servirá como elemento de disuasión para que los padres y sus hijos no se sometan de tan buena gana a la administración de fármacos experimentales que no se han probado frente a un auténtico placebo. Los estadounidenses ciertamente no pueden confiar en que la FDA les proteja de los imprudentes planes mercantilistas de las empresas farmacéuticas. A pesar de ser el organismo regulador que supuestamente protege la salud pública, la FDA se ha vendido otra vez a un fabricante de vacunas traicionando sus propios objetivos.

Por último, si un cuerpo humano sano y su sistema inmunológico pueden hacer el trabajo de las vacunas sintéticas, ¿es realmente necesaria una vacuna contra el VPH?

2. Experimentación en África

Uganda

Las agencias globales de salud pública son organismos protectores que salvan millones de vidas en todo el planeta, aunque la mayoría de sus objetivos se cumplan en los países pobres y en vías de desarrollo. Al menos ése es el mensaje que los medios de comunicación han emitido con tanto éxito que la mayoría de nosotros creemos que es cierto. Pero existen objetivos secretos de los que no sabemos nada; sin embargo, de vez en cuando se desentrañan sus pretendidas «nobles intenciones», poniendo de manifiesto una realidad espeluznante.

A este respecto cabe citar una trama de engaños descubierta por un locutor de radio africano, quien averiguó que las inmunizaciones en masa con la VOP realizadas en Uganda con toda certeza no estabas destinadas a salvar a los niños de la poliomielitis.

Las vacunaciones con la VOP –que contiene virus vivos– comenzaron en Uganda en 1963, aunque en este país la polio era desconocida; sin embargo, el Gobierno ugandés introdujo la inmunización masiva contra ella en 1977 a instancias de la Organización Mundial de la Salud (OMS).

El locutor se llamaba Kihura Nkuba y había estudiado en Inglaterra; después regresó a Uganda con la intención de abrir una emisora de radio allí. Pero sus experiencias con el pueblo de Uganda desvelaron una historia horripilante. Centenares de niños ugandeses inoculados durante las campañas gubernamentales de inmunización forzosa estaban muriendo de polio. En otras palabras, la VOP, que como quien dice obligaban a tragar a los niños, estaba *causando* una enfermedad que no había estado presente en Uganda hasta que la vacuna fue introducida allí en los años sesenta.

Nkuba dijo que muchos padres, que habían relacionado la vacuna con las muertes de sus hijos, se ocultaban en el monte cuando los funcionarios públicos y los voluntarios llegaban a sus poblaciones para administrar la VOP. Se dice que en algunos casos, cuando encontraban a los niños escondidos, se los llevaban a rastras para vacunarlos.

Nkuba no cayó en la cuenta hasta el 2002, cuando relacionó la desaparición de la VOP en Estados Unidos con su introducción en Uganda. El uso de la VOP –desarrollada en los años cincuenta por el doctor Albert Sabin y que contiene virus de la polio vivos– se prohibió en Estados Unidos porque se había observado que causaba accidentalmente la enfermedad en algunos receptores de la vacuna. Estados Unidos pasó luego a usar otra vez la vacuna de poliovirus inactivados o VPI.

En lugar de desechar estas dosis inservibles pero peligrosas de la VOP, cuyo valor ascendía a millones de dólares, ¡se empezó a administrarlas por la fuerza a los niños ugandeses!

Nkuba se enteró de otra verdad sobrecogedora: que en Estados Unidos el uso de la vacuna estaba contraindicado en las familias en las que hubiera casos de VIH. Esto se debe a que los virus vivos contenidos en la VOP dan pie a un estado que llamo «dispersión viral», que tiene lugar, como ya he explicado anteriormente, cuando el individuo vacunado literalmente dispersa los virus a través de su mucosidad, las heces, la orina y otros fluidos corporales durante el período inmediatamente posterior a la vacunación.

Naturalmente, la VOP no se recomendaba a las familias en las que había miembros con el sistema inmunológico en peligro. Pero ni esta práctica se observó en Uganda, donde el VIH estaba muy extendido, ni se informó debidamente al público. No nos podemos ni imaginar la catástrofe que esto causó. Nkuba reveló públicamente sus observaciones sobre el desastre de la VOP en su emisora de radio, a raíz de lo cual fue acosado y perseguido. Como era de esperar, el Gobierno ugandés clausuró su emisora, sobre todo porque Nkuba lo acusó abiertamente de cometer una matanza conchabado con la OMS, Unicef, la Agencia de los Estados Unidos para el Desarrollo Internacional (USAID) y el CCPE.

Nigeria

Es fácil utilizar una nación vulnerable –donde la tasa de analfabetismo es elevada, donde las enfermedades están muy extendidas y donde las agencias globales se han proyectado como salvadoras de la gente– como laboratorio humano.

Al igual que Uganda, Nigeria es otro país en el que las agencias de salud globales han sido acusadas de abusar de la confianza de la gente; y peor todavía, de cometer un genocidio. Esto ha sido un palo triple para esta nación africana.

En Nigeria se han producido fuertes brotes de polio, e incluso muertes, desde que las agencias de salud occidentales iniciaron una campaña de inmunización masiva con la VOP en el 2002.

Un año después de que la campaña comenzase, fue interrumpida cuando la población local y los clérigos musulmanes alegaron que la vacuna contenía un material que dejaba estériles a los receptores.

La OMS reanudó la inmunización en el 2006; pero esta vez de un modo más «agresivo», en un intento de vacunar a toda la gente posible. Pero al poco tiempo, Nigeria vio el peor brote de polio de su historia, que dejó paralíticos a más 60 niños entre el 2007 y el 2008 y a más de 120 en el 2009.

¿Qué fue lo que salió mal en Nigeria? Para gran bochorno del CCPE estadounidense y para escándalo del resto del mundo, finalmente se determinó que el brote de Nigeria había sido inducido por la vacuna. La que se administró en el 2002 ocasionó el desarrollo de una cepa mutante que estaba causando ahora la enfermedad en niños sanos que no habían sido vacunados con anterioridad.

¿Cómo fue posible eso? La «benevolencia» de las agencias de salud occidentales había metido a Nigeria en un callejón sin salida. Por un lado había niños que estaban contrayendo la polio directamente de la VOP, pero otros quedaban desprotegidos frente a la enfermedad porque su organismo se había resistido a la inmunización con una vacuna defectuosa.

La implicación era que, para que estuviesen protegidos contra el virus mutante de la polio, los niños nigerianos deberían haber sido inmunizados con una vacuna defectuosa. Y todo porque la OMS decidió «aprovechar» una vacuna prohibida previamente en Estados Unidos.

¿Por qué no utilizó la OMS la VPI, como se estaba haciendo otra vez en Estados Unidos? Primero, porque al no destruir esos millones de dosis los fabricantes de vacunas se ahorraban millones de dólares; segundo, porque la VOP es barata; y tercero, porque la VOP la pueden administrar fácilmente los voluntarios y trabajadores de la salud, no tienen necesariamente que hacerlo los médicos. Esto explica la popularidad de la vacuna defectuosa en los planes de inmunización en masa de todos los países del Tercer Mundo.

Pero eso puso a la OMS en otro dilema. Los programas de inmunización para Nigeria estaban orientados al poliovirus tipo 2; pero, debido a la mutación genética, ¡los brotes posteriores al 2007 estaban causados por la cepa del tipo 1!

Para ocultar sus errores, y para asegurarse de que no se dejaba en el tintero ninguna cepa conocida del virus de la polio, los programas de inmunización realizados en Nigeria desde entonces han incluido dos rondas de vacunas contra los tipos 1, 2 y 3 del poliovirus! ¿Podría haber un desastre mayor?

Desgraciadamente, Nigeria no es el único país afectado por el error de la VOP. Nada menos que 12 naciones han informado de casos de polio inducida por la vacuna durante la última década. En ese plazo de tiempo, se han administrado 10.000 millones de dosis de la VOP defectuosa a los niños de países en vías de desarrollo; recordemos los brotes de polio ocurridos en el 2002 en la República Dominicana y Haití.

3. El sida: ¿una enfermedad creada por el hombre?

El 31 de enero del 2010 se anunció que unos científicos habían conseguido desarrollar un cristal que les iba a permitir ver la estructura –y entender así el funcionamiento– de una enzima perteneciente al virus de la inmunodeficiencia humana (VIH) que le ayuda a replicarse dentro de nuestro organismo.

Este avance, según afirmaron, les permitiría mejorar los medicamentos para tratar el sida, en particular los de Merck y Gilead Sciences que bloquean esta enzima.

Las novedades como ésta aparecen con frecuencia en los medios de comunicación, lo que lleva a una población crédula y asustadiza a creer que los fabricantes de medicamentos y vacunas están tratando continuamente de protegerla y salvarla de las «temibles enfermedades».

Cuando los medios de comunicación hacen públicas declaraciones como ésa, se les atribuye cierta credibilidad; razón por la cual las empresas mediáticas son las niñas mimadas de las multinacionales farmacéuticas.

La verdad da mucho más que pensar de lo que querrían que creyéramos los medios de comunicación. Según algunos investigadores, tildados de teóricos de la conspiración, hay diversas enfermedades propagadas por los virus y los programas de vacunación que pueden haber sido producidas por el hombre. Entre ellas, afirman algunos, está la provocada por el VIH: el síndrome de inmunodeficiencia adquirida o sida.

El VIH, ¿fue creado genéticamente en laboratorios de Estados Unidos en los años sesenta y setenta? ¿Se lo trasmitieron al hombre los chimpancés y otros monos en África, para acabar luego llegando a Estados Unidos? ¿Estaba latente en la especie humana décadas antes de que apareciera la epidemia de sida en 1981?

Lo que estoy a punto de exponer en pocas palabras puede parecer una novela médica de suspense; y estas conclusiones sólo están respaldadas por pruebas indiciarias. Pero el motivo de que lo mencione es ilustrar que la investigación científica –incluida la relacionada con los virus y las vacunas– se considera «alto secreto», como ocurre en el caso del VIH.

¿Por qué ocultar algo que está destinado a mejorar la salud pública? ¿Qué es lo que el gobierno no quiere que sepamos? ¿Y por qué? Hay un abismo entre la realidad y nuestra percepción de ella, lo que da pie a escalofriantes posibilidades cuando confiamos nuestra salud, nuestro bienestar e incluso nuestra vida a los responsables políticos y a las compañías farmacéuticas con ánimo de lucro.

También es un hecho que ciertos sectores de la población –por ejemplo, los soldados– se han utilizado en experimentos humanos para probar vacunas sin su consentimiento y, a veces, sin que lo sepan siquiera. Esto, junto con los motivos encubiertos de los fabricantes de vacunas, hace que la vacunación sea un asunto muy peligroso.

Volviendo a nuestro análisis sobre el VIH, se ha especulado mucho sobre sus orígenes; algunos investigadores han llegado a creer que este virus fue cultivado en laboratorios estadounidenses y que luego, en 1978, empezó a atacar al colectivo homosexual masculino gracias a su introducción en él a través de la vacuna contra la hepatitis B.

En 1981, tres años después de realizarse una campaña de vacunación contra la hepatitis B en ciertos grupos de población escogidos de Estados Unidos, apareció en Manhattan (Nueva York) el primer caso del mundo de desarrollo completo de la enfermedad del sida. Pronto se informó también de otros casos en Los Ángeles y San Francisco.

Pero si el VIH fue un producto de ingeniería genética, ¿quién lo fabricó, y dónde? Los defensores de esta teoría señalan a agencias estatales de Estados Unidos como los Institutos Nacionales de la Salud, el CCPE o el Instituto Nacional de Alergias y Enfermedades Infecciosas, así como a grandes empresas farmacéuticas entre las que están Merck, Sharp & Dohme y los Laboratorios Abbott, que fueron escogidas para participar en ciertos experimentos sumamente confidenciales que se realizaron en primates y otros animales durante los trece años que precedieron al primer caso de sida registrado.

Todas estas agencias y empresas estuvieron relacionadas con el Programa Especial del Virus del Cáncer (SVCP, por sus siglas en inglés) del Gobierno federal estadounidense de 1964 a 1977. El objetivo del SVCP, que tiene su sede en el Instituto Nacional del Cáncer de Maryland, era investigar el cáncer, para lo cual se inyectó en centenares de miles de primates y otros animales un material manipulado genéticamente que causaba varios tipos de cáncer, todo ello realizado en centros de investigación repartidos por Estados Unidos y otros países participantes.

En 1971, después de que el presidente estadounidense Richard Nixon declarase la «guerra al cáncer», el SVCP fue absorbido por unos laboratorios de investigación en armas biológicas que el Ejército de Estados Unidos tenía cerca de Fort Detrick. Dichos laboratorios recibieron el nuevo nombre de Centro Frederick de Investigación del Cáncer.

Como parte del SVCP, los científicos investigaban (es decir, manipulaban genéticamente) los virus que producen enfermedades parecidas al sida en los chimpancés y otros monos, lo que condujo a la aparición de brotes esporádicos entre los primates alojados en centros de investigación de todo Estados Unidos. Se sospecha que estos brotes fueron el resultado de la trasferencia experimental de los virus entre animales dentro de la investigación.

Hay quien cree que esto fue el origen de algunos de los diversos virus y retrovirus animales que producen cáncer y cuadros inmunosupresivos semejantes al sida que han aparecido desde entonces.

Todavía no se sabe si estos patógenos fueron inyectados deliberadamente en la población humana (como afirman los teóricos de la conspiración) o si lograron salir inadvertidos de los laboratorios por medio de material genético contaminado que se usara para producir la vacuna contra la hepatitis B.

Pregunta: ¿por qué el Departamento de Justicia estadounidense mantiene bajo llave un asunto que concierne a la salud pública, como son los datos de la campaña de vacunación contra la hepatitis B llevada a cabo en 1978 en las ciudades estadounidenses, la misma campaña que se sospecha que dio paso a los primeros casos de sida?

4. Los retrovirus y el síndrome de fatiga crónica

A los científicos les encanta la jerga, y por eso las empresas farmacéuticas les quieren tanto. Esto se debe a que, cuanto más siniestros parecen un virus o una enfermedad, más deprisa se aterra la gente y antes recurre a las compañías farmacéuticas en busca de una «cura».

Uno de los términos favoritos de los fabricantes de vacunas es «retrovirus», un tipo de virus que fue descubierto en el ser humano en 1981 (hay quien sospecha que fue creado genéticamente en Estados Unidos durante el Programa Especial del Virus del Cáncer).

Todos los virus necesitan una célula huésped para replicarse. Sin embargo, el retrovirus consigue que la célula huésped a la que infecta se reproduzca con él. Para lograr esto, incorpora su propio material genético al de la célula huésped, de modo que cuando ésta se divide en nuevas células, el retrovirus también se replica con ella.

Pero, como probablemente te preguntes, ¿cómo sucede todo esto? Aparte de la singularidad de tener ARN como material genético, el retrovirus dispone de una enzima (una partícula proteínica) llamada «transcriptasa inversa» que convierte su propio ARN en ADN y lo inserta dentro del ADN de la célula huésped que infecta. Cuando se produce en esta última la trascripción del ADN en ARN, la parte correspondiente al retrovirus también se trascribe, y así es como éste hace copias de sí mismo. Esta enzima es exclusiva de los retrovirus.

Es un proceso complejo; pero basta decir que los retrovirus se han relacionado con una amplia gama de trastornos de inmunodeficiencia, en los que el sistema inmunológico sufre una grave disfunción. En los casos extremos, como en el sida producido por el VIH, el sistema inmunológico parece atacarse a sí mismo, lo que deja a los pacientes indefensos frente a la acometida de los virus y un sinfín de otros agentes potencialmente infecciosos.

Los retrovirus se asocian a graves enfermedades debilitantes, especialmente las del sistema inmunológico. Se ha acusado a los fabricantes de vacunas de esgrimir los retrovirus como «arma» para provocar alarmismo; es decir, para asustar primero a la gente haciéndola creer que cierto virus causa una enfermedad específica y luego ofrecer una vacuna para protegerla de ella.

En mi libro *Ending the AIDS Myth* («Desterrar el mito del sida»), señalo que la presencia de retrovirus en las personas cuyo sistema inmunológico está gravemente dañado es una mera correlación y no prueba que las enfermedades diagnosticadas como sida estén de hecho causadas por ellos. Por el contrario: demuestro que las docenas de enfermedades que conocemos como sida son las responsables de la división de las moléculas de ARN en los retrovirus conocidos como VIH 1, VIH 2, VIH 3, y así sucesivamente.

Y, ciertamente, no soy el único que cree que el VIH no es el responsable de causar el sida.

En 1983, el doctor Luc Montagnier –un científico francés mundialmente conocido– descubrió el VIH, por lo que posteriormente recibiría el Premio Nobel de Fisiología o Medicina del 2008; actualmente es director de la organización que ayudó a fundar: la Fundación Mundial para la Investigación y Prevención del Sida, dependiente de la Unesco (Organización de las Naciones Unidas para la Educación, la Ciencia y la Cultura). Montagnier ha declarado repetidas veces que el VIH no puede causar el sida por sí solo. En lugar de tratar de destruir el VIH (que no causa el sida) con medicinas y vacunas que son muy caras y potencialmente peligrosas, recomienda medidas de higiene, una alimentación equilibrada, beber agua potable y tomar antioxidantes como el extracto de papaya fermentada para prevenir y curar el sida.

En el documental del 2009 *House of Numbers,* que se puede ver en www.houseofnumbers.com, el doctor Montagnier declara lo siguiente: «Podemos estar expuestos al VIH muchas veces sin que contraigamos una infección crónica. Si nuestro sistema inmunológico está en buenas condiciones, se librará del virus en el plazo de unas pocas semanas». Así se ocupa de cualquier virus una persona sana. En otras palabras, el VIH es un pasajero inofensivo que no se mete con nadie, a menos que el sistema inmunológico ya esté en peligro por otros factores, como beber agua contaminada, la mala higiene personal, la mala alimentación, el estrés oxidativo, etc.

Sugiero que creamos al virólogo más destacado del mundo. Los expertos como él saben que la introducción de sencillas medidas sanitarias es lo que siempre ha llevado a la extinción de las epidemias virales, y no las campañas de vacunación. Montagnier cree que éste es también el mejor enfoque para abordar otras epidemias, incluyendo la malaria. Lo que vale para el VIH/sida ciertamente es aplicable también a otras enfermedades presuntamente inducidas por virus.

Una de las enfermedades que actualmente se achaca a los retrovirus es el síndrome de fatiga crónica o SFC. Este trastorno se caracteriza por una extrema fatiga muscular y una sensación omnipresente de cansancio absoluto.

Hasta la fecha los científicos no han podido determinar las causas del SFC, pero se cree que está asociado a una disfunción inmunológica. Los pacientes con este trastorno tienen un nivel mucho más elevado de citoquinas circulando por su torrente sanguíneo, tienen alterado el número de linfocitos T y presentan poca citotoxicidad natural (destrucción de células). Esto hace que sean propensos a una amplia variedad de patógenos y que sufran los síntomas y las enfermedades que causan.

Últimamente, sin embargo, varios investigadores han estado acusando a un retrovirus llamado «virus xenotrópico relacionado con el virus de la leucemia murina», o XMRV. Este retrovirus ha sido asociado al cáncer de próstata y al SFC.

Las conclusiones de una investigación publicadas en octubre del 2009 en la revista *Science* indican que se encontró el virus en el 67 por 100 de los pacientes aquejados de SFC, pero sólo en el 4 por 100 de la población general. Esto ha dado lugar a un aluvión de noticias en los medios de comunicación que citan dicho estudio y que sugieren que el SFC puede ser causado por el XMRV, de modo que el desarrollo de una vacuna sería inminente. Cuando los medios de comunicación difunden rumores como ésos (generalmente aguijoneados por los fabricantes de medicamentos y vacunas), la gente tiende a ignorar los importantísimos «tal vez», que tanto emplean como coartada las empresas mediáticas.

Conscientes, como son, de que la mayor parte de la población suele prestar poca atención a los interrogantes y a los «puede ser» de estas noticias, los medios de comunicación con frecuencia se salen con la suya impunemente y hacen falsa propaganda diciendo que hay una relación de causalidad entre los patógenos y las enfermedades.

El SFC es una dolencia asociada a un sistema inmunológico en serio peligro; muchos pacientes están aquejados también de cáncer de próstata y de muchas otras enfermedades. El problema con el SFC es que puede no ser un único trastorno. Los investigadores creen que puede ser una colección de dolencias que están relacionadas entre sí de algún modo y producen la costelación de síntomas que los médicos clasifican como SFC. ¿Cómo, entonces, puede un simple virus estar asociado a una enfermedad de la que se sabe tan poco?

En cierta época se pensaba que el virus de Epstein-Barr, o VEB, estaba en correlación con el SFC. Pero la ciencia está todavía muy lejos de entender el SFC, y muchos investigadores han restado importancia desde entonces a la supuesta relación de causalidad entre el VEB y dicho síndrome. Sin embargo, sacar conclusiones precipitadas y sugerir al instante «causas» para las enfermedades parece ser una prerrogativa de la que gozan los medios de comunicación y los fabricantes de vacunas.

Así como la investigación estadounidense de la que hablamos párrafos atrás causó un gran revuelo, en otro estudio –en este caso realizado en el Reino Unido– se vio que ninguno de los 186 pacientes con SFC estudiados dio positivo en la prueba del XMRV.

Este último estudio, emprendido por investigadores del Imperial College y del King's College de Londres, ilustra lo poco que sabe la ciencia sobre el SFC y lo importante que es para nosotros obrar con cautela a la hora de creer lo que los medios de comunicación tienen que decir.

Volvamos, por ejemplo, al tema del VPH del que ya hemos hablado antes. El cáncer del cuello del útero es causado por varios factores. Algunos investigadores dicen que no intervienen los virus para nada. Sin embargo, el fabricante de vacunas Merck está tratando con todas sus fuerzas (¿demasiadas?) de convencer al público de que el VPH es la única causa de este tipo de cáncer y de que la vacuna que fabrica protege contra él.

Mi pregunta es: ¿por qué ninguno de estos investigadores, ni las empresas farmacéuticas ni los gobiernos se han interesado ni lo más mínimo en investigar si hay algo distinto de los gérmenes que pueda dañar el sistema inmunológico de la persona? Como te habrás figurado, es una pregunta retórica cuya respuesta es obvia. No se gana mucho dinero diciéndole a la gente que lo que necesita es librarse de su deficiencia de vitamina D, del estrés oxidativo, de la higiene deficiente, de la deficiencia de nutrientes y de la sobreexposición a las toxinas, incluyendo las contenidas en las vacunas y los medicamentos.

Sabemos que, por sí sola, una exposición a metales pesados puede desencadenar los síntomas de la fatiga crónica y causar lesiones cerebrales y demencia. ¿Por qué en los ríos y arroyos estadounidenses la cantidad de aluminio es ahora hasta 50.000 veces mayor de lo permitido por las normas del Gobierno de Estados Unidos? Aviones de líneas aéreas comerciales y cazas del ejército están vertiendo millones de toneladas métricas de óxido de aluminio y otros minerales tóxicos como el bario para formar estelas químicas con el fin, supuestamente, de cambiar el clima y protegernos del calentamiento global. ¡Me parece asombroso que siga habiendo personas sanas en Estados Unidos!

Y, según una noticia emitida recientemente por la CNN, 45 millones de estadounidenses viven en la pobreza y sufren una seria desnutrición. Todo médico sabe que la desnutrición daña el sistema inmunológico. El mero hecho de incluir en un programa de asistencia sanitaria universal a los indigentes que en este momento no pueden pagarse un seguro de enfermedad no hace absolutamente nada para abordar apropiadamente las causas de sus problemas de salud.

Este planteamiento sólo sirve para llenar las arcas de aquellos que saben cómo crear millones de pacientes a costa de los contribuyentes y para sumir al país en el abismo de una deuda pública irreversible.

5. La investigación sobre las vacunas: una trama de engaños

Los fabricantes de vacunas no son famosos precisamente por anteponer la conciencia a la ciencia. La investigación científica está repleta de ejemplos de datos dudosos, ensayos clínicos sin suficientes controles, muestras no representativas e investigadores que inconsciente o deliberadamente amañan sus resultados. Y no, los investigadores del campo de las vacunas no son inmunes a estos males.

El brote de gripe A (H1N1) del 2009 proporciona muchos ejemplos de la irresponsabilidad de los medios de comunicación, que fueron utilizados por las empresas farmacéuticas para hacer propaganda de sus vacunas.

Por ejemplo, una renombrada agencia de noticias citó a unos «investigadores» que afirmaban que las vacunas antigripales utilizadas por las mujeres embarazadas contribuyen a que aumente el peso de sus bebés al nacer. También dijeron que cuando la mujer encinta se pone una vacuna antigripal es más probable que su embarazo llegue a un feliz término. ¿Qué vendrá a continuación, una vacuna contra los partos prematuros?

En ninguno de estos estudios se han usado protocolos aleatorios con control de placebo. Así que, ¿cómo llegaron a hacerse públicos? Cuando una empresa mediática responsable (en este caso Reuters) hace declaraciones como ésas, la necesidad de ser escéptico sobre lo que nos está contando es mayor que nunca.

He aquí otra afirmación tan indignante como absurda: ¡los individuos que toman estatinas (fármacos para bajar el nivel de colesterol) tienen «un 50 por 100 menos de probabilidades de morir por la gripe»!

En una «crónica informativa» indudablemente patrocinada por los fabricantes de estatinas, hace poco se afirmó que «los investigadores han proporcionado más pruebas de que los fármacos para bajar el nivel de colesterol ayudan al cuerpo a hacer frente a las infecciones».

Un examen atento reveló que no se habían realizado ensayos clínicos y que las mal llamadas conclusiones se basaban en un «análisis» superficial de los historiales médicos de individuos que habían sucumbido de gripe estacional.

Sin tener en cuenta otras variables, los investigadores descubrieron que la mayoría de los pacientes de su «muestra» estaban tomando estatinas; sólo el 3,2 por 100 de ellos no las tomaba.

Y procedieron a la inversa: afirmaron que sólo el 2,1 por 100 de los pacientes que tomaban estatinas habían muerto. Como un 2,1 por 100 es aproximadamente un 50 por 100 menos que el 3,2 por 100, ¡dijeron que «las estatinas pueden reducir a la mitad el número de muertes causadas por la gripe estacional»! Esto sí que es un magistral ejemplo de prestidigitación estadística; pero, aparte de eso, no son más que afirmaciones disparatadas.

Permíteme que ilustre la relación casi incestuosa que hay entre los organismos reguladores y los fabricantes de medicinas, algo que siempre ha empañado los ensayos clínicos de nuevos fármacos. La Agencia Europea de Medicamentos (EMA) es un organismo de la Unión Europea que aprueba la venta de fármacos en toda Europa. Si el objetivo de la EMA es salvaguardar la salud pública en general, ¿por qué dio luz verde al fabricante Novartis para vender su vacuna AH1N1 Celtura en Europa aun cuando sólo se había probado en un centenar de personas?

Antes de responder esa pregunta, he aquí otro hecho preocupante: el ensayo clínico gracias al cual la vacuna Celtura se vendería posteriormente en varios países europeos fue realizado en Inglaterra por la Universidad de Leicester y el Hospital Universitario de Leicester; y fue subvencionado por Novartis.

Y escarbando un poco más bajo la superficie salen a relucir otros secretos vergonzantes. La EMA también aprobó a la vez otras dos vacunas contra la gripe porcina (o gripe AH1N1): Pandemrix de GlaxoSmithKline y Focetria de Novartis.

Dado que dos terceras partes de la financiación de la EMA proceden de compañías farmacéuticas, ¿es sorprendente acaso que a esta agencia, que aprueba medicinas para millones de personas de todo el continente, no le preocupen ni la seguridad, ni el tamaño de la muestra, ni los grupos de control ni otras medidas científicas?

¿Sabías que la EMA paga a las compañías farmacéuticas millones de euros en concepto de «honorarios» por los servicios que le prestan evaluando los mismos medicamentos que fabrican?

Cuando las farmacéuticas, los médicos interesados y los medios de comunicación tienen los mismos planes, es difícil que no te laven el cerebro. A finales del 2009, este peligroso entramado en el que intervinieron tres promotores de vacunas –una empresa de tecnología para vacunas, un médico de la Universidad de Columbia y la televisión– defendió enérgicamente no sólo la vacuna AH1N1, sino todas las vacunas en general.

El médico en cuestión es nada menos que el doctor Mehmet Oz, profesor de Cirugía Cardíaca en la Universidad de Columbia, que además es un autor extremadamente prolífico y un promotor de las vacunas que estuvo presente en todos los programas de entrevistas importantes de Estados Unidos durante el brote de gripe A (H1N1) del 2009.

Después de causar una tormenta en la televisión estadounidense, el doctor Oz consiguió un espacio propio sobre temas de salud en el popular programa de Oprah Winfrey, con lo que su carrera televisiva se consolidó. Después de eso firmó un lucrativo acuerdo comercial con la empresa de Winfrey –Harpo Productions– y con Sony Pictures Television para distribuir «El programa del doctor Oz» fuera de Estados Unidos; hoy día es un popular programa de televisión en este país.

Siempre he tenido en gran estima al doctor Oz y le he respetado por su continuo empeño en ofrecer a las masas útiles opiniones alternativas sobre muchos temas de salud importantes. Sin embargo, siendo como era ya una celebridad desde hacía tiempo, no entiendo por qué tuvo que usar la alarma ante el brote de gripe A (H1N1) del 2009 para ganar millones de dólares a costa de una población confiada.

Pero, poco después de que empezara con su célebre espacio «Pregunte al doctor Oz» en la televisión, se supo que era el propietario de un grueso paquete de acciones –150.000– de una empresa de tecnología para vacunas llamada SIGA Technologies. Dicha empresa no fabrica vacunas en sí, sino que investiga y desarrolla tecnologías que se usan en la producción de éstas.

La demagogia del doctor Oz, al parecer, estaba casi con certeza destinada a hacer subir el precio de las acciones de los fabricantes de vacunas y otras empresas relacionadas, lo que les habría reportado a ellas y a él mismo un cuantioso botín. Durante una entrevista, el doctor Oz dijo en broma que su mujer no permitía que sus hijos se vacunaran contra la gripe porcina.

Cuando uno se encuentra con casos de falsedad y falta de honradez como éste, y los partícipes en el peligroso juego se confabulan, es difícil distinguir la realidad de la ficción. El público, crédulo como es y fácil presa del pánico, puede fácilmente creer lo que oye, sobre todo si lo dice «una autoridad» en vacunas en uno de los programas de televisión de más audiencia de Estados Unidos.

La ética profesional sufrió otro duro golpe en enero del 2010, cuando llegó a su fin un proceso que en su totalidad había durado doce años, sobre la conducta profesional del primer médico que investigó el vínculo existente entre el autismo y la vacuna contra el sarampión, las paperas y la rubéola (vacuna triple vírica o SPR).

En el proceso, sustanciado por el Consejo General Médico (GMC), el órgano del Reino Unido que otorga a los médicos la licencia para ejercer y regula su actuación, se falló que el doctor Andrew Wakefield había incurrido en conducta profesional poco ética.

La investigación del doctor Wakefield fue la primera en la que se sugería que había una relación directa entre la vacuna SPR y el autismo, lo que causó un gran revuelo y un descenso importante en las ventas de la vacuna, que había sido desarrollada una década antes.

Después de dejar claro que no estaba fallando sobre la autenticidad en sí de las conclusiones de la investigación del doctor Wakefield, el GMC concluyó que los métodos del médico eran manifiestamente poco éticos. La revelación más condenatoria fue que el doctor Wakefield, que ahora reside en Estados Unidos, estaba en la nómina de los abogados de unos padres que creían que la vacuna había dañado la salud de sus hijos.

Si eso no era ya bastante escandaloso, ¡posteriores indagaciones revelaron que el doctor Wakefield había basado sus conclusiones en una muestra de sólo doce niños! Y lo que es más, este hombre era gastroenterólogo en el Royal Free Hospital de Londres y no estaba cualificado para utilizar en su investigación procedimientos médicos invasivos como punciones lumbares, colonoscopias y resonancias magnéticas.

Igualmente escandaloso fue el método usado por el doctor Wakefield para reunir su muestra clínica (los doce niños). ¡Admitió que les había pagado dinero en la fiesta de cumpleaños de su hijo para que se dejasen hacer un análisis de sangre para su investigación!

La revista médica *The Lancet,* que había publicado las conclusiones del doctor Wakefield en 1998, publicó una retractación después de que las averiguaciones del GMC dejaran en claro que el médico, obviamente, no había revelado los detalles de sus métodos de investigación en su momento.

De modo que, si bien la investigación original del doctor Wakefield provocó uno de los mayores debates que ha habido en el terreno de la vacunación, las revelaciones sobre su violación de la ética profesional han causado un enorme impacto por un motivo muy distinto.

Si el doctor Wakefield fue sobornado para que realizara su «revolucionaria» investigación, ¿qué pasará con todos los demás estudios «revolucionarios» que son hitos de la historia de la investigación en el campo de las vacunas y en el de la medicina en general? ¿Cuántos de ellos han infringido las normas? ¿Qué es auténtico y qué no lo es? Y ¿cuántos «renombrados» estudios científicos habrán sido financiados por compañías farmacéuticas para «producir» resultados que sirvan para promocionar las vacunas que ya estaban fabricando o que se proponían fabricar?

Un estudio llevado a cabo por la Universidad de Edimburgo en junio del 2009 confirmó el creciente temor a que la investigación médica sea cada vez más deshonesta.

El estudio, publicado en la revista *PLoS One* y evaluado por colegas, revisó 21 encuestas sobre conducta científica poco ética realizadas entre 1986 y el 2005 y descubrió que las prácticas de amañar, falsificar e incluso fabricar datos están más extendidas de lo que se sospechaba.

Uno de cada siete científicos encuestados admitió que era consciente de que sus colegas manipulaban gravemente sus resultados, y el 46 por 100 afirmaron que eran conscientes de que sus colegas llevaban a cabo prácticas cuestionables.

Otra área de omisión son los estudios a largo plazo de las nuevas vacunas. Aunque los investigadores saben de sobra que los efectos secundarios de las vacunas tardan meses –e incluso años– en aparecer, rara vez realizan estudios a largo plazo en busca de posibles efectos perjudiciales para el sistema inmunológico humano.

Tampoco se suelen hacer estudios de seguimiento en las poblaciones vacunadas. La mayor parte de los investigadores se limita a controlar durante un par de semanas el sector o grupo al que va destinada la vacuna, o una muestra de éste, para detectar la aparición de síntomas.

Por ejemplo, los síntomas producidos por las vacunas –como sarpullidos, artritis, fatiga crónica, fibromialgia, pérdida de memoria, ataques y problemas neuropsiquiátricos– tienen un largo período de incubación, pues las disfunciones neurológicas e inmunitarias suelen tardar un tiempo en manifestarse.

La guinda que corona la tarta para los fabricantes de vacunas y las empresas farmacéuticas en general es la completa inmunidad procesal de la que disfrutan. A pesar de todas las consecuencias de la falta de controles clínicos rigurosos, de las prácticas de laboratorio incorrectas y de la manipulación de los resultados –y debido a su uso y disfrute de fondos federales, presupuestos y campañas políticas–, no se considera a los fabricantes de vacunas responsables de sus fechorías.

En Estados Unidos, gracias a las leyes federales, se les permite mantener en secreto sus fórmulas y métodos incluso mientras se defienden en pleitos, lo que hace que el demandante se las vea y se las desee para probar sus afirmaciones.

Las causas contra los fabricantes de vacunas estadounidenses se ven en el llamado «tribunal de las vacunas», término coloquial para referirse a un tribunal creado al amparo de la Ley Nacional de Lesiones Infantiles por Vacunas. Este tribunal fue establecido en 1986 para arbitrar la lluvia de quejas contra la vacuna DPT. Irónicamente, las reclamaciones son financiadas por un impuesto que grava la venta de todas las vacunas en Estados Unidos.

6. Estaban condenados a entenderse...

La unión entre la medicina y la industria farmacéutica no es accidental; se remonta a la historia de la Asociación Médica Estadounidense (AMA), el organismo integrado por médicos más grande e influyente de Estados Unidos.

En una época en la que la AMA estaba revolucionada y al borde de la bancarrota y las facultades de medicina del país necesitaban urgentemente financiación, dos de las mayores entidades filantrópicas de Estados Unidos intervinieron: la Fundación Rockefeller y la Fundación Carnegie.

Su financiación de la AMA y la educación médica, junto con su patrocinio del crucial Informe Flexner –que provocó cambios generalizados en las prácticas médicas–, fueron un momento decisivo en la historia de la medicina en Estados Unidos.

Fueron un momento decisivo porque la financiación por parte de estas fundaciones dependía de que se proporcionase cierto tipo de educación médica, por la que se formaba a los médicos en la práctica orientada al empleo de medicamentos. Fueron estas prácticas –no es coincidencia que las compañías farmacéuticas reciban subvenciones de estas dos fundaciones– las que sembraron las semillas de muchas enfermedades modernas.

A mediados del siglo xx hubo otro punto de inflexión en la historia de la medicina: la aparición de varias especialidades o ramas de la medicina alopática. De pronto parecía que hasta el último rincón del cuerpo humano contase con un especialista para curarlo.

Esto tampoco fue ninguna coincidencia. La inclinación por el tratamiento sintomático de la enfermedad significó que los síntomas iban a reaparecer, lo que aseguraba así una demanda continua de fármacos y, por consiguiente, un mercado cautivo para los fabricantes de medicamentos financiados por estas dos fundaciones. Esto fue el nacimiento de una compleja red de personas e instituciones relacionadas con la profesión médica –facultades de medicina, compañías farmacéuticas, médicos de todas las ramas alopáticas, compañías de seguros y entidades estatales como la Administración de Drogas y Alimentos (FDA)– que estaban en connivencia para perpetuar el mito de que la salud y la vida humanas están en manos de los fabricantes de fármacos.

La vacunación forma parte del mito alopático de los medicamentos sintéticos y, por consiguiente, se aplican también a ella las mismas reglas y la misma trama de engaños. Así que, en toda campaña de inmunización y en todo mensaje de la administración pública instando a la comunidad a vacunarse, hay motivos encubiertos. Tu salud no es una prioridad para nadie.

Para mantener vivo el mito alopático, las autoridades sanitarias han hecho lo imposible para desacreditar cualquier forma de terapia médica que no sea alopática. Con la ayuda de los medios de comunicación, las autoridades sanitarias y la clase dirigente científica han hecho un buen trabajo convenciendo al público en general de que los fármacos –y sólo los fármacos– son lo que le permitirá tener una vida larga y llena de salud.

Sin embargo, en estos últimos años ha habido una creciente concienciación sobre estos motivos y sobre la manera en que el gobierno y las compañías farmacéuticas han estado influyendo en –y por tanto manipulando– la noción que tiene el público de la salud y le enfermedad. Pero ¿es el lucro el único motivo?

7. Motivos secretos

Así pues, el lucro ¿es el único motivo que hay tras el mito de las vacunas? ¿O hay otras razones para que los gobiernos inmunicen a vastos sectores de la población mundial, imponiendo la vacunación a un público mal informado?

124

La respuesta a esta pregunta es compleja, sutil y, a veces, difícil de digerir. El hecho es que las vacunas tienen como objetivo el sistema inmunológico, haciendo que funcione mal y que la persona, por tanto, sea vulnerable a las enfermedades. La extensión de las enfermedades garantiza a los fabricantes de medicamentos un mercado cautivo formado por los pacientes y multiplica así sus ganancias.

Pero la cosa no siempre es tan simple y descarada como eso. Las vacunas, aunque parezca mentira, también sirven a la persecución de objetivos políticos más sutiles. Ayudan a las potencias occidentales a dominar a personas, a colectivos e incluso a países enteros que quieren controlar; e incluso a sus propias poblaciones. Mediante el debilitamiento sistemático de la población gracias a las inmunizaciones en masa, y prediciendo un destino funesto para quienes no se vacunen voluntariamente ni vacunen a sus hijos, los gobiernos crean sutilmente una sensación de debilidad psicológica.

Esto, a su vez, produce en la gente una sensación de impotencia, sumisión y dependencia de las «figuras de autoridad» –agencias estatales, políticos y organismos mundiales– y hace, por consiguiente, que sea más proclive a creer lo que tales figuras le dicen.

La vacunación es una eficaz herramienta que ha sido utilizada durante décadas por las naciones occidentales para ejercer un control social y económico sobre los países en vías de desarrollo, como ilustra claramente el modelo africano.

África es un continente rico en el que abundan los recursos naturales; y mantener a la población africana débil, asustada y batallando con la enfermedad sirve muy bien a los intereses económicos occidentales. La inmunización, junto con la afluencia de ayuda económica, ha conseguido sofocar eficazmente la posible rebelión y suspender el pensamiento racional.

Es una estrategia maquiavélica en la que están implicadas muchas instituciones: Unicef, la Cruz Roja, la OMS y una gigantesca red global de organizaciones sin ánimo de lucro. Y, mientras engatusan a miles de millones de personas para que crean que sus motivos son nobles, en las cuentas bancarias de ciertas empresas e individuos poderosos se ingresan muy oportunamente fondos derivados de las vacunas.

El hecho de mantener a poblaciones enteras o a sectores de la población vulnerables y enfermos también sirve para desviar la atención de los problemas sociales y económicos reales. Tales problemas son incómodos para los gobiernos, porque para abordarlos hacen falta soluciones genuinas y presupuestos abultados.

Hay académicos, investigadores médicos y escritores renombrados que creen que las vacunas se están usando como armas biológicas para diezmar a ciertos grupos étnicos y socioeconómicos. Como ya hemos dicho en páginas anteriores, una parte de los investigadores cita el VIH como ejemplo de arma diseñada y construida en laboratorios estadounidenses para servir a este mismo propósito.

¿Alcanza esto la categoría de genocidio? Se han hecho públicas algunas revelaciones asombrosas del doctor Sidney Gottlieb, un psiquiatra militar que en los años cincuenta ocupó un puesto clave en la Agencia Central de Inteligencia (CIA) estadounidense y quien más tarde afirmó que había recibido de sus jefes políticos la orden de usar este virus en la lucha para controlar el Congo Belga, lo que hoy es Zaire.

En una audiencia de la CIA, Gottlieb admitió que fue enviado al Congo con «material biológico mortífero» (que contenía virus), que debía usarse para asesinar al primer ministro que resultase elegido después de que esta nación africana obtuviera la independencia de Bélgica. El Congo era rico en recursos minerales y Estados Unidos estaba decidido a tomar el control en cuanto se liberara del yugo colonial.

El doctor Gottlieb no tuvo éxito en su misión, pues la CIA fue incapaz de encontrar una forma de envenenar biológicamente al político en cuestión. Sin embargo, se dijo que el doctor Gottlieb había confesado después en una audiencia de la CIA que había vertido este «material biológico mortífero» en el río Congo. ¿Había recibido instrucciones para hacerlo o fue un acto de negligencia? Algunos creen que no fue ningún accidente.

Los ensayos masivos de la vacuna contra la hepatitis B realizados entre la población india norteamericana –cuyos vastos territorios habían provocado con frecuencia que se enfrentaran con el Gobierno federal estadounidense– han provocado también estupor reiteradamente entre algunos investigadores, así como la alarma de la población india de Norteamérica.

Estos ensayos fueron realizados en 1981 en Alaska, cuya población indígena no tenía antecedentes de problemas de salud relacionados con la hepatitis B. Sin embargo, se introdujo una vacuna contra ella obtenida a partir de plasma en programas de inmunización llevados a cabo por igual en los colegios y entre los adultos.

Sorprendentemente –o quizá como era de esperar–, para aplicar el programa de vacunación a los escolares no se requería el consentimiento de los padres; ni tampoco había ninguna justificación para imponerlo a una comunidad étnica que no lo necesitaba.

Varios años después –los síntomas de las enfermedades inducidas por las vacunas con frecuencia tienen períodos de incubación bastante largos– se presentó una protesta ante el Comité sobre Asuntos Indios del Senado estadounidense, que afirmaba que la vacuna pudo contener sangre contaminada capaz de inducir enfermedades autoinmunes en la población.

De acuerdo con las personas que presentaron la protesta, ésta era la única explicación posible para el aumento en la incidencia de enfermedades como la diabetes, el cáncer y las cardiopatías, que no eran frecuentes entre la sana población nativa de Alaska.

En la protesta presentada ante el comité del Senado estadounidense se acusaba al Gobierno federal de utilizar la población de Alaska en experimentos médicos para probar vacunas peligrosas. No era la primera vez que se hacía una acusación como ésa.

Es un hecho documentado que ciertos sectores «prescindibles» (léase grupos étnicos) de la población humana han sido usados para realizar experimentos médicos sin que lo supieran.

8. ¿Podemos confiar en la investigación médica?

John Ioannidis, que es uno de los expertos más renombrados del mundo en el tema de la credibilidad de la investigación médica, cree que no. Según su equipo de eminentes investigadores y él mismo, hasta el 90 por 100 de la información médica publicada en la que se basan los médicos para recetar medicamentos y vacunas o para recomendar la cirugía es incorrecta o directamente errónea.

En noviembre del 2010, el periódico *The Atlantic* publicó esto: «Su trabajo [el de John Ioannidis] ha sido aceptado por la mayoría del sector médico. [...] Sin embargo, a pesar de toda su influencia, teme que el campo de la investigación médica esté tan plagado de errores y de conflictos de intereses que podría haber desarrollado una resistencia crónica al cambio; es más, teme que ni siquiera admita públicamente que hay un problema».

Además, la mayoría de los médicos y de los pacientes aseguran que los tratamientos médicos modernos, incluyendo los fármacos, están «científicamente probados». Pero no es así, según un artículo de Dana Ullman que el periódico *Huffington Post* publicó en abril del 2010, en el que decía que «[...] este ideal es un sueño, no una realidad; y una astuta y rentable artimaña de mercadotecnia, no un hecho». Y Ullman continúa diciendo: «En las "pruebas clínicas" de la revista *The British Medical Journal* se analizaron tratamientos médicos comunes para evaluar cuáles estaban respaldados por suficientes pruebas fidedignas [BMJ, 2007]. Se revisaron aproximadamente 2500 tratamientos y se encontró que:

- El 13 por 100 era beneficioso.
- El 23 por 100 probablemente era beneficioso.
- El 8 por 100 tenía tantas probabilidades de ser nocivo como de ser beneficioso.
- El 6 por 100 no tenía probabilidades de ser beneficioso.
- El 4 por 100 probablemente era nocivo o ineficaz.
- Del 46 por 100 restante no se sabía si era eficaz o nocivo».

Lo que es aún peor es lo que sucede cuando los médicos reparten medicamentos no aprobados entre la población como si se tratase de golosinas. Ullman escribe esto: «Todos queremos que se administren medicamentos a los niños para que estén a salvo en la medida de lo posible; pero las madres y los padres se sorprenderían y tal vez se escandalizarían al saber que muy pocos fármacos se prueban en los niños». Cita un estudio del 2007 realizado con más de 350.000 niños estadounidenses en el que se descubrió un hecho espeluznante: al 78,7 por 100 de los niños ingresados en hospitales se les recetan medicamentos que la Administración de Drogas y Alimentos (FDA) todavía no ha aprobado para ellos (Shah, Hall, Goodman y otros, 2007). «Por si esto no fuera lo bastante escandaloso, un estudio realizado en Inglaterra reveló que al 90 por 100 de los niños ingleses se les recetan fármacos que no habían sido probados en menores para comprobar su seguridad o eficacia en ellos (Conroy, McIntyre, Choonara, 1999)», afirma Ullman.

Esto no sería tan grave si los niños tratados no fueran afectados negativamente por los medicamentos. Sin embargo, según Ullman, «hay un aumento de casi un 350 por 100 en el número de reacciones adversas a la medicación en los niños a los que se recetan fármacos no probados en comparación con los niños a los que se les recetan fármacos cuya seguridad de uso y eficacia sí se ha comprobado (Horen, Montastruc y Lapeyre-mestre, 2002)». Dice que los facultativos están cometiendo «abuso médico infantil» de forma regular.

Estas acusaciones no deberían ser tomadas a la ligera por los padres, médicos y científicos responsables. Reflejan la grave enfermedad que aqueja a la industria médica, una enfermedad que afecta a casi todo el mundo. Las supuestas pruebas científicas de que los medicamentos son beneficiosos son un mito que ha alterado la salud y la calidad de vida de millones de personas; y que ha costado la vida a muchas otras.

La ciencia médica, en el mejor de los casos, es curanderismo. Como señala Ullman, «El "curanderismo" se suele definir como el uso de tratamientos no probados por parte de individuos o empresas que afirman que producen resultados fantásticos y que cobran por ello grandes sumas de dinero». Ullman dice que «aunque los facultativos modernos señalen como un solo hombre diversas modalidades de tratamientos "alternativos" o "naturales" como ejemplos de curanderismo, son los tratamientos médicos convencionales de hoy los que tienen un coste desorbitado; y, a pesar de la dudosa eficacia real de sus tratamientos, los médicos dan a sus pacientes algo con el aspecto de "ciencia"».

En vista de que más del 85 por 100 de las terapias que la medicina convencional recomienda en la actualidad nunca se han probado formalmente, no es raro que nos preguntemos si la ciencia médica merece la confianza de nadie. ¿Confiarías tu coche a un mecánico que te ofrece sólo una garantía del 15 por 100 de que con su ínfima pericia profesional será capaz de arreglar un grave fallo en el motor? Pero eso es exactamente lo que hacemos cuando ponemos nuestra vida en manos de un facultativo que ha sido formado por un sistema médico intrínsecamente corrupto.

El problema radica en la manera en que se está realizando la investigación científica hoy día. En Estados Unidos, por ejemplo, durante un análisis de ensayos de antidepresivos, la Administración de Drogas y Alimentos (FDA) encontró que de 38 ensayos en los que las pruebas reunidas parecían favorables, 37 habían sido publicados; mientras que de 36 ensayos en los que las pruebas reunidas no parecían favorables, 22 no habían sido publicados y 11 sí lo fueron, pero de un modo que engañosamente presentaba el resultado como si fuera favorable.

Por consiguiente, los gigantes farmacéuticos pueden hacer públicas legalmente las conclusiones positivas que quieren que los médicos y tú conozcáis, a pesar de que en el 50 por 100 de los ensayos realizados se viese que la eficacia de los antidepresivos era cuando menos muy dudosa. En otras palabras, los fabricantes de estos fármacos ocultan al público que la mitad de los ensayos realizados no probaban su eficacia.

Los fabricantes de fármacos no están obligados a publicar estudios negativos. Su táctica es hacer tantos estudios como sea posible, hasta obtener un par de ellos cuyos resultados sean en cierta medida positivos; luego se limitan a ignorar todos los demás. La proporción puede ser hasta de 20 estudios negativos frente a sólo 2 positivos; en Estados Unidos, eso ya es bastante para que la FDA apruebe un medicamento y se administre a la población. Mientras se publican los estudios positivos en revistas médicas, los negativos se esconden debajo de la alfombra para que no se descubran jamás; a menos, naturalmente, que encuentres un experto en la materia como el doctor Ioannidis.

En el 2005, el doctor Ioannidis demostró que hay menos de un 50 por 100 de probabilidades de que los resultados de cualquier trabajo científico escogido al azar sean ciertos. A este respecto, escribió: «En este marco, es menos probable que un hallazgo de investigación sea cierto cuando los estudios realizados en un campo dado son más reducidos; cuando los tamaños del efecto son menores; cuando hay un número mayor de relaciones puestas a prueba y una menor preselección de éstas; […] donde hay una mayor flexibilidad en diseños, definiciones, resultados y modos analíticos; cuando existen más prejuicios e intereses financieros y de otro tipo; y cuando más equipos están implicados en un campo científico a la caza de significación estadística. Las simulaciones muestran que para la mayoría de los diseños y escenarios de estudio, es más probable que una investigación resulte falsa que cierta. Es más, en muchos campos científicos actuales, las pretendidas conclusiones de la investigación pueden con frecuencia no ser más que mediciones precisas de la tendencia predominante».

En el 2008, en un nuevo análisis publicado en esta ocasión en la revista *Journal of the American Medical Association,* el doctor Ioannidis revela que una buena parte de la investigación científica que se publica es muy cuestionable. Descubrió que los estudios más engañosos son aquellos que exageran resultados espectaculares o que por lo demás se consideran importantes. Entre ellos cabe citar los artículos que contribuyeron a aumentar la popularidad de tratamientos como la terapia hormonal sustitutiva para las mujeres menopáusicas, la vitamina E para reducir el riesgo de cardiopatía, los stents coronarios para prevenir los infartos de miocardio y una aspirina diaria para controlar la tensión arterial y prevenir los infartos de miocardio y derrames cerebrales. Como sabemos hoy, muchos de estos resultados se falsificaron, aunque millones de personas han estado (y siguen estando) sometidas a estos tratamientos, y aunque la salud de muchas ha empeorado o directamente han muerto. La terapia hormonal sustitutiva, por ejemplo, ocasionó un aumento sin precedentes en la incidencia del cáncer de mama y las cardiopatías; y nunca se ha demostrado que los stents coronarios reduzcan la mortalidad por cardiopatía isquémica.

Si se ha demostrado convincentemente, como Ioannidis ha hecho en su análisis, que el 41 por 100 de la investigación médica más elogiada es errónea o se ha exagerado sensiblemente, el alcance y el impacto del problema son sencillamente inimaginables. Para colmo de males, aún después de que ciertos estudios destacados fueran refutados contundentemente, muchos investigadores han seguido citando los resultados originales como si fuesen correctos en lugar de erróneos; en uno de los casos, según el análisis, durante al menos 12 años después de que los resultados fuesen desacreditados.

El problema principal consiste en que rara vez se emprenden –y mucho menos se publican– investigaciones imparciales e independientes. Es muy difícil para un investigador independiente reunir suficiente dinero para financiar su investigación; y, si no tiene posibilidades de que la publiquen, no vale la pena sacrificar todo ese tiempo y ese dinero. Este injusto proceso de selección hace que lo que se nos dice que es «ciencia médica», en el mejor de los casos, sea sólo una verdad parcial. Ya lo dice el refrán: saber sólo un poco es algo muy peligroso, y nosotros estamos ahora afrontando colectiva e individualmente las consecuencias de renunciar a la responsabilidad de nuestra propia salud.

Casi todos los ensayos clínicos importantes para probar medicamentos están financiados, al menos en parte, por las empresas farmacéuticas. Tiene lógica, pues las empresas farmacéuticas tienen un interés personal en ganar dinero a partir de su inversión. Por ejemplo, los estudios realizados sobre los fármacos de más éxito del mundo, las estatinas, que suponen más de medio billón de dólares al año, han sido todos ellos financiados por empresas farmacéuticas. Naturalmente, éstas propagaron el mito de que el colesterol alto es un enemigo al que debemos controlar tomando estatinas de por vida.

Nuevos descubrimientos realizados por investigadores de la Universidad de California, y publicados en octubre del 2010 en la revista *Annals of Medicine,* han demostrado que el 92 por 100 de unos 145 ensayos clínicos realizados entre el 2008 y el 2009 no es válido porque en ellos no se revela el tipo de placebo utilizado. Manipulando el placebo –en este caso uno que aumente el nivel de colesterol en el grupo de control–, los investigadores pueden «probar» fácilmente que una estatina es más eficaz que él. Más adelante leerás más cosas sobre este fraude médico autorizado por la Administración de Drogas y Alimentos (FDA) en Estados Unidos.

Incluso si el fraude se descubre y la empresa farmacéutica de turno es multada por manipular estudios o por ocultar graves efectos secundarios, el negocio sigue marchando tan bien como de costumbre. Las grandes compañías farmacéuticas que cotizan en bolsa, como Merck y Pfizer, sencillamente son demasiado grandes para fracasar, aun cuando se las encuentre culpables de instigar un fraude médico gigantesco. No es razonable esperar que ningún ensayo clínico realizado por un gigante farmacéutico presente resultados desfavorables para sus expectativas. Y, sin embargo, las empresas farmacéuticas son ahora la principal fuente de financiación para la inmensa mayoría de las investigaciones realizadas en el mundo. Este monopolio sobre el tipo de investigación que es conveniente o no es lo que determina las tan cacareadas «pruebas basadas en la ciencia pura».

Una lección que todos nosotros debemos extraer de todo esto es que cualquier fármaco o tratamiento del que te digan que está científicamente probado de ningún modo va a ser seguro o eficaz por esa razón. Igualmente, la falta de pruebas científicas de que una yerba o un tratamiento natural son eficaces o seguros de ningún modo significa que no lo sean. Nadie, aparte de nosotros mismos, es responsable de nuestras personas y de nuestras familias. Te sugiero que hagas tu propia investigación y decidas qué es útil para ti y qué no lo es.

9. Las grandes farmacéuticas arrasan

Hay más cosas que decir sobre los chanchullos y los fraudes en la industria farmacéutica.

Aproximadamente 200.000 estadounidenses mueren cada año a causa de los medicamentos que les han recetado. Hubo un tiempo en el que los medicamentos comunes que tomaban los estadounidenses se probaban principalmente en Estados Unidos o en Europa;

pero ahora la mayoría de los ensayos clínicos se realizan de forma poco ética en países pobres donde casi no hay normas; donde las personas pobres y a menudo analfabetas firman los formularios de consentimiento con la huella del pulgar; donde el riesgo de litigio es insignificante, y donde la supervisión de la Administración de Drogas y Alimentos (FDA) es tan escasa que las empresas se ponen las botas haciendo lo que se les antoja. Gracias a la globalización, las compañías farmacéuticas han encontrado nuevas vías para amasar dinero sin escrúpulos.

Rumanía, Túnez, Turquía, Estonia, las provincias del nordeste de China, Polonia, Rusia: los exploradores de las grandes farmacéuticas han estado allí, e incluso más lejos, en aldeas y lugares aislados de todo el mundo para buscar personas dispuestas a someterse a ensayos clínicos de nuevos fármacos, y de ese modo persuadir a la Administración de Drogas y Alimentos (FDA) para que los declare seguros y eficaces y apruebe su administración a los estadounidenses.

En Bangladesh se han realizado 76 ensayos clínicos, en Malaui 61, en la Federación Rusa 1513, en Rumanía 876, en Tailandia 786, en Ucrania 589, en Kazajistán 15, en Perú 494, en Irán 292, en Turquía 716, y en Uganda 132.

Según el inspector general del Departamento de Salud y Servicios Sociales de Estados Unidos, hasta 1990 sólo se realizaron 271 ensayos fuera del país; mientras que, en el lapso de menos de dos décadas —es decir, en el 2008–, el número había ascendido a 6458: ¡un aumento de más del 2000 por 100!

Desde el año 2000, los Institutos Nacionales de la Salud estadounidenses han estado creando una base de datos y han identificado 58.788 de estos ensayos en 173 países de fuera de Estados Unidos. Sólo en el 2008, según el informe del inspector general, el 80 por 100 de las solicitudes de aprobación de nuevos fármacos presentadas ante la FDA contenían datos de ensayos clínicos foráneos; y cada vez más compañías farmacéuticas están haciendo todas sus pruebas en el extranjero. De hecho, 20 de las mayores compañías farmacéuticas con base en Estados Unidos realizan ahora «un tercio de sus ensayos clínicos exclusivamente en puntos del extranjero».

Todo esto está ocurriendo en Estados Unidos cuando se están sometiendo a pruebas clínicas 2900 medicamentos diferentes para unas 4600 dolencias, en espera de que obtengan la aprobación para poder lanzarlos al mercado.

Una importante pregunta que los estadounidenses deberían hacerse es: los resultados de los ensayos clínicos realizados fuera del país, ¿son relevantes para ellos? Los habitantes de países menos desarrollados pueden metabolizar los fármacos de una forma diferente a como los metabolizan ellos. Las enfermedades predominantes en otras naciones, como la malaria y la tuberculosis, pueden distorsionar el resultado de los ensayos clínicos.

Pero las empresas farmacéuticas nunca lo han tenido mejor, dado que el coste de los ensayos es mucho menor al realizarlos en lugares donde la población local se las tiene que ingeniar para ganarse la vida a duras penas con tan poco como un dólar al día.

Algunos de los fármacos probados fuera de Estados Unidos son marcas famosas como el antiinflamatorio no esteroideo Celebrex (Celecoxib), que ha sido anunciado en televisión durante más de diez años. Su fabricante, Pfizer –la mayor empresa farmacéutica del mundo–, ha gastado más de 1000 millones de dólares en promocionarlo como analgésico para la artritis y para estados dolorosos como los cólicos menstruales.

Los Institutos Nacionales de la Salud llevan un registro de la mayoría de los ensayos de medicamentos realizados dentro y fuera de Estados Unidos, y en su base de datos constan 290 estudios sobre el Celebrex, de los que 183 tuvieron lugar en Estados Unidos y 107 se realizaron en otros 36 países, como Estonia, Croacia, Lituania, Costa Rica, Colombia, Rusia, México, China, Brasil y Ucrania. No es obligatorio que las empresas informen de todos los estudios realizados en el extranjero, y ellas no hacen ningún esfuerzo en este sentido.

Así pues, ¿qué pasó con el Celebrex? Pues se reveló que los pacientes que tomaban Celebrex estaban más expuestos a sufrir infartos de miocardio y derrames cerebrales que aquellos que tomaban analgésicos más antiguos y baratos. También se sospechó que Pfizer había suprimido un estudio que alertaba sobre este hecho. Es evidente qué hizo Pfizer a continuación: negó que hubiera mantenido en secreto tal estudio e insistió en que «actuó de manera responsable compartiendo esta información oportunamente con la FDA».

Al cabo de poco tiempo, la revista británica *Journal of the Royal Society of Medicine* informó de otros resultados negativos. Mientras tanto, Pfizer estaba promocionando el Celebrex para los pacientes de Alzheimer, con la esperanza de que frenaría el avance de la demencia. Pero no lo frenó. Lo que sí disminuyeron fueron las ventas del Celebrex: en 2004 alcanzaron un total de 3300 millones de dólares, pero a partir de entonces cayeron.

Un factor importante a la hora de hacer los ensayos clínicos en el extranjero es un resquicio legal en el reglamento de la FDA: si los estudios realizados dentro de Estados Unidos indican que un fármaco no es beneficioso, con frecuencia los ensayos realizados fuera del país se pueden usar en su lugar para asegurarse así la aprobación de la FDA. Es decir que, cuando las empresas farmacéuticas estadounidenses necesitan datos positivos, y los necesitan pronto, recurren a la ayuda de otros países.

En los años noventa, Aventis Pharmaceuticals (hoy Sanofi Aventis) desarrolló el Ketek, un antibiótico para tratar infecciones de las vías respiratorias. En el 2004, cuando la FDA certificó que era eficaz e inocuo, su veredicto se basó fundamentalmente en los resultados de estudios realizados en países como Hungría, Marruecos, Túnez y Turquía. La aprobación se produjo sólo unas semanas después de que una investigadora de Estados Unidos fuera sentenciada a 57 meses de cárcel por falsificar sus propios datos sobre el Ketek. La doctora Anne Kirkman-Campbell, de Gadsden, Alabama, aparentemente encontró muchos voluntarios deseosos de participar en los ensayos de este medicamento. Reunió a más de 400 personas adultas de la localidad, incluyendo todo el personal de su propio laboratorio. A cambio, recibió de Sanofi Aventis 400 dólares por cabeza.

Más tarde se reveló que los datos de al menos el 91 por 100 de sus pacientes estaban falsificados. Kirkman-Campbell no fue la única dificultad con la que se topó Sanofi Aventis. Intervinieron también otros individuos de dudosa reputación; pero el fármaco Ketek obtuvo la aprobación sobre la base de las pruebas clínicas hechas en el extranjero.

Dados los enormes chanchullos médicos a los que nos enfrentamos hoy, incluyendo los programas de vacunación masiva, te aconsejo que hagas tus propias averiguaciones antes de permitir que aquellos que se ganan la vida estafando a otros se aprovechen de ti. Los gigantes farmacéuticos pronto se convertirían en inofensivos enanitos si decidiéramos no usar sus dañinos productos ni tragar sus incesantes tácticas intimidatorias, sino cuidar en cambio de nuestra salud de una manera natural.

4

Masa crítica

Ciertamente el 11 de septiembre del 2001 fue uno de los momentos más negros que ha vivido Estados Unidos; dio pie al miedo a guerras futuras y a la preocupación sobre el bioterrorismo. Por consiguiente, después del 11-S el Gobierno estadounidense aprobó numerosas leyes para tomar medidas preventivas.

Pero, ¿cómo está relacionada con la vacunación la «guerra contra el terrorismo» declarada por Estados Unidos? Pues porque entre las nuevas leyes propuestas había dos que provocaron un escándalo nacional. De entre los restos del World Trade Center de Nueva York surgieron la Ley Patriótica y la Ley de Poderes del Modelo de Estado de Emergencias de Salud (MSEHPA), ambas sumamente controvertidas.

Mientras la segunda es una ley discreta, la Ley Patriótica acaparó la atención; pero, desde el punto de vista de la vacunación, ambas son igualmente virulentas. Digo esto porque en pro de la salvaguardia frente al terrorismo, el Gobierno federal estadounidense, seguido por varios estados, ha conferido a los gobernadores y otras autoridades el poder de suspender las libertades individuales de la gente «para controlar las epidemias» y responder al bioterrorismo. No es de extrañar que muchos llamen a este peligroso paso «medicina a punta de pistola».

Las protestas de varios círculos –incluyendo activistas políticos prominentes, grupos de interés público, la Asociación de Médicos y Cirujanos Estadounidenses y ciudadanos corrientes– quedaron en nada y ambos proyectos de ley han sido aprobados y han entrado en vigor.

Y eso a pesar de las fuertes críticas públicas, que señalaban que ambas leyes concedían a los gobernadores y autoridades locales unos poderes dictatoriales que se prestaban considerablemente al uso indebido y al abuso. Y ahora viene un bombazo. En noviembre del 2002, como si esperara una «pandemia», el Gobierno estadounidense incluyó a cláusula adicional en la Ley de Seguridad Interior, que confería inmunidad procesal a los fabricantes de vacunas, descargándolos de responsabilidad.

¿Por qué un gobierno, si no actúa en connivencia con las compañías farmacéuticas, llegaría a tales extremos?

El terrorismo ha conseguido proyectar una sombra aún más oscura de lo que pretendían los presuntos autores de los ataques del 11-S, porque la Ley Patriótica y la MSEHPA, de un solo golpe, aplastaron potencialmente las libertades civiles en pro de prevenir una «emergencia de salud pública». ¿Fue sólo una reacción desmedida de las autoridades federales, o es más complicado de lo que parece?

Primero echemos un vistazo a los antecedentes de la MSEHPA. El anteproyecto de esta ley fue encargado al CCPE, uno de cuyos abogados lo redactó: Lawrence Gostin.

En la revista *Journal of the American Medical Association* se cita a Gostin defendiendo que, una vez que entraran en vigor las salvaguardias legales, «se requerirá a los individuos que cedan parte de su autonomía, su libertad o sus propiedades para proteger la salud y la seguridad de la comunidad».

Permíteme que cite la propia ley para que no haya ambigüedad, y para que puedas leer claramente lo que los legisladores estadounidenses, los representantes del pueblo de Estados Unidos, han autorizado. En la MSEHPA se dice: *«Durante una emergencia de salud pública, los funcionarios estatales y locales están autorizados a hacer uso y apropiarse de las propiedades particulares que necesiten para la asistencia, el tratamiento y el alojamiento de los pacientes, y a destruir instalaciones o materiales contaminados.*

»También están autorizados para proporcionar cuidados, pruebas, tratamiento y vacunación a las personas que estén enfermas o que hayan estado expuestas a una enfermedad contagiosa; y para separar a los individuos afectados del resto de la población a fin de interrumpir la trasmisión de dicha enfermedad».

Sí, los legisladores astutos pueden hacer que hasta las leyes más escandalosas parezcan inocuas. Despojada de la jerga legal y traducida a términos reales, esto es lo que significa. La ley permite a las autoridades de salud pública arrestar (nótese el uso del término «separar») a individuos, quitarles sus propiedades y quemarlas, e inyectarles sustancias desconocidas (léase vacunas) si sospechan que son portadores de una enfermedad contagiosa (¡incluso un simple catarro común!). Y todo ello, afirma la ley, es por el «bien común».

La MSEHPA suspende de hecho las garantías constitucionales de 305 millones de personas, pues permite a las autoridades de salud pública obligar a los ciudadanos estadounidenses a vacunarse «con cualquier medicamento elegido por el Estado». Aquellos que se resistan pueden ser acusados de un delito menor, arrestados y puestos en cuarentena.

Si eres de esos que piensan que esto es mucho ruido y pocas nueces, y que ningún gobierno llegaría a recurrir a medidas tan ridículas como ésas, sigue leyendo. La MSEHPA fue redactada inicialmente por Gostin inmediatamente después de los ataques del 2001 con cartas contaminadas con ántrax, que como recordarás se produjeron al poco tiempo del 11-S. Gostin, que redactó el anteproyecto en menos de un mes, mencionó que lo había preparado con la asesoría de varios organismos y asociaciones legales, legislativos y sanitarios de ámbito nacional.

El autor tuvo después que retractarse de esta afirmación (más bien, de esta mentira) y hacerla desaparecer en las versiones posteriores del anteproyecto. Si todo estaba dentro de la legalidad (y lo estipulado en la legislación sugiere que éste claramente no era el caso), ¿por qué iba Gostin a mentir sobre un documento tan serio como éste?

El texto definitivo de esta ley inconstitucional fue dado a conocer por el Centro para la Ley y la Salud Pública. Es preocupante que, desde entonces, al menos 39 estados de Estados Unidos han aprobado leyes incluyendo lo contemplado por la MSEHPA.

1. ¿Quién decide tu salud? ¿La OMS?

¿Qué implicaciones tiene la vacunación forzosa? ¿Qué ocurre cuando el gobierno te quita el poder de decidir quién puede y quién no puede inyectar sustancias tóxicas en tu organismo? ¿Qué sucede cuando el Estado controla tu cuerpo?

Aunque esto te parezca alarmista, es la triste verdad: con frecuencia se han causado muertes cuando se ha usurpado a los ciudadanos la capacidad de tomar decisiones como ésta. La historia está repleta de casos documentados médicamente en los que se administraron vacunas experimentales so pretexto de una «emergencia de salud pública», lo que produjo víctimas mortales.

¿Cuál sería el motivo posible del gobierno? Como ya dije anteriormente *(véase* el capítulo 3, «¿Hay una conspiración?»), cuando los gobiernos, las agencias mundiales de salud y las grandes farmacéuticas unen sus fuerzas, por regla general tienen dos poderosos objetivos. El obvio son los miles de millones de dólares que estos grupos de presión y estos cárteles ganan distribuyendo sus dosis químicas tóxicas entre los ciudadanos inocentes.

El segundo es el intento de controlar a las naciones más débiles mediante, literalmente, el debilitamiento de la población en masa poniendo en peligro sus sistemas inmunológicos. Y habría una tercera razón, citada por un grupo de personas a las que se tacha de teóricos de la conspiración: un intento de despoblación que se parece bastante a los escandalosos experimentos eugenésicos realizados por los nazis durante la Segunda Guerra Mundial.

Aun cuando tales motivos no existan, la pura ignorancia, la insensibilidad y la falta de ética pueden lisiar, dejar secuelas e incluso matar a niños y adultos obligados a vacunarse con fármacos sintéticos, muchos de los cuales tienen, en el mejor de los casos, un historial dudoso.

La vacuna contra la hepatitis B ha sido asociada desde hace mucho a graves efectos secundarios, entre los que están las enfermedades autoinmunes y las afecciones neurológicas, incluyendo la esclerosis múltiple, la artritis, la neuritis óptica y el lupus.

Esta vacuna probablemente ha causado más controversia que ninguna otra, aparte de que se sospecha que fue el vehículo mediante el que se «introdujo» el sida en la población humana. *(Véase el capítulo 3, «¿Hay una conspiración?»).*

Sin embargo, haciendo caso omiso de estas preocupaciones, los gobiernos de todo el mundo han hecho obligatoria la vacuna contra la hepatitis B para los niños; en algunos países incluso se prohíbe la admisión en el jardín de infancia de los que no estén vacunados.

En Francia, sin embargo, tras una prolongada batalla y una serie de protestas generalizadas, 15.000 ciudadanos ejercieron conjuntamente una acción civil contra el Gobierno, en representación propia y de terceros, que tuvo como resultado que las autoridades dejaran de imponer su campaña de vacunación contra la hepatitis B entre los escolares. Por desgracia, la vacuna ya había hecho estragos.

Hay varias alianzas y foros globales que defienden los programas de inmunización masiva para asegurar que el control esté en manos de un selecto grupo de personas influyentes. Aunque quien da la cara en público es la Organización Mundial de la Salud (OMS), podemos hacernos esta interesante pregunta: ¿quién financia la OMS y sus numerosos programas, que se aplican a los millones de personas que se «benefician» de ellos? El hecho es que algunas de las mayores fundaciones y organizaciones filantrópicas, así como ciertas corporaciones, patrocinan algunos de los proyectos más notorios y controvertidos del mundo. Y si te estás preguntando adónde nos lleva todo esto, sólo ten en cuenta una cosa. Éstos son los mismos individuos y grupos que están detrás de los decretos de la OMS sobre la inmunización en masa y otros pretendidos programas sanitarios.

Considera, por ejemplo, el movimiento eugenésico, que empezó hacia fines del siglo XIX. En su forma actual, es un moderno programa de control de la población encabezado por naciones ricas y desarrolladas a las que les preocupa que el floreciente «Tercer» Mundo esté consumiendo grandes cantidades de recursos escasos, y que por tanto el «primer» mundo se vea privado de ellos. Entre estos preciados recursos está el petróleo. ¿Sabías que algunos de los filántropos más «famosos», como John Rockefeller, Andrew Carnegie, Henry Ford y Bill y Melinda Gates, están en cabeza en cuanto a la financiación de proyectos de control demográfico por medio de programas de esterilización en masa y otras medidas que se aplican en las naciones en vías de desarrollo?

¿Sabías asimismo que entre los mayores donantes a la OMS están la Fundación Rockefeller, la Fundación Bill y Melinda Gates, la Fundación Ford y el grupo Rothschild de Gran Bretaña? Así que surge esta pregunta: ¿quién controla a la OMS? ¿Y por qué?

Durante una reciente charla en las Conferencias de Tecnología, Entretenimiento y Diseño, Bill Gates respondió a esta última pregunta sin titubear ni irse por las ramas. Dijo esto: «El mundo tiene hoy 6800 millones de personas […] que van a aumentar a unos 9000 millones. Ahora bien, si hacemos un buen trabajo en el campo de las nuevas vacunas, la asistencia sanitaria y los servicios de salud reproductiva, podríamos disminuirlo tal vez en un 10 o un 15 por 100».

Hace muchos años que Bill Gates es un firme defensor del control demográfico; y, en vista de esta declaración, aparentemente sabe cómo conseguirlo. En repetidas ocasiones se ha visto que las vacunaciones masivas causan progresivamente el debilitamiento de la salud reproductiva y la infertilidad entre las poblaciones vacunadas de África y Asia. Si realmente «hacemos un buen trabajo en el campo de las nuevas vacunas», sin duda podremos limitar el crecimiento de estas poblaciones. En otras palabras, estos individuos multimillonarios deciden en qué países la gente tiene derecho a tener hijos y en qué países no.

Las vacunas capaces de destruir la capacidad de tener hijos son un arma para controlar el futuro equilibrio de poder en el mundo. ¿Es ésta la razón de que estos individuos y sus fundaciones sean tan altruistas en sus esfuerzos para ayudar a librar al mundo de las enfermedades infecciosas a través de las campañas de vacunación masiva que financian?

¿Desean realmente estos «poderes entre bastidores» ayudar a la humanidad a sobrevivir eliminando a un tercio o más de ella para que el resto de nosotros no tengamos que pelearnos por los recursos naturales de la tierra, o les mueven otras intenciones todavía más siniestras?

Estas fundaciones «filantrópicas» trabajan en la sombra; influyen en la legislación y ejercen control sobre la política de los gobiernos a través de organizaciones como la OMS, el Banco Mundial, Unicef y, en Estados Unidos, de entes estatales como el CCPE y la Administración de Drogas y Alimentos (FDA). No creo que hayan levantado estas y otras organizaciones igual de complejas e influyentes, que están diseñadas para asumir el papel de gobierno mundial, sólo para hacernos la vida más fácil. Aquellos que controlan los recursos naturales, el suministro de alimentos, el agua, los viajes y la educación ostentan el control absoluto sobre todos y todo.

Añade a esto el nexo con las grandes farmacéuticas y verás todo el panorama en conjunto. Cuando personas como éstas ejercen un control importante sobre tu salud, entonces es que controlan tu cuerpo, tu esperanza de vida, a tus hijos; y, al revés, tu capacidad de resistirte a sus métodos y motivos. Naturalmente, es una relación simbiótica en la que las mayores compañías farmacéuticas del mundo financian a estas fundaciones y forman parte de sus juntas directivas.

Así que la próxima vez que veas la ampolla de una vacuna, recuerda esto: probablemente no es lo que parece. Pero aún hay esperanza. Hay ciudadanos progresistas que han visto estos maquiavélicos motivos y que han hecho frente a los programas de inmunización en masa.

2. Vacunaciones forzosas

Voy a proceder a exponer a grandes rasgos algunos casos de vacunación obligatoria en Estados Unidos para demostrar cómo los gobiernos pisotean a su antojo las libertades civiles y suspenden las garantías constitucionales para hacerse con el control de la voluntad de los ciudadanos.

Maryland

¿Recuerdas la indignación que hubo en Estados Unidos cuando un tribunal de Maryland envió citaciones a 1600 padres del condado de Prince George porque sus hijos no estaban al día en sus vacunaciones?

La Oficina del Fiscal General del Estado emitió en noviembre del 2007 una orden judicial, por la que los padres y sus hijos fueron hacinados en los locales del tribunal y obligados a ponerse, en algunos casos, hasta 17 dosis de las vacunas. Los padres que se negaban a que vacunasen a sus hijos en el tribunal se enfrentaron hasta a 30 días de cárcel y a una multa de 50 dólares por cada día que «se negaran a cooperar».

La indignación fue aún mayor cuando se conoció la doble moral de estos individuos: el propio fiscal general se había negado a que vacunasen a sus hijos contra la hepatitis B, que es una de las vacunas más polémicas que se encuentran en el mercado.

Esta flagrante violación de los derechos civiles fue provocada por una carta escrita por el consejo escolar, que había descubierto que los historiales médicos de más de 2300 niños no se ajustaban a los requisitos de inmunización estatales.

La manera en que los padres fueron obligados, casi a punta de pistola, a vacunar a sus hijos en masa violaba descaradamente su derecho al consentimiento informado. (Esto se parece un tanto a ley Miranda-Escobedo por la que se leen sus derechos a los detenidos.)

Si digo esto es porque no se puede vacunar indiscriminadamente a los; y, antes de la vacunación, se supone que los médicos tienen la obligación de estudiar el historial clínico de cada niño para ver su estado y sus vacunaciones anteriores e informar a los padres de cualquier posible efecto secundario; además, deben instruir a los padres sobre el modo de controlar al niño en el período posvacunatorio. Esta intimidación deliberada por parte de las autoridades de Maryland es inadmisible.

Pues bien, aún hay más. La escandalosa verdad sobre la campaña de vacunación forzosa de Maryland es que estaba motivada por el vil metal. Algunos padres, que decidieron ahondar en el tema, descubrieron que los 2300 niños que no podían asistir a clase por no cumplir la inmunización obligatoria representaban para el consejo escolar de distrito una pérdida importante de fondos federales, estatales y de otras procedencias: hasta 63 dólares al día por cada niño. Echa las cuentas y verás que es una suma importante. Obviamente, las autoridades de Maryland –el consejo escolar, el tribunal y las autoridades sanitarias– se preocupaban por todo menos por la salud de los niños.

Nueva Jersey

Maryland no es el único estado estadounidense que ha autorizado la vacunación obligatoria de los escolares. Una propuesta redactada por el Consejo de Salud Pública de Nueva Jersey entró en vigor el 1 de enero del 2009, haciendo de este estado el primero que imponía que los niños pequeños que fueran a acceder a la educación preescolar y al servicio de guardería infantil con licencia debían estar vacunados contra la gripe y la neumonía; por su parte, los niños de hasta cinco años de edad debían vacunarse contra la meningitis y revacunarse con la DTP.

Varios meses después, en agosto del 2009, un tribunal federal estadounidense dictó un requerimiento judicial que detuvo las vacunaciones preceptivas contra la gripe en Nueva Jersey y en el resto de Estados Unidos. Según la decisión, a ningún ciudadano que se negase a vacunarse contra la gripe se le podría negar ningún servicio ni se podrían suspender sus garantías constitucionales.

Texas

Cuando uno ve que las autoridades federales consideran que la vacunación cae dentro del ámbito de la Ley Patriótica, parece que en Estados Unidos las garantías constitucionales están abiertas de par en par a la interpretación. Texas tomó ejemplo de los estados de Maryland y Nueva Jersey en abril del 2009, cuando su Departamento Estatal de Servicios de Salud autorizó la imposición de vacunas adicionales a los escolares.

El nuevo programa exige que los niños que esperan ser admitidos en séptimo curso se revacunen contra la meningitis y se pongan la vacuna antitetánica, que aparentemente también protege contra la tos ferina.

Los niños que esperen ser admitidos en el jardín de infancia tendrán que ponerse la segunda dosis de la vacuna contra la varicela, si es que no lo han hecho todavía o si es que ya la han pasado. También tendrán que vacunarse contra la hepatitis A y recibir dos dosis de la vacuna SPR.

Según los Servicios de Salud estatales, el aumento en el número de vacunaciones «eliminará eficazmente las enfermedades en los colegios». Traducido a términos tangibles, esto significa que 345.000 colegiales recibirán enormes cantidades de ADN extraño, ARN extraño, tejido fetal y mercurio que podría muy bien poner en peligro sus sistemas inmunológicos o hacer que corran el riesgo de contraer otras enfermedades cuando crezcan.

Lo que sucedió en Texas no es algo fuera de lo corriente. Los padres suelen ser «presionados» para que hagan que sus hijos se vacunen antes de tener la oportunidad de explorar los posibles peligros de la vacunación y antes de que puedan agruparse para protestar juntos.

Como era de prever, la lluvia de mensajes por correo electrónico y de cartas del colegio y las autoridades sanitarias, la serie de «campamentos» de vacunación montados precipitadamente en las universidades y los constantes intentos de persuasión de grupos como la Sociedad de Vacunación del área de Houston consiguieron que los padres se apresuraran a poner a sus hijos en fila para que les pusieran las inyecciones de rigor. El ajetreo organizado no dio ocasión a los padres de ejercer su derecho al consentimiento informado, un tema en el que me extenderé más adelante en este capítulo.

Madres amenazadas

En octubre del 2008, el Centro Nacional de Inmunización y Enfermedades Respiratorias de Estados Unidos, que está asociado al CCPE, hizo pública otra más de sus muchas recomendaciones. En este caso iba dirigida a las mujeres que acababan de dar a luz. Según la recomendación, las mujeres de esta categoría, así como las adolescentes en edad de tener hijos, debían ponerse la vacuna DTP antes de la anticoncepción para reducir el riesgo de sufrir la tos ferina durante el embarazo.

La vacuna DTP es un mejunje químico que aparentemente protege contra el tétanos, la difteria y la tos ferina, que pueden ser mortales para los niños y los adultos cuyo sistema inmunológico esté en peligro. Hasta aquí, la recomendación parece sólo una más de las muchas que hace el CCPE por sistema. Pero lo alarmante fue que un hospital del sur de Misisipí, el Forrest General, estaba intimidando casi a las nuevas madres para que se pusieran la DTP antes de recibir el alta y abandonar el centro.

Éste es un ejemplo más de cómo las agencias de atención sanitaria usurpan los derechos de los ciudadanos. No fue un caso de vacunación a la fuerza, pero sí de intimidación para coaccionar a personas inocentes para que dijeran «sí».

Una mujer que acaba de dar a luz probablemente se siente vulnerable y es más fácil de manipular. De ahí que la probabilidad de que estas mujeres accedan a ponerse la vacuna, sobre todo cuando las enfermeras y los médicos les dicen que es por recomendación del CCPE, sea mucho mayor.

Las mujeres en esta situación deben tener en cuenta que algunos hospitales, en su afán de obtener ingresos rápidamente, actuarán bajo las órdenes de las empresas farmacéuticas y los fabricantes de vacunas; y no se lo pensarán dos veces antes de poner en peligro la salud de sus pacientes. La cuestión es que debes estar alerta y tener cuidado con los promotores de vacunas; ¡aunque lleven bata blanca!

Leyes de inmigración

Los fabricantes de vacunas siempre están al acecho de mercados cautivos. A fin de cuentas, suponen enormes beneficios. Cuando promocionaba su controvertida vacuna Gardasil contra la hepatitis B, Merck & Co se fijó como primer objetivo los colegios. Provocó una tormenta en Texas en el 2007, cuando el gobernador Rick Perry promulgó *(véase* el capítulo 3, «¿Hay una conspiración?») que todas las alumnas de sexto curso se vacunasen con Gardasil contra el virus del papiloma humano (VPH) para prevenir el cáncer del cuello del útero.

Merck & Co hizo caso omiso de la controversia y siguió adelante con su promoción; en este caso, recomendó su vacuna a los muchachos para prevenir las verrugas genitales. La Administración de Drogas y Alimentos (FDA) finalmente dio su aprobación con este fin en octubre del 2009, aun cuando el fabricante había amasado miles de millones de dólares en beneficios sólo por la venta de esta vacuna.

Un año antes de que eso ocurriera, Merck & Co llevó su promoción más lejos junto con el Gobierno estadounidense y el Servicio de Ciudadanía e Inmigración de Estados Unidos (USCIS); obligó a vacunarse contra el VPH a todos los inmigrantes que pretendiesen conseguir el permiso de residencia en el país.

Así que se hizo caso omiso de las serias inquietudes respecto al historial de la vacuna, que ha sido asociada a reacciones graves –e incluso mortales– como trombos, derrames cerebrales y el síndrome de Guillain-Barré.

3. Las leyes de la vacunación forzosa

Por si la ley no fuera ya lo bastante confusa, y a veces incluso contradictoria, en el 2009 se declaró la «pandemia» de gripe A (H1N1, de origen porcino) y se produjo una histeria colectiva que enturbió más la situación en Estados Unidos.

Un estado en particular, Massachusetts, ha sido el centro de la atención por su proyecto de ley S-18 de respuesta a las pandemias, que ahora permite al gobernador declarar el estado de excepción y tratar a los ciudadanos comunes como sospechosos de terrorismo si no se someten a las vacunaciones preceptivas.

A pesar de la vehemente oposición de grupos en pro de las libertades civiles, foros de padres, abogados, grupos de defensa de los consumidores y otros ciudadanos progresistas preocupados, en agosto del 2009 la Cámara de Representantes aprobó la ley por amplia mayoría.

Hasta ese momento ningún estado de Estados Unidos había permitido a la policía intervenir en las labores de atención sanitaria y vacunación. Esta ley permite de manera escandalosa a la policía entrar por la fuerza en las casas de la gente sin necesidad de orden judicial, poner en cuarentena forzosa a los residentes, sacar a niños de sus casas y vacunarlos contra su voluntad y la de sus padres, y concede al gobernador del estado la potestad de imponer la ley marcial. Naturalmente, los ciudadanos de la calle que se resistan a estas acciones «en pro de la salud pública» pueden ser encarcelados sin que se presenten cargos contra ellos ni se celebre un juicio previo.

Por lo que se refiere a la ley, cuando se declara el estado de pandemia, los ciudadanos no parecen tener otra opción que someterse a las disposiciones del Estado, so pena de que se entable un proceso penal contra ellos. Y el Estado, por así decirlo, cumple los decretos de la OMS, que cuenta con 194 signatarios. Esto quiere decir que, en potencia, las poblaciones de 194 países pueden ser sometidas a medidas como las adoptadas en Massachusetts si sus respectivos gobiernos así lo deciden.

Estas inexplicables medidas –calificadas por muchos de «tácticas al estilo de la Gestapo»– han originado un debate sobre qué recurso le queda al ciudadano estadounidense cuando se enfrenta a semejante tiranía. Muchos adultos, sean padres o no, han constituido foros para defender la causa contra la vacunación ante los diputados de sus respectivos estados con la esperanza de persuadirlos de que no empleen tácticas coercitivas con la población.

Sin embargo, es una tarea laboriosa cuando contemplas las vacunaciones en masa desde una perspectiva histórica. La legislación que introdujo en Estados Unidos la vacunación masiva forzosa se remonta al siglo XIX, cuando la viruela estaba incontrolada *(véase* el capítulo 2, «Errores de bulto históricos»). Ya entonces, esto produjo una reacción violenta del público y algunos estados decidieron abolir estas estrictas leyes.

A principios del siglo XX hubo un suceso histórico que se convirtió en la piedra de toque de todas las leyes sobre salud pública de Estados Unidos: el caso de Jacobson contra el estado de Massachusetts. En 1905, el Tribunal Supremo estadounidense desestimó una apelación en la que se alegaba que las vacunaciones forzosas violan el derecho de todo ciudadano (en este caso, del demandante) a cuidar de su propia salud; y lo hizo «en pro de la salud pública». De ese modo el Tribunal Supremo marcó la pauta de las leyes de vacunación estatales, y desde entonces las autoridades federales han conferido a los estados el poder de promulgar y aplicar sus respectivas legislaciones individuales sobre la vacunación.

Sin embargo, el Tribunal Supremo siempre se ha puesto de parte de los estados en los diversos pleitos entablados contra la vacunación forzosa, haciendo que la causa de los ciudadanos sea muchísimo más difícil de ganar. Es más, cada estado suele seguir las directrices de las autoridades federales, que a su vez siguen el programa del CCPE, que a su vez es conocido por su parcialidad a favor de las compañías farmacéuticas. Es, literalmente, un círculo vicioso.

En los años sesenta se promulgaron controles legales aún más estrictos, gracias a los brotes de sarampión generalizados. Después de eso ya no hubo vuelta atrás. Los fabricantes de vacunas empezaron a producir cada vez más vacunas nuevas contra, aparentemente, cada vez más enfermedades.

Y ya está: los fabricantes de vacunas habían encontrado un mercado cautivo para sus tóxicas fórmulas: los niños. Sembrando el miedo en las mentes de unos padres nerviosos y mal informados, ellos, junto con los responsables políticos, empezaron a promocionar sus productos a través de los programas escolares, ¡y empezando por el jardín de infancia! No es sorprendente que el número de vacunas recomendado para los bebés y el resto de los niños haya aumentado a través de los años.

Cada estado tiene sus propias leyes de vacunación que especifican qué vacunas se deben administrar a los niños y a qué edad. Y no hay forma de escapar de esta amenaza pública; a menos que decidas aislarte del sistema.

El hecho es que los padres que se niegan a vacunar a sus hijos son obligados a sacarlos del colegio; y, por otra parte, los padres que no envían a sus hijos al colegio… ¡violan las leyes estatales de absentismo escolar!

Pero hay ciertos derechos que todo ciudadano posee, incluso frente a la vacunación forzosa. De hecho, hay cierta normativa que las autoridades de salud pública tienen la obligación de cumplir; de nuevo, dentro del marco establecido por la ley.

Derecho al consentimiento informado

No se puede obligar a ningún ciudadano a someterse sin más a la vacunación. Antes se le debe informar de los posibles riesgos, complicaciones y efectos secundarios asociados a la vacuna, así como de otro material de consulta que las autoridades sanitarias como el CCPE o la Administración de Drogas y Alimentos (FDA) hayan hecho público. Como digo, esta información debe estar a disposición del individuo antes de administrarle ninguna vacuna.

El derecho al consentimiento informado está recogido en la Ley Nacional de Lesiones Infantiles por Vacunas de 1986, que estipula que todos los médicos y demás proveedores de vacunas deben proporcionar a los padres información por escrito sobre dichas vacunas antes de administrárselas a los niños.

Es de este derecho del que los ciudadanos y los padres son sutilmente privados en el caso de las campañas de vacunación masiva en los colegios. La intimidación, la histeria colectiva y las tácticas de coacción psicológica adoptadas por las autoridades es lo que realmente está asustando a la gente para que «consienta» y se vacune. En estas circunstancias, no es probable que la persona se preocupe de indagar cosas sobre una vacuna, sino que adopte «medidas protectoras».

Exenciones

La totalidad de los cincuenta estados que componen Estados Unidos exige un calendario de vacunación para los niños que quieran ser admitidos en los centros docentes. Aunque el número y el tipo de vacunas varían de un estado a otro, todas las instituciones educativas tienen estrictas normas de vacunación.

Pero, ¿sabías que los padres pueden negarse, por razones de índole médica, a ceder ante los decretos coercitivos? Por ejemplo, si tu hijo ha sufrido reacciones adversas en anteriores vacunaciones, puedes solicitar una exención para él por motivos médicos.

En los diferentes estados hay diferentes requisitos para los solicitantes: unos aceptan una simple carta escrita por un médico de cabecera en la que detalle las razones que existen para la exención médica; otros se reservan el derecho a revisar la recomendación facultativa, e incluso a desestimarla.

El segundo motivo para solicitar una exención son las creencias religiosas, ya que algunas religiones no permiten la vacunación ni ningún otro tipo de tratamiento médico invasivo. Como en el caso anterior, la cosa varía según el estado de Estados Unidos del que se trate: mientras unos aceptan una definición abierta del término «creencias religiosas», otros exigen que el solicitante sea miembro de un grupo religioso o una confesión determinada; mientras unos sólo piden una carta de recomendación del representante espiritual del solicitante, otros son más estrictos e insisten en que este último haga una declaración jurada.

La exención de la vacunación por motivos religiosos está amparada por la Primera Enmienda a la Constitución estadounidense, que otorga a todo ciudadano el derecho a la libertad de expresión y de religión. Para ignorar este derecho e imponer la vacunación, el Estado debe probar que existe un «poderoso interés general», que podría ser la propagación de enfermedades contagiosas.

Es interesante recalcar que grupos religiosos como los amish, que ejercen este derecho constitucional y por tanto no permiten la vacunación en sus comunidades, no padecen enfermedades contagiosas ni tienen niños autistas. Para mí, esto tiene mucho sentido. Yo nunca me he vacunado, gracias al gran instinto protector de mi madre; y, dado que tengo un sistema inmunológico sano y fuerte, no he visto a un médico en treinta y ocho años ni he tenido la gripe en décadas.

El tercer motivo de exención es el filosófico; es decir, las creencias personales de un individuo que le impiden vacunarse.

Aunque éste sea el motivo de exención más subjetivo de los tres, servirá para ilustrar lo que ocurre cuando los padres se juntan y organizan para hacer un esfuerzo colectivo y defender sus derechos. Hicieron falta siete largos años en Texas y otros dos en Arkansas, pero los ciudadanos de ambos estados finalmente ganaron el derecho legal a las exenciones de la vacunación por motivos de conciencia, filosóficos o religiosos.

Los legisladores estatales están sometidos a una presión cada vez mayor de las autoridades sanitarias federales –que se disgustaron mucho por esta reñida victoria– para que revoquen la exención. A partir del 2010, 48 de los 50 estados de Estados Unidos permiten la exención de la vacunación por motivos religiosos, mientras que 18 permiten la exención por motivos personales, filosóficos o de conciencia.

Naturalmente, del dicho al hecho hay mucho trecho; pues los padres deben cumplir numerosas formalidades para solicitar una exención, así que no es tan fácil que la consigan. Como era de esperar, cada vez más ciudadanos recurren a esto para sortear las vacunaciones forzosas; pero también es cada vez más difícil conseguir exenciones incluso por motivos médicos y religiosos.

Lo mires como lo mires, educarse uno mismo sobre la vacunación es el primer paso para evitar que el Estado invada tu cuerpo. Como ya he mencionado anteriormente, todos los estados de Estados Unidos tienen leyes de vacunación que varían entre sí. Infórmate sobre las leyes de tu país para que puedas tomar una decisión bien fundada para ti y para tu familia. Como cada vez hay más gente que toma conciencia de los efectos perjudiciales de la medicina convencional, hay numerosos foros y grupos de presión que están defendiendo la reafirmación de los derechos de los ciudadanos. Unirse a uno de estos foros puede ser una buena idea.

He aquí un ejemplo de lo que unos minutos de investigación en Internet pueden revelar. Por ejemplo, una simple búsqueda te dirá que aunque la Academia Estadounidense de Pediatría y el CCPE recomendaban que la vacuna SPR (contra sarampión, paperas y rubéola) se administrase a todos los niños, la ley de algunos estados puede exigir sólo que los niños se vacunen contra el sarampión y la rubéola.

La vacunación se está haciendo cada vez más dominante en diversos aspectos de la vida y puede influir en decisiones cruciales en materia de adopción, acuerdos de custodia de los niños durante los procesos de divorcio, elegibilidad de seguro de enfermedad y programas gubernamentales, atención médica e inmigración.

En Estados Unidos hay una preocupante tendencia, que ilustra mejor todavía el control absoluto de las grandes farmacéuticas sobre el Gobierno y el gremio médico: los pediatras han empezado a negarse a proporcionar tratamiento médico a los niños que no cumplan todos los requisitos sobre vacunación que marca la ley.

Se ha dado el caso de que algunos hospitales han denunciado a padres a las agencias de servicios sociales infantiles por no haber vacunado a sus hijos. Por indignante que pueda parecer, es la amarga verdad. Por eso es imperioso que te informes bien de la ley.

Soldados

El personal del Ejército, en especial los nuevos reclutas, son uno de los campos de pruebas favoritos de los fabricantes de vacunas en los programas de inmunización en masa. Los soldados tienen que someterse a todo tipo de vacunaciones en nombre de la preparación para la guerra. Hombres y mujeres no tienen otra opción que soportar una interminable serie de inyecciones pensadas para «protegerlos» contra biotoxinas como las de la viruela, el ántrax, la ricina y otras.

Han muerto soldados por las sustancias químicas contenidas en estas vacunas experimentales, y otros han enfermado gravemente por ellas. De forma parecida a las mujeres que participan involuntariamente en estudios de ultrasonidos, los soldados se han convertido en conejillos de Indias en enormes estudios de fármacos. ¿De qué otra manera podría la industria farmacéutica probar legalmente venenos en sujetos humanos? Por desgracia, cuando estás en las Fuerzas Armadas tienes pocos derechos civiles. Los soldados, por consiguiente, no tienen derecho a negarse a la vacunación, so pena de enfrentarse a un consejo de guerra y una temporada en prisión; o, como mínimo, a la expulsión por conducta deshonrosa.

Entre los efectos secundarios más comunes producidos por los más de un millón de vacunaciones administradas hasta ahora a los soldados estadounidenses cabe citar el dolor en las articulaciones, la fatiga extrema y la pérdida de memoria. La vacuna contra el ántrax administrada a los veteranos de la Guerra del Golfo de 1992 es un buen ejemplo de ello. *(Véase* el capítulo 3, «¿Hay una conspiración?»).

Sin embargo, aunque se permite la exención por motivos médicos y religiosos, hay que solicitarla antes de alistarse. Una vez que el recluta se alista en las Fuerzas Armadas, podría decirse que cede su cuerpo al Departamento de Defensa estadounidense, que ha sido acusado una y otra vez de experimentar con seres humanos.

4. «Inmunidad gregaria» y otras lindezas

Hay varias cuestiones morales en torno a la vacunación forzosa; aparte del hecho de que sea descaradamente errónea. En este apartado hablaré de algunos de estos asuntos fundamentales que la mayoría de la gente suele pasar por alto, gracias a los mitos esparcidos por los fabricantes de vacunas en connivencia con los responsables políticos.

Ahora voy a hacer una pregunta: si las vacunas son realmente tan eficaces como dicen las compañías farmacéuticas, ¿por qué habríamos de temer una epidemia o brote de una enfermedad contra la que ya han sido vacunados grandes sectores de la población?

A fin de cuentas, los fabricantes de vacunas afirman que la vacunación ofrece una protección del 95 por 100 a las personas que ya han recibido todas las dosis necesarias. Eso quiere decir que la vacuna ha fallado en el 5 por 100 de la población vacunada.

En realidad esta cifra es bastante mayor, aunque los fabricantes de fármacos nunca lo admitan; al menos, no directamente. Durante la rápida propagación del brote de tos ferina del año 2010 en California, las autoridades sanitarias instaron a la población a que se revacunase. ¿Por qué tendría la población necesidad alguna de revacunarse si ya tenía inmunidad adquirida desde la vacunación anterior? ¿Es que inmunizarse dos veces es mejor que inmunizarse una? ¿No implica eso que las vacunas no funcionan? Y por tanto, habría que preguntarse: ¿cómo pueden los gobiernos inyectar por la fuerza sustancias farmacológicas en la población cuando saben que hay bastantes probabilidades de que no den resultado?

Hay otra monumental falacia utilizada por los fabricantes de vacunas para imponer sus planes a una población que no sospecha nada: es lo que llaman «inmunidad gregaria». Dale la vuelta a la anterior afirmación sobre el 95 por 100 de inmunidad ofrecido por las vacunas, y queda así: si el 95 por 100 de la población se vacuna contra una enfermedad, la población entera estará protegida.

El problema de este razonamiento es que es válido para la inmunidad *natural*, no para la inducida artificialmente. Esto quiere decir que el 95 por 100 de la población debe estar expuesto a una enfermedad, y algunos individuos deben contraerla, para que el 95 por 100 adquiera inmunidad natural contra ella. Por consiguiente, la inmunización artificial de la población no ofrece la protección prometida.

Como dije en el capítulo 1, «El mito de las vacunas», la inmunidad adquirida de forma natural sí dura toda la vida, mientras que la de las vacunas no. En algún momento, las empresas farmacéuticas descubrieron –y trataron de ocultar– que la inmunidad inducida artificialmente (que se mide por la mera presencia de anticuerpos, lo que no es suficiente para proteger de la enfermedad) con frecuencia dura aproximadamente una década; y a veces, dependiendo de la vacuna, sólo dos años.

De modo que inventaron las «dosis de refuerzo», que no son más que una revacunación. La realidad, es que las dosis de refuerzo son sólo otra dosis de la misma vacuna; ¡te estás vacunando por segunda vez!

Y luego vino otra revelación: ¡las dosis de refuerzo tampoco proporcionan inmunidad «de por vida»! La naturaleza ha dado jaque mate a las mentes médicas más brillantes en su propio tablero. Así que, para ocultar su propia falibilidad, los fabricantes de vacunas le lavaron el cerebro al público para que creyera que una parte del plan de vacunación es volverse a vacunar siendo ya adultos.

No es de extrañar que no sólo los colegios, sino también las universidades, exijan a los que quieren matricularse que se sometan a ciertas revacunaciones, incluso contra simples enfermedades infantiles como el sarampión, la varicela y las paperas. Al igual que los colegiales, los estudiantes universitarios son otro mercado cautivo que garantiza pingües ganancias a los fabricantes de vacunas.

Hay otra implicación del fracaso de las vacunas que da al traste con los argumentos de los partidarios de la vacunación. Si las vacunas no proporcionan inmunidad de por vida, y si el índice de fracasos es significativamente alto, un gran porcentaje de la población –en especial los que se vacunaron hará unos cincuenta años– debe de estar sin proteger.

¿Quiere eso decir que al menos la mitad de los estadounidenses es médicamente susceptible de contraer mortales enfermedades contagiosas? ¿Cómo es que no han sufrido una epidemia masiva en tanto tiempo? Hablaremos de por qué el brote de gripe A (H1N1) del 2009 no entra dentro de esa categoría en el capítulo 7, «Gripe porcina: la pandemia que no fue tal».

5. Cómo improvisar una tormenta

Parece que los responsables políticos nunca aprenden de los errores pasados. Con frecuencia es algo deliberado. Me refiero a los intentos de crear «epidemias» y «pandemias», que son los mercados mayores y más lucrativos para los fabricantes de vacunas. No sólo las compañías farmacéuticas ingresan miles de millones de dólares por la venta de sus productos durante estas «emergencias», sino que hay responsables políticos y altos funcionarios de salud pública que reciben enormes sobornos por conceder contratos para la fabricación de vacunas. Habiendo tanto en juego, desencadenar la histeria colectiva es la forma más rápida de ganar miles de millones de dólares con un pretexto plausible, al menos en apariencia. Por desgracia, esto suele tener consecuencias muy graves.

Una «tormenta pandémica» de este tipo estalló en Estados Unidos en 1976; desde entonces se la conoce como la «debacle de la gripe porcina». Oficialmente todo empezó con un programa nacional urgente de inmunización en masa contra la gripe; pero fue tan desastroso que se cree que le costó la presidencia de la nación a Gerald Ford y su puesto al director del CCPE.

Tres años después, en 1979, gracias a una primicia ofrecida por la cadena de televisión CBS, el público estadounidense se enteró de la sobrecogedora verdad que había tras el programa de vacunación masiva. Pero, para entonces, 46 millones de estadounidenses ya se habían puesto la vacuna en cuestión, 25 individuos habían muerto por ella y otros 500 estaban aquejados del síndrome de Guillain-Barré, una enfermedad neurológica que acaba dejando paralíticas a las víctimas.

La debacle comenzó en febrero de 1976 en Fort Dix, Nueva Jersey, cuando un recluta del Ejército destinado allí se puso enfermo, tuvo un colapso y se murió en la enfermería. Unos días más tarde, unos cuantos de sus compañeros presentaban los mismos síntomas, aunque se recuperaron. Luego surgieron otros dos casos similares en Virginia; ambos individuos se recobraron. Pero esto ya fue bastante para impulsar al CCPE a declarar un brote de «gripe porcina».

El veredicto del CCPE, que había procesado cultivos de muestras faríngeas del recluta del Ejército que falleció y de los otros que cayeron enfermos después de él, fue que todos ellos habían sido infectados por un virus «tipo gripe porcina».

Un mes más tarde, en marzo de 1976, los jefes de todas las agencias de salud pública –encabezados por el director del CCPE, el doctor David Sencer– prácticamente coaccionaron al presidente Ford para que autorizase un programa de vacunación en masa para todo Estados Unidos.

Esta campaña, en la que el presidente declaró que todo «hombre, mujer y niño» se debía inmunizar, costó a los contribuyentes estadounidenses nada menos que 137 millones de dólares, dinero que fue a parar a las arcas de las compañías farmacéuticas y, seguro, a las de los funcionarios de la Administración que las apoyaron.

Sin embargo, el programa, que empezó a principios de octubre, fue cancelado diez semanas después dada la violenta reacción del público. Esto se debió a que, a los pocos días de su puesta en marcha, empezaron a aparecer casos de una rara enfermedad neurológica, el síndrome de Guillain-Barré, en apariencia provocados por la vacuna. Para entonces, el 25 por 100 de la población estadounidense ya se había vacunado.

Pero todavía se iba a revelar otra verdad dolorosa. En 1979, la cadena de televisión CBS entrevistó al doctor Michael Hattwick, que había dirigido el equipo de supervisión del programa de vacunación masiva contra la gripe porcina tres años antes.

En la entrevista, el doctor Hattwick hizo una revelación condenatoria: había advertido a quienes encabezaban la campaña de que la vacuna conllevaba el riesgo de complicaciones neurológicas.

La reacción inicial fue negar que el doctor Hattwick les hubiera avisado; pero luego se presentaron pruebas instrumentales de que el CCPE era efectivamente consciente de estas consecuencias, así que el doctor Sencer dijo que «la opinión generalizada de la comunidad científica fue que las pruebas que relacionan la inmunización contra la gripe con trastornos neurológicos eran tales que no creyó que dicha relación fuera real».

Y de un modo tan elocuente, pero tan poco sincero, el director del CCPE –uno de los supuestos pilares de la salud pública estadounidense– escribió el epitafio de veinticinco ciudadanos como mínimo y condenó por lo menos a otros quinientos a una vida de discapacidad.

Como consecuencia de la desastrosa debacle de 1976, el Gobierno federal estadounidense sigue pagando miles de millones de dólares –de nuevo a costa del contribuyente– en concepto de indemnizaciones por daños y perjuicios a las víctimas y sus familias que desde entonces lo han demandado.

6. Echar margaritas a... la gripe porcina

Aunque el gobierno se niegue a aprender de sus errores pasados, la historia ha enseñado a muchos ciudadanos unas lecciones muy valiosas. El brote de gripe porcina del 2009 ocasionó vacunaciones forzosas en masa tanto en Estados Unidos como en Europa, pero hay una tribu de ciudadanos progresistas que va en aumento que están dispuestos a defender sus derechos.

La clave de esta alentadora tendencia es informarse sobre los riesgos de las vacunas y unir fuerzas para ofrecer una resistencia combinada.

Pero, antes de hablar de estos halagüeños ejemplos, me gustaría centrar la atención en Alemania y la ira pública provocada por un anuncio hecho durante la «pandemia» de gripe porcina.

En medio de la demanda de vacunaciones masivas en Alemania, otra controversia se estaba desarrollando en la escena nacional. Aparentemente, la canciller Angela Merkel, otros políticos alemanes, el personal militar, muchos burócratas y el personal del Instituto Paul Ehrlich –un centro de élite en la investigación médica y de las vacunas– eran superiores al resto de la población.

La ira pública se desató por la filtración de un documento del Ministerio del Interior que revelaba que había encargado la vacuna Celvapan de Baxter International para Merkel y el resto de la élite, mientras que a la población se le administraría Pandemrix, fabricada por GlaxoSmithKline.

El motivo: que el Pandemrix contenía un adyuvante llamado escualeno, que se ha asociado a través de los años a graves enfermedades neurológicas como la esclerosis múltiple, al lupus y a las enfermedades renales; y también al célebre síndrome de la Guerra del Golfo y otros problemas igualmente debilitantes.

Por el contrario, el Celvapan –fabricado por el gigante farmacéutico estadounidense Baxter– no contenía el adyuvante y estaba asociado a menos efectos secundarios.

Con objeto de zanjar la controversia, un portavoz de Merkel finalmente emitió un comunicado público diciendo que, en caso de que la Canciller se vacunase, lo haría con Pandemrix.

Las controversias como ésta son las que confirman las sospechas sobre los motivos de los gobiernos, y la hipocresía imperante en las altas esferas revela su complicidad en la comisión de crímenes contra la humanidad. Sin embargo, se sienten obligados, como si dijéramos, a seguir adelante con sus planes interesados y corruptos, que con frecuencia tienen consecuencias mortales para el público.

Pero es alentador que en el 2009, mientras los asustados ciudadanos hacían cola en los centros de salud pública, y mientras las salas de urgencias de los hospitales y algunos edificios públicos se convertían en centros provisionales de vacunación masiva contra la gripe porcina, también se estaban fraguando las protestas.

En Alemania, los periódicos informaron sobre una «abierta rebelión» de muchos pediatras y otros profesionales de la medicina por el uso de vacunas tóxicas contra la gripe porcina. En Dinamarca, los profesionales de la atención sanitaria y los funcionarios públicos se negaron a ponerse la inyección, alegando que los síntomas del brote eran leves y no justificaban que arriesgasen la vida vacunándose.

Una encuesta realizada a escala nacional en Finlandia antes de la vacunación sugirió que el 75 por 100 de la población se iba a negar a ponerse la inyección. Así que ya ves: una resistencia masiva, si está bien organizada y se centra en los representantes del pueblo, puede ayudar a anular algunas de nuestras leyes draconianas.

7. ¿Es realmente Bill Gates un filántropo?

Una pregunta: ¿qué haces cuando quieres lavar «dinero sucio» y quedar como un apóstol de nuestro tiempo? Lo envías a la «lavandería»; en este caso, a un frente multimillonario de programas de salud que incluye la investigación de enfermedades y una serie de experimentos y campañas de inmunización llevados a cabo en países en vías de desarrollo.

Y, cuando resulta que eres el hombre más rico del mundo, recorrerlo en avión proyectándote como un salvador es fácil. Así que, mientras la mayor parte del mundo aplaude a Bill Gates, el fundador del gigante informático Microsoft, por gastar su fortuna en combatir la enfermedad y la devastación en países del Tercer Mundo, miremos qué hay detrás de este ejercicio de relaciones públicas para descubrir la terrible verdad.

Es irónico que Gates hiciera el siguiente comentario cuando anunciaba una iniciativa de 750 millones de dólares de la Fundación Bill y Melinda Gates; que, por cierto, es la mayor fundación de Estados Unidos, con una dotación de 24.200 millones de dólares procedente de Microsoft.

En el 2000, mientras anunciaba la iniciativa, llamada Fondo Global para las Vacunas Infantiles, Bill Gates dijo: «Parece como si cada vez que doblamos una esquina, los Rockefeller ya estuvieran allí; y en algunos casos, llevan allí mucho mucho tiempo». Gates dijo esto al tiempo que anunciaba que su fundación se había comprometido a donar 555 millones de dólares a programas de salud de todo el planeta.

Digo que es irónico porque los Rockefeller son famosos por haber financiado investigaciones polémicas, que algunos tachan de «genocidas», concernientes a programas de despoblación, programas comunistas y socialistas, experimentos de «control mental» o modificación de la conducta y los muy controvertidos experimentos de Alfred Kinsey.

Pero los Gates y los Rockefeller son viejos amigos y socios en la Alianza Global para las Vacunas y la Inmunización (GAVI, por sus siglas en inglés). La alianza, que controla programas internacionales de vacunación muy importantes, tiene los siguientes miembros: la Fundación Bill y Melinda Gates, la Fundación Rockefeller, la Federación Internacional de la Industria del Medicamento, Unicef, el Banco Mundial, la OMS y muchos gobiernos nacionales.

En el campo de la investigación sobre vacunas, esto es el no va más. Hablo de ello para mostrar lo incestuoso que es el mundo de las vacunas (y de la medicina en general). También ilustra que el poder está concentrado en sólo un puñado de entidades.

A medida que sigas leyendo este apartado, fíjate en cómo una sola fundación ha conseguido hábilmente vincular diversos aspectos del programa de vacunación con un mal mayor: perpetuar la enfermedad.

¿Es de extrañar acaso que la Fundación Bill y Melinda Gates esté usando su inmensa influencia en el debate sobre cómo suministrar a las naciones pobres medicamentos más baratos para el sida y otras enfermedades mortales? En ocasiones, la fundación ha actuado abiertamente como negociadora entre los países en vías de desarrollo y las compañías farmacéuticas.

Este programa de la fundación concuerda muy bien con otro de sus muchos intereses globales: promocionar los medicamentos antirretrovirales en el África «pobre y azotada por el sida». Los antirretrovirales están a la vanguardia del tratamiento del sida, y promocionarlos apuntala la premisa misma en la que descansan las grandes farmacéuticas: que el cártel farmacéutico es el salvador de la enfermedad más temible conocida por el hombre. El cártel, por consiguiente, controla nuestra salud e incluso la de naciones enteras: en este caso, las que están en vías de desarrollo.

He aquí otra hazaña de la Fundación Bill y Melinda Gates: en el 2008, anunció su «Exploración de Retos Globales», una iniciativa quinquenal de 100 millones de dólares para incentivar a los científicos de 22 países. La fundación dijo que quería «explorar ideas atrevidas que no se hayan puesto en práctica antes [léase experimentación humana] para mejorar la salud mundial».

¿Cómo mejora esto su imagen? Bueno, según la propia fundación, estaba promocionando enérgicamente la investigación para prevenir o curar enfermedades infecciosas como el sida, causado por el VIH; y para encontrar un modo de solucionar la resistencia a los fármacos (léase investigación sobre antirretrovirales).

En una declaración a los medios de comunicación, la fundación dijo algo que pudo sonar «vanguardista» para algunos, pero que es muy alarmante cuando lees entre líneas. Dijo que el dinero se dedicaba a proyectos que «quedan fuera del ámbito de los actuales paradigmas científicos». Esta ingente inyección de capital fue a parar a universidades, agencias estatales, organizaciones sin ánimo de lucro y seis empresas privadas.

Veamos ahora un posible motivo de que Bill y Melinda Gates lleven a cabo las órdenes de las grandes farmacéuticas. En el 2002, el periódico *The Wall Street Journal* publicó que habían comprado acciones por un valor de 205 millones de dólares de nueve importantes compañías farmacéuticas, incluyendo Merck & Co, Pfizer Inc, Johnson & Johnson, Wyeth y los Laboratorios Abbott, fabricantes de medicamentos para el sida y vacunas.

Poco después de que la noticia se divulgase, la gente empezó a preguntarse acerca de los verdaderos motivos de los Gates. Algunos sospechan que su participación en negocios farmacéuticos reforzaría su intención de luchar a brazo partido para proteger los derechos de propiedad industrial de los grandes fabricantes de fármacos.

El sector farmacéutico se ha preocupado una y otra vez por los intentos de algunos países del Tercer Mundo de hacerse con patentes para poder producir ellos mismos medicamentos genéricos asequibles para sus poblaciones. Al ponerse de parte de las grandes farmacéuticas, y gracias a su influencia sobre los países en vías de desarrollo, Gates puede ahora prácticamente asegurar que las patentes sigan perteneciendo a las multinacionales farmacéuticas y, por consiguiente, que el control sobre la salud de las naciones más débiles siga en manos de unos pocos.

Escarba un poco más y te enterarás de que en el 2001 Microsoft admitió en su consejo de administración a Raymond Gilmartin, por entonces director general de Merck. Gates y Gilmartin han colaborado desde entonces para lanzar un fondo para vacunas, y el fundador de Microsoft también ha ayudado a Merck con un programa para el sida en Botsuana.

Ya ves, de pronto la filantropía ya no parece filantrópica para nada.

5

La resaca de las vacunas

1. Vacunar a nuestros hijos

Treinta y tantas inyecciones en los primeros dieciocho meses de vida: ése es el número de veces que se vacuna el niño estadounidense medio. En el Reino Unido, los niños están un poco mejor; sólo se vacunan veinticinco veces a esta tierna edad.

Y, para asegurarse de que estén realmente desde el principio en el camino de la vacunación, Estados Unidos exige que los inmaduros sistemas inmunológicos de los bebés tengan que enfrentarse a nueve o más antígenos diferentes casi inmediatamente después de nacer, algunos en forma de cócteles de más de una vacuna.

La mejor parte para las grandes farmacéuticas es que la mayor parte de estas vacunaciones está respaldada por la ley. Los niños estadounidenses que no se vacunan de acuerdo con el calendario del CCPE no pueden acceder al sistema educativo oficial o permanecer en él.

Como si esta presión no fuera suficiente, se lava el cerebro de poblaciones enteras del mundo para que crean que ellos o sus hijos contraerán enfermedades mortíferas si no se vacunan. Y, ¿no queremos todos lo mejor para nuestros hijos?

Durante muchas décadas, científicos y médicos destacados han promocionado con vehemencia la idea de que la inmunización de los niños es necesaria para protegerlos de enfermedades como la difteria, la viruela, la polio, el cólera, la fiebre tifoidea y la malaria. Sin embargo, cada vez hay más pruebas de que la inmunización puede no sólo ser innecesaria, sino incluso perjudicial.

Verter sustancias químicas mortales en un lago no lo hará inmune a los contaminantes. Igualmente, inyectar los venenos vivos que contienen las vacunas en el torrente sanguíneo de las futuras generaciones difícilmente les dará la oportunidad de tener una vida realmente sana.

Víctimas «voluntarias»

Los niños son los seres humanos más vulnerables porque sus sistemas inmunológicos están prácticamente indefensos frente a los venenos que contienen las vacunas. Tienen muchas cosas en su contra, pues sus madres no les trasmiten inmunidad mediante la leche materna porque *ellas mismas* se vacunaron en su momento y por tanto ya no producen ciertos anticuerpos.

El hecho es que el sistema inmunológico humano está diseñado para protegernos incluso de las enfermedades más mortíferas; pero la clave para ello, como dije en el capítulo 1, «El mito de las vacunas», es la inmunidad natural. Las vacunas, en cambio, contienen sustancias químicas sintéticas para crear inmunidad artificial. Se presupone que son necesarias porque la inmunidad natural no es suficiente por sí sola.

Pero, ¿podría la naturaleza haber cometido un error tan garrafal como el de hacernos dependientes de la inyección de material extraño tóxico en nuestra sangre, cuando contamos con un sistema inmunológico tan complejo y tan evolucionado que un millón de potentes ordenadores en red no podría imitar su funcionamiento? Es muy poco probable.

Así que cuesta creer que estos productos químicos y biológicos, entre los que hay ADN animal, fragmentos de virus debilitados, líquido embalsamador, mercurio y otros materiales peligrosos, sean nuestros modernos salvadores. Igual de sorprendente es que las vacunas, que producen serias reacciones y tienen efectos debilitantes sobre nuestra salud, estén destinadas a rechazar patógenos invasores, muchos de los cuales no representan ninguna amenaza contra nuestro organismo en condiciones normales o incluso nos ayudan a recuperarnos de una enfermedad grave como el cáncer. (Para encontrar más detalles sobre el tema, véase mi libro *¡El cáncer no es una enfermedad! el cáncer es un mecanismo de supervivencia*).

Una de las principales razones de que las vacunas sean tan peligrosas es que casi nunca se comprueba su seguridad en seres humanos; sólo se prueban en animales; y una vacuna no puede darse por segura hasta que se administra por primera vez a un ser humano.

Pero eso nos convertiría en «cobayas» humanas, y no es posible predecir qué reacciones producirá. Ése es el riesgo que tienen que correr todas las personas que se vacunan. Algunas morirán, otras vivirán pero enfermarán años después, y muchas otras vivirán y no sufrirán consecuencias graves a largo plazo. Pero, dado que todas las vacunas están pensadas para causar la enfermedad que deben prevenir (a fin de inducir la inmunidad contra ella), la vacuna realmente segura es aquella que no es eficaz. Irónico, ¿no te parece?

En circunstancias normales, todos los alimentos, bebidas, etc., que ingerimos tienen que pasar por las mucosas, las paredes del intestino y el hígado antes de que se les permita acceder a partes tan importantes como la sangre, el corazón y el cerebro.

La repentina aparición de un veneno en el torrente sanguíneo suele tener respuesta del sistema inmunológico, que contraataca usando todo un arsenal de anticuerpos para curar las lesiones producidas por la vacuna e impedir la muerte por intoxicación. A esto es a lo que se llama reacción alérgica; en algunos casos degenera en un súbito colapso, a veces mortal, que conocemos como shock anafiláctico.

Entre las causas del shock anafiláctico están las inmunizaciones para la difteria, el tétanos, la tos ferina y la hepatitis B. El sistema inmunológico del niño no suele haber madurado lo suficiente para resistir una acometida semejante, por lo que a veces se produce lo que el gremio médico llama muerte súbita infantil, o SMSI.

El doctor Kenneth Bock, un renombrado investigador, señala que la vacunación puede hacer que los niños se hagan hipersensibles a las alergias, los eccemas y ciertos alimentos, con lo que padecerán reacciones agudas a un sinfín de estímulos que son difíciles de identificar. Las vacunaciones, por consiguiente, pueden estar sensibilizando a los niños a los trastornos alérgicos, dado que las sustancias químicas y el material genético contenido en ellas alteran el funcionamiento del sistema inmunológico. La cosa se tuerce en lo referente a los linfocitos Th-2 cuando hay un déficit relativo de Th-1.

Algunos investigadores llegar al extremo de decir que el hecho de contraer durante niñez algunas enfermedades, como las paperas y el sarampión, es saludable, pues reducen el riesgo de alergias debido a que fortalecen el sistema inmunológico. Las investigaciones que ya he mencionado con anterioridad demuestran claramente que la incidencia del asma y otras enfermedades relacionadas con las alergias aumenta marcadamente a raíz de la vacunación.

Falacia y secuelas

Desde que Louis Pasteur propuso su errónea teoría germinal de las enfermedades infecciosas *(véase* el capítulo 1, «El mito de las vacunas»), la clase dirigente científica ha relacionado una amplia variedad de bacterias, virus y otros patógenos con enfermedades que pueden ocasionar la muerte, y contra las que las compañías farmacéuticas han elaborado una armadura protectora: las vacunas que venden en sus pequeñas ampollas.

El problema es que, a pesar de que ellas afirmen que son eficaces, ciertas vacunas han sido asociadas sistemáticamente a síntomas y síndromes específicos, algunos de los cuales siguen desconcertando a los científicos y médicos de hoy. Entre las diversas enfermedades que han sido relacionadas con las vacunas están el síndrome de fatiga crónica, los trastornos autoinmunitarios, la discapacidad psíquica, la encefalitis, la inhibición del crecimiento, los trastornos del desarrollo y la hiperactividad.

Algunos de estos problemas, como la discapacidad psíquica, fueron en otro tiempo menospreciados como simples secuelas del crecimiento. Pero ahora los investigadores médicos los consideran formas de encefalitis (inflamación cerebral). He aquí una estadística sobrecogedora: más del 20 por 100 de los niños estadounidenses –es decir, 1 de cada 5– sufren estos problemas u otros relacionados.

Cada vez hay más investigaciones científicas que indican que algunas enfermedades crónicas como la encefalitis, la artritis reumatoide y la esclerosis múltiple, así como la leucemia y otras formas de cáncer, e incluso el sida, pueden ser provocadas por vacunas administradas en la infancia.

Por ejemplo, la artritis reumatoide –una enfermedad que produce la inflamación crónica de las articulaciones– era en otro tiempo un achaque exclusivo de la vejez; pero ahora es frecuente entre los jóvenes, y ha sido asociada sistemáticamente a las vacunaciones contra el sarampión y la rubéola.

El síndrome de Guillain-Barré, una grave enfermedad que acaba produciendo parálisis, es otro síndrome que ha sido asociado sistemáticamente a las inmunizaciones contra el sarampión, la difteria, la gripe, el tétanos y –por vía oral– la poliomielitis. No es en absoluto de extrañar, cuando uno considera la elevada toxicidad de las vacunas. Es bien sabido que los niños cuyos sistemas inmunológicos ya son débiles de por sí experimentan complicaciones más serias que aquellos que tienen una constitución y un sistema inmunológico más fuertes.

Quien apoya los mitos...

Es casi imposible estimar el daño y el sufrimiento que se ha causado y que se causará en el futuro como consecuencia de la información insuficiente sobre los peligros de los modernos programas de inmunización. Todos los padres quieren lo mejor para sus hijos, y mantenerlos sanos y salvos es una pesada responsabilidad. La mala información puede plantearles considerables conflictos, debido a que no desean descuidar la salud de sus retoños ni causarles el menor daño.

Los defensores de las vacunas arguyen que sus fórmulas químicas no sólo han salvado vidas; ¡también que han prevenido epidemias y que han erradicado algunas enfermedades mortales de la faz de la tierra!

Como dijimos en el capítulo 2, «Errores de bulto históricos», esto es un mito. La verdad es que la incidencia de las cuatro enfermedades que más mortandad infantil causan –la escarlatina, la tos ferina, la difteria y el sarampión– ya había disminuido en más del 90 por 100 antes de que se introdujesen las vacunas contra ellas. La razón: que determinadas condiciones de vida como son la higiene, la salud pública y el nivel de vida, así como el acceso a unos alimentos más sanos, habían mejorado sensiblemente.

Esta observación es avalada por destacados expertos que han investigado en el campo de las vacunas, como el doctor Andrew Weil, quien señala que muchas enfermedades graves –como el cólera, la fiebre tifoidea, el tétanos, la difteria y la tos ferina– ya iban en descenso unos cien años o así *antes* de que se crearan vacunas contra ellas.

Otra renombrada investigadora en este campo, la doctora Viera Scheibner, señala que antes de 1940 el número de personas que perecían de difteria en Europa era insignificante. Pero después de 1940, cuando se llevaron a cabo vacunaciones a la fuerza de las masas contra la enfermedad, se declararon epidemias de difteria entre individuos que ya habían sido plenamente vacunados.

En los años cuarenta también hubo campañas de inmunización a gran escala contra la tos ferina y el tétanos en diversos países, que fueron seguidas de brotes de la llamada «poliomielitis provocada por vacunas».

Otro problema que hay con las vacunas es que se administran indiscriminadamente, sin tener en cuenta el estado de salud del niño. Muchos infantes ni siquiera tienen la oportunidad de estar sanos más adelante en la vida, y todo por esos venenos que les inyectan contra los que están indefensos. En esa etapa del desarrollo, un bebé todavía no ha adquirido plena inmunidad natural; y, por tanto, tiene poca capacidad de protegerse.

Las pruebas documentadas existentes contra el valor de la inmunización artificial son tantas y tan irrefutables que el Congreso de Estados Unidos aprobó en 1986 una ley federal para indemnizar a los niños por las lesiones derivadas de la vacunación. De acuerdo con dicha ley, el Estado ya no es responsable de los daños; ahora lo son, en cambio, los médicos y los fabricantes de vacunas, que tienen que desembolsar millones de dólares en concepto de indemnización.

2. SFC: el equivalente contemporáneo de la polio

El síndrome de fatiga crónica (SFC), o síndrome de fatiga crónica y disfunción inmune (SFCDI), es una dolencia asociada a un cuadro de síntomas que incluye una sensación persistente y debilitante de cansancio o fatiga, dolores musculares y articulares y síntomas de la gripe como dolor de garganta, problemas de memoria, dolores de cabeza e inflamación de los ganglios linfáticos. También se conoce como encefalomielitis miálgica, o EM.

Cuando se desencadena, la dolencia puede durar meses; y algunos individuos ni siquiera pueden levantarse de la cama por la mañana. Generalmente entorpece el funcionamiento normal: impide trabajar y realizar las tareas domésticas e interfiere en todos los aspectos de la vida.

El SFC, aunque es muy real para quienes lo sufren, ha sido calificado de «vago» porque no hay una patofisiología subyacente clara asociada a él. En otras palabras, la ciencia médica todavía es incapaz de precisar una causa o encontrar un remedio para él.

Así que, ¿cuál es la relación entre el SFC y las vacunas? El conjunto de las investigaciones sobre el SFC sugiere que la enfermedad está asociada sistemáticamente a infecciones, desequilibrios hormonales, una disminución de la inmunidad y una reacción anormal a la infección. Parece que puede ser desencadenada por muchos estímulos, incluidas las vacunas. Veamos ahora cómo las vacunas pueden desencadenar el SFC como efecto secundario.

Antes de continuar, permíteme que aclare lo que quiero decir con «efecto secundario». No me refiero a una afección temporal como un ligero resfriado o una fiebre que sube y baja sin más. Mientras algunos síntomas son temporales, como el dolor en el brazo donde se pone la inyección o una fiebre que dura un par de días, los efectos secundarios de las vacunas son graves y persisten toda la vida.

Esto es así porque la vacuna ha alterado en lo fundamental ciertos mecanismos bioquímicos del cuerpo. Estas alteraciones, a su vez, dan lugar a serios cambios estructurales y neurológicos que son irreversibles. En algunos casos, pueden degenerar en la muerte.

Los investigadores creen actualmente que el SFC puede deberse a patógenos que desencadenan una respuesta inmunitaria anormal en el organismo. El sistema inmunológico humano consiste en dos tipos de respuestas: la respuesta Th1 (linfocitos T cooperadores del tipo 1), o inmunidad celular, y la respuesta Th2 (linfocitos T cooperadores del tipo 2), o inmunidad humoral, en la que se usan principalmente anticuerpos para detectar los patógenos.

Cuando entran patógenos en el organismo, el sistema inmunológico emite una «alarma Th2». Produce anticuerpos y los libera en el torrente sanguíneo. Estos anticuerpos sienten o reconocen a los patógenos como agentes extraños y potencialmente dañinos.

Una vez que ocurre esto, se pone en marcha la respuesta Th1. Con la ayuda de células de las vegetaciones adenoideas, las amígdalas, el timo, el bazo y los ganglios del sistema linfático, el sistema inmunológico destruye, digiere y expulsa a estos patógenos; pero no antes de que los gérmenes hayan ayudado al cuerpo a matar células dañadas y débiles y a descomponer toxinas. Este ataque activo es lo que la medicina llama «respuesta inflamatoria aguda», que está asociada a fiebre, dolor, malestar y secreción de mucosidad o pus.

Un sistema inmunológico sano usa las respuestas Th1 y Th2 para neutralizar los patógenos. Una vez que el patógeno es destruido y el ataque remite (es decir, cuando se hace innecesario), el sistema inmunológico retorna a su modo no combativo normal.

Sin embargo, los aquejados de SFC presentan una respuesta inmunitaria que es anormal en dos aspectos: primero, que tienen una respuesta Th2 dominante; segundo, que su organismo no es capaz de pararla. Como consecuencia, su sistema inmunológico está en un estado de combate aun cuando no sea atacado. En otras palabras, el sistema inmunológico cree que está combatiendo y protegiendo el cuerpo cuando la realidad es que no lo hace; o eso parece.

A decir verdad, los ingredientes tóxicos de las vacunas pueden afectar gravemente a las funciones del hígado e impedir que el organismo se mantenga libre de toxinas. En mi libro *Limpieza hepática y de la vesícula* describo cómo esas poderosas toxinas pueden producir cientos y miles de cálculos que bloquean los miles de conductos biliares del hígado, que son las principales rutas de desintoxicación del cuerpo. En consecuencia, las toxinas y otros productos de desecho presentes en las vacunas que el hígado tiene como misión eliminar acaban en los delicados tejidos de los órganos, aparatos y sistemas. Esto induce una respuesta inmunitaria casi continua para curar los daños causados por las toxinas y el material de desecho acumulados.

Este estado constante de activación inmunitaria ocasiona la sensación crónica de debilidad y fatiga junto con los otros síntomas del SFC. Pero, aunque la relación causa-efecto entre la enfermedad y sus desencadenantes sigue eludiendo a la ciencia, es posible identificar algunas situaciones y estímulos que la desencadenan; como las vacunas.

Estadísticamente hablando, hay un número importante de casos en los que el individuo se ha puesto una vacuna poco antes de que se declarase el SFC en él. Las vacunas, en esencia, provocan una intervención del sistema inmunológico suficiente para crear anticuerpos contra un patógeno específico, pero sin que llegue a desarrollar la respuesta inflamatoria completa. La vacuna es una forma de estimular artificialmente el cuerpo para que responda de la misma manera que cuando detecta un virus.

Ahora es bastante obvio cómo y por qué las vacunas provocan el SFC: un sistema inmunológico que se inclina hacia la respuesta Th2 (a base de anticuerpos) y que no es capaz de pararla por completo después de detectar un agente infeccioso reacciona de esa manera ante el material químico y biológico de la vacuna.

Dicho en términos sencillos, las vacunas adoptan la apariencia del virus causante de la enfermedad que están diseñadas para prevenir; sólo que en dosis más moderadas. En los casos de SFC, el cuerpo no puede distinguir entre un virus infeccioso y una vacuna.

Algunos investigadores han advertido una relación entre el SFC y determinadas vacunas, como las diseñadas contra la hepatitis B, el cólera, la gripe, el tétanos y la fiebre tifoidea. El hecho es que los individuos que son propensos al SFC, a la fibromialgia, a las alergias y a los trastornos autoinmunitarios informan sistemáticamente del recrudecimiento de sus males después de haberse puesto varios tipos de vacunas. Esto se debe a que todas estas dolencias tienen algo en común: una respuesta Th2 anormal, exagerada.

Lógicamente, estos individuos deberían ser advertidos del posible recrudecimiento de su enfermedad si se vacunan. Pero las autoridades de salud pública, ¿han informado alguna vez a la gente de los posibles riesgos? ¿Acaso se indica en el prospecto de las vacunas que tienen contraindicaciones para los aquejados de SFC? Y en Estados Unidos, con tantas vacunaciones obligatorias (*véase* el capítulo 3, «¿Hay una conspiración?»), ¿está bien, desde el punto de vista moral y ético, que el Gobierno fuerce a los ciudadanos a inmunizarse so pena de encarcelarlos al amparo de la Ley Patriótica? ¿Qué le da al Gobierno estadounidense derecho a jugar con la vida humana apelando a la salud pública y, ahora, a la seguridad nacional?

3. ¿La polio bajo otro nombre?

¿Qué pensarías si alguien te dijera que una de las enfermedades más temidas por la humanidad, la polio, no ha sido erradicada como nos dieron a entender? ¿Y que el gremio médico oculta un secreto verdaderamente terrible?

Ante una insinuación como ésta, la mayor parte de la gente tendría una respuesta pavloviana, diciendo algo como: «Ya estamos con los teóricos de la conspiración». De acuerdo, empecemos por el principio; retrocedamos a los años cincuenta y sesenta, cuando se introdujeron las vacunas contra la polio de Salk y Sabine. La introducción de ambas vacunas fue ciertamente un hito en la historia de la medicina; sólo que no de la forma en que nos han hecho creer a la mayoría de nosotros.

Estas vacunas asestaron el golpe de gracia a las tres cepas del virus de la polio, que supuestamente habían matado a millones de personas en todo el mundo antes de que se introdujera la inmunización en masa contra la enfermedad.

Las vacunas antipolio, especialmente la vacuna oral desarrollada por Albert Sabin, aniquilaron a gran escala el virus de la polio que vivía de forma natural en el intestino delgado. Al hacer eso, estas vacunas –que se administraron a millones de personas en campañas de vacunación forzosa llevadas a cabo en todo el mundo– alteraron de forma irreversible el equilibrio natural del tracto digestivo humano: al matar ese tipo de virus, permitieron que proliferasen otros en su lugar.

Parece que un pariente del virus de la polio, el llamado virus de Coxsackie, también daña el sistema nervioso; sólo que no causa la parálisis que caracteriza la polio clásica. Después de que el virus de la polio fuese eliminado, muchos de estos otros enterovirus –se han identificado setenta y dos diferentes en el intestino humano– empezaron a causar síntomas semejantes a los de la polio en mucha gente, dado que las vacunas contra ésta habían permitido que proliferasen y entrasen en el torrente sanguíneo y el cerebro.

Esto dio pie a una infinidad de «síndromes» neurológicos relacionados (un término muy conveniente para el gremio médico cuando decide ser confuso) que empezaron a presentarse con alarmante regularidad en las poblaciones. Entre ellos, contén la respiración, están el SFC, la encefalomielitis miálgica, la esclerosis múltiple, el síndrome de Tourette, el síndrome de Guillain-Barré, la epilepsia idiopática y otro término estupendo para despistar: la «discapacidad psíquica».

Mientras la polio daña los músculos, las articulaciones, el corazón, las glándulas endocrinas y el sistema linfático, estos otros síndromes producen una variedad mayor de síntomas en todo el cuerpo. Pero no es ninguna coincidencia que tanto el SFC como la polio tengan en común el producir lesiones en el tronco del encéfalo, el mesencéfalo y el rombencéfalo, así como en la parte superior de la médula espinal.

De ahí que muchos investigadores crean que estos otros síndromes son simplemente nuevas formas de polio inducidas por las vacunas antipolio; el precio que hemos pagado por manipular la naturaleza.

4. La vacuna triple vírica (SPR): algo que te deja boquiabierto

Paperas

La vacuna SPR (contra el sarampión, las paperas y la rubéola) es una de las más controvertidas. Y en el 2009-2010 se produjo una llamada de atención en Estados Unidos que nos recuerda por qué tanta de la propaganda publicitaria sobre la «erradicación» es sólo eso, propaganda.

El caso al que me refiero es un brote de paperas ocurrido en junio del 2009 que afectó a más de 1500 personas en los estados de Nueva York y Nueva Jersey, y que duró hasta bien entrado el año 2010. Dicho brote tuvo lugar en una colonia de verano de Nueva York y se averiguó que el causante era un niño de 11 años de edad que acababa de regresar del Reino Unido, donde otro brote de paperas anterior se había propagado a 4000 personas, en su mayoría vacunadas.

El brote traspasó las fronteras de Nueva York y se extendió a la vecina Nueva Jersey cuando la gente volvía a casa desde la colonia de verano. Pero, más que el brote en sí, lo importante es el hecho de que se creía que las paperas habían sido erradicadas de Estados Unidos; y de que muchos de los que contrajeron la infección estaban vacunados contra ella.

Esto es lo que dijo sobre el tema el Centro para el Control y la Prevención de Enfermedades (CCPE) en su informe semanal de mortalidad y morbilidad, publicado el 12 de febrero del 2010.

«La mayoría de las personas que han enfermado se habían puesto en su momento la vacuna contra las paperas, el sarampión y la rubéola (SPR). De hecho, el 88 por 100 de ellas habían recibido al menos una dosis, y el 75 por 100 dos dosis».

Pero, antes de que pienses que el CCPE se ha vuelto de pronto trasparente y veraz, echa un vistazo a su «negación de responsabilidad». El informe añade: «Sin embargo, la vacuna no es eficaz al 100 por 100. Los estudios han demostrado que la eficacia de 1 sola dosis está entre el 73 y el 91 por 100, mientras que la de 2 dosis está entre el 79 y el 95 por 100».

Sigo sin poder desentrañar la lógica del argumento del CCPE. Si, según éste, la vacuna no es eficaz al 100 por 100, sino que su eficacia está entre el 73 y el 95 por100 ¿cómo es posible que no ofreciera protección en la inmensa mayoría de los infectados (77 por 100), que estaba plenamente vacunada contra las paperas? Y de inmediato surge otra pregunta: ¿por qué la población sin vacunar logra estar más sana que la población vacunada? ¿Por qué debería nadie vacunarse contra las paperas cuando eso aumenta tan drásticamente la probabilidad de resultar infectado?

El niño de once años de edad que supuestamente provocó el brote también estaba «plenamente vacunado», lo que quiere decir que había recibido las dos dosis de rigor de la vacuna SPR.

El CCPE también dijo que era «el mayor brote de paperas ocurrido en Estados Unidos desde el 2006, cuando el país experimentó un resurgimiento de la enfermedad con 6584 casos notificados». Este último brote había tenido lugar entre estudiantes universitarios. En este caso, la mayoría de los estudiantes que contrajeron las paperas estaban «plenamente vacunados». No es sorprendente, ya que un antiguo director del CCPE dijo durante el brote del 2006 que «incluso cuando la vacuna es óptima, nunca protege al 100 por 100».

No estamos pidiendo que nos protejan al 100 por 100. De hecho, la típica protección inducida por placebo de quizá un 30 o un 40 por 100 sería fantástica. Pero la vacuna contra las paperas no ofrece ni siquiera eso. De hecho, en lugar de proteger a la población contra la enfermedad, aumenta espectacularmente la probabilidad de que se infecte con ella.

La inmunización contra las paperas es muy poco fiable. Aun cuando reduzca inicialmente la probabilidad de infectarse, el riesgo de contraer las paperas aumenta después de que la inmunidad adquirida disminuya. En 1995, un estudio realizado por el Servicio de Laboratorios de Salud Pública del Reino Unido y publicado en la revista *The Lancet* demostró que los niños que se ponían la SPR tenían tres veces más probabilidades de sufrir convulsiones que los que no se la ponían. El estudio también descubrió que la vacuna SPR aumentaba cinco veces el número de niños que sufrían un trastorno sanguíneo.

En un informe emitido por las autoridades sanitarias alemanas, y publicado en un número de 1989 de la revista *The Lancet*, se reveló que la vacuna antiparotiditis había causado 27 reacciones neurológicas específicas, incluyendo meningitis, convulsiones febriles, encefalitis y epilepsia. Por otra parte, un estudio yugoslavo asoció directamente a la vacuna 1 de cada 1000 casos de encefalitis por el virus de las paperas. Y la revista *Pediatric Infectious Disease Journal* de Estados Unidos informó en 1989 que el índice varía entre 1 de cada 405 y 1 de cada 7000 inyecciones de la vacuna contra las paperas.

Aunque las paperas son por lo general una enfermedad leve, y aunque los efectos secundarios de la vacuna son graves, se siguen fabricando y administrando la vacuna antiparotiditis y la SPR. Y lo mismo puede decirse en el caso de la rubéola, otra de las enfermedades «prevenidas» por la SPR; se sabe que la vacuna contra la rubéola causa artritis en un 3 por 100 de los niños y en un 20 por 100 de las mujeres adultas que se la han puesto. No tiene ningún sentido vacunar a los niños contra enfermedades de las que ellos mismos pueden protegerse de forma natural.

En el caso de las paperas, por ejemplo, las personas que las pasan en la infancia se hacen inmunes a ellas de forma permanente. Como explica Barbara Loe Fisher, presidenta y cofundadora del Centro Nacional de Información sobre las Vacunas:

«Se supone que las vacunas engañan al sistema inmunológico de tu cuerpo para que produzca anticuerpos a fin de resistir las infecciones víricas y bacterianas, de igual modo que el hecho de haber pasado la enfermedad suele producir inmunidad frente a futuras infecciones.

»Pero las vacunas introducen atípicamente en el cuerpo humano bacterias muertas y virus vivos modificados en el laboratorio junto con sustancias químicas, metales, medicamentos y otros aditivos tales como formaldehído, aluminio, mercurio, glutamato monosódico, fosfato sódico, fenoxietanol, gelatina, sulfitos, proteína de levadura, antibióticos así como cantidades desconocidas de ARN y ADN procedentes de cultivos de tejidos celulares de animales y de seres humanos.

»Mientras la recuperación natural de muchas enfermedades infecciosas estimula la inmunidad de por vida, las vacunas sólo proporcionan una protección temporal; y la mayoría de ellas requieren dosis "de recuerdo" para extender la inmunidad artificial que inducen.

»El hecho de que las vacunas no puedan replicar el resultado de experimentar naturalmente la enfermedad es uno de los puntos claves en la disputa entre quienes insisten en que la humanidad no puede vivir sin un uso masivo de múltiples vacunas y quienes creen que la integridad biológica humana se verá severamente amenazada por su uso continuado».

Sarampión

Al igual que las paperas, el sarampión es una enfermedad de la niñez que no representa peligro. La creencia en que el sarampión puede producir ceguera es un mito originado por el aumento de sensibilidad a la luz que experimentan los pacientes. Este problema remite en cuanto se deja la habitación en penumbra y desaparece por completo con la convalecencia.

Durante mucho tiempo se creyó que el sarampión aumentaba el riesgo de sufrir una encefalitis infecciosa, cuando ahora se sabe que eso ocurre sólo entre niños que viven en áreas económicamente deprimidas y padecen desnutrición. Entre los niños acomodados, sólo 1 de cada 100.000 resultará infectado. Además, menos de la mitad de los niños que se revacunan contra el sarampión están protegidos de la enfermedad.

Aquí tienes más pruebas de que las vacunas no funcionan. La tasa de mortalidad por sarampión descendió en un 95 por 100 antes de que se introdujese la vacuna contra él. En el Reino Unido, a pesar de la vacunación generalizada de los niños pequeños, el número de casos de sarampión aumentó recientemente en casi un 25 por 100.

En Estados Unidos ha habido una incidencia de sarampión en continuo ascenso, a pesar de que –o quizá porque– la vacuna contra él está en vigor desde 1957. Después de una serie de aumentos y disminuciones, el número de casos de sarampión está ahora descendiendo de pronto otra vez. El CCPE reconoce que esto podría estar relacionado con una disminución global en la incidencia del sarampión en el hemisferio occidental. No tiene nada que ver con la vacuna.

Aparte de estas pruebas, muchos estudios demuestran que la vacuna contra el sarampión no es eficaz. Por ejemplo, como se informaba en un artículo de 1987 de la revista *New England Journal of Medicine*, en un brote de sarampión ocurrido en 1986 en la localidad de Corpus Christi, Texas, el 99 por 100 de las víctimas habían sido vacunadas.

En 1987, el 60 por 100 de los casos de sarampión en Estados Unidos correspondían a niños que ya habían sido vacunados a la edad reglamentaria. Un año después, esta cifra aumentó al 80 por 100.

Vacuna SPR

Aparte de no proteger contra el sarampión, y posiblemente incluso de aumentar el riesgo de contraer la enfermedad, se ha probado que la vacuna SPR produce numerosos efectos adversos; entre ellos están la encefalitis, las complicaciones cerebrales, las convulsiones, el retraso en el desarrollo mental y físico, la fiebre alta, la neumonía, la meningitis, la meningitis aséptica, las paperas, el sarampión atípico, trastornos sanguíneos como la trombocitopenia, el shock mortal, la artritis, la panencefalitis esclerosante subaguda y la hemiplejia; incluso puede producir la muerte.

Según un estudio publicado en la revista *The Lancet* en 1985, si los niños pasan un «sarampión leve» como consecuencia de la vacuna, el sarpullido poco desarrollado que presentan puede causarles enfermedades degenerativas como el cáncer en el futuro.

En 1994, el Departamento de Salud y Servicios Sociales estadounidense admitió ante los médicos que el 11 por 100 de los niños que recibieran por primera vez la vacuna contra la rubéola sufriría artritis. Los síntomas van desde dolores moderados hasta una grave discapacitación. Otros estudios muestran que hay un 30 por 100 de probabilidades de desarrollar artritis como respuesta a la vacuna contra la rubéola.

En vez de inyectarle al niño venenos químicos manipulados por manos humanas, es mucho más prudente que los padres inviertan tiempo y esfuerzos en ayudar a su hijo a desarrollar inmunidad natural. Lo que es más; ¡permitir que los niños contraigan algunas enfermedades infantiles como las mencionadas anteriormente puede hacer más bien que mal a sus sistemas inmunológicos!

5. El engaño de la VPH

El peor efecto secundario de la vacuna contra el VPH son las falacias propaladas por las grandes farmacéuticas. Para empezar, ¿cómo puede el fabricante Merck & Co afirmar que su vacuna Gardasil protege contra «el virus del papiloma humano» (VPH), cuando se trata de un grupo de más de cien virus?

Los conceptos erróneos primero producen miedo en el público y luego la histeria colectiva. Ponle a eso una etiqueta con el precio y tendrás una vacuna que cuesta 360 dólares llamada Gardasil. Multiplícalo por los millones de estadounidenses que han sido vacunados con ella y verás que el gigante farmacéutico se ha llevado unos pasmosos beneficios extraordinarios.

Hagamos algunas indagaciones para averiguar qué verdad hay detrás de la vacuna contra el VPH, que es promocionada por las autoridades de salud pública como un salvador para las mujeres jóvenes, pues supuestamente protege contra el cáncer del cuello del útero.

Ahora verás cuán segura y eficaz es realmente esta vacuna. Desde septiembre del 2010, médicos de todo Estados Unidos han dado parte de 65 muertes relacionadas con el Gardasil al Sistema de Información sobre los Efectos Adversos de las Vacunas (VAERS) del CCPE. Dado que se informa al CCPE de muchos menos eventos adversos de los que hay en realidad, éste es un número estadísticamente significativo para un medicamento aprobado por la Administración de Drogas y Alimentos (FDA) en junio del 2006.

Aparte de sus perniciosas secuelas, y del hecho en sí de que sea una vacuna, hay otros problemas relacionados con el Gardasil: no protege contra todas las cepas de VPH cancerígenas; su mal llamada protección dura sólo unos cuantos años *(véase* el capítulo 3, «¿Hay una conspiración?»); y, como todas las demás vacunas, no es infalible.

Antes de proseguir, veamos con más detenimiento la vacuna y los VPH. En contra de lo que la propaganda de salud pública quiere hacernos creer, la mayoría de las mujeres resultan infectadas por VPH en algún momento de su vida; pero, en la mayor parte de los casos, no presentan síntomas y la infección remite por sí sola a su debido tiempo.

Hay cuatro tipos de VPH que son potencialmente dañinos: los tipos de alto riesgo 16 y 18, que se asocian al 70 por 100 de los cánceres del cuello del útero, y los tipos de bajo riesgo 6 y 11, que se asocian a lesiones o verrugas en el tracto oral y anogenital (consideradas a veces precancerosas).

El Gardasil contiene fragmentos de los cuatro tipos de virus peligrosos, modificados antes genéticamente. Sin embargo, esta vacuna que ha recibido tanta publicidad provocó un escándalo en Estados Unidos desde el momento mismo de ser aprobada por la FDA. Primero provocó estupor cuando la FDA decidió tramitarla por la vía rápida; ¡y todo este alboroto por una enfermedad que sólo da cuenta del 1 por 100 de las muertes producidas por cáncer en este país!

Pero había mucho en juego –su precio–, por lo que no es como para sorprenderse que la Administración pareciera más interesada que el propio público en que la vacuna estuviera a la venta lo antes posible. Pero aquí está el quid de la cuestión; una amarga ironía. En enero del 2010, el gigante farmacéutico anunció que la doctora Julie Gerberding, que había sido directora del CCPE entre el 2002 y el 2009, había sido nombrada presidenta de Merck Vaccines, la división de vacunas de Merck & Co. Finalmente, todo ese impulso al Gardasil cobra sentido.

¿Cómo de adverso es «adverso»?

Según la organización sin ánimo de lucro Judicial Watch, el Gardasil fue asociado a cerca de 9000 «eventos adversos» en los 2 primeros años después de que fuera aprobado, entre ellos 18 muertes. Después de enero del 2008 se ha informado de 140 eventos «graves» en Estados Unidos, 27 de ellos «letales», además de 10 abortos espontáneos y 6 casos del síndrome de Guillain-Barré (SGB).

Otras investigaciones revelaron que había 38 casos de SGB registrados en la Administración de Drogas y Alimentos (FDA) desde junio del 2006, incluidos los 6 mencionados antes. El SGB es un síndrome autoinmune en el que el sistema inmunológico ataca al sistema nervioso (o más bien a las toxinas acumuladas allí); con frecuencia degenera en parálisis, y en algunos casos produce la muerte. El SGB, como ya dije anteriormente en este libro, es una de esas enfermedades que como las alergias han experimentado un espectacular ascenso en la era posvacunación.

Pero hay más. Unos documentos confidenciales obtenidos de la FDA al amparo de la Ley de Libertad de Información revelaron que a algunas de las mujeres que habían sido vacunadas con Gardasil les aparecieron de pronto ampollas en la espalda y los brazos, así como verrugas en la zona genital; y, en los dos días siguientes a la vacunación, ampollas vaginales que luego se extendían a otras partes del cuerpo.

Molestos por tales revelaciones, tanto la FDA como Merck calificaron estos síntomas de «coincidencias» y declararon que los informes del VAERS no establecían una relación de causa y efecto entre el Gardasil y los síntomas. Pero uno podría preguntarse por qué los médicos, las enfermeras y los pacientes habrían de dar parte al VAERS si piensan que los síntomas no están relacionados con la vacuna, o que no son lo bastante graves como para informar de ellos. ¿Cómo pueden la FDA y Merck hacer declaraciones tan subjetivas y declararse en posesión de la verdad, si no tienen pruebas en las que apoyarse? Esas 18.000 «coincidencias», ¿no son suficientes para al menos preguntarse si existe una relación entre el Gardasil y tales efectos secundarios?

Muchos investigadores señalan que ha habido un número importante de casos de mujeres jóvenes a las que les han salido verrugas en la zona genital y otras partes inmediatamente después de ser vacunadas. Como ocurre con otras vacunas, el Gardasil también ha provocado la enfermedad que estaba destinado a prevenir. Es mucho más probable y lógico que se produzca una infección a causa de la vacuna que el que se dé una incidencia casual de tales efectos secundarios.

Pero la ética no es el punto fuerte ni de las grandes farmacéuticas, ni de las autoridades de salud pública ni de los legisladores. Ésa es la razón de que Merck gastara millones de dólares en comercializar su «panacea» de dos formas distintas; pero las dos provocaron en el público una reacción en contra tan fuerte que tuvo que retirar su campaña.

La primera fue que Merck empezó su agresiva campaña de ventas mucho antes de que el Gardasil fuese aprobado por la FDA. Realizó un bombardeo publicitario en televisión y en Internet, intentando provocar una tormenta para que las mujeres jóvenes fueran directamente a por la vacuna en cuanto saliese a la venta.

La segunda fue que Merck gastó millones de dólares cabildeando con las autoridades estatales y federales y los legisladores para conseguir que el Gardasil fuese obligatorio para las colegialas, e incluso para las niñas en edad preescolar; ¡y casi lo consiguió! (*Véase* el capítulo 3, «¿Hay una conspiración?»). Muchos estados llegaron al extremo de redactar anteproyectos de ley de cara a hacer obligatoria la vacunación en los colegios; pero, debido a la indignación del público y al clamor de las asociaciones de consumidores, Merck suspendió su campaña de cabildeo en el 2007.

¿Cómo de alarmante es «alarmante»?

Hay otra razón de que la campaña de publicidad organizada por Merck sea poco convincente. De nuevo, apelemos a las frías estadísticas para ver cuán alarmante es la vacuna contra el VPH. Según los datos de la Sociedad Estadounidense del Cáncer, la incidencia del cáncer del cuello del útero en Estados Unidos descendió bruscamente en más del 70 por 100 entre los años cincuenta y los años noventa.

He aquí otra estadística. El cáncer del cuello del útero ni siquiera figura en la lista de los diez principales tipos de cáncer en Estados Unidos. Entre los más frecuentes están el de pulmón, el de mama y el de colon. Así que, ¿por qué la FDA aprobó por la vía rápida el

Gardasil, y por qué los legisladores estaban tan deseosos de aprobar leyes para hacer obligatoria la vacunación contra un cáncer que va en descenso y que dista mucho de alarmar a la población?

El gigante farmacéutico claramente no estaba interesado en ayudar a un puñado de mujeres jóvenes que podían correr el riesgo de padecer cáncer del cuello del útero más adelante en su vida. Más bien, quería conquistar un enorme mercado potencial para las vacunas contra el cáncer.

Y la propia literatura de Merck dice que es importante comprender que el Gardasil no protege a las mujeres contra algunos tipos de VPH «no contemplados en la vacuna». En otras palabras: aun cuando las chicas asuman el riesgo y se vacunen, ¡pueden todavía padecer posteriormente cáncer del cuello del útero!

Dinero manchado de sangre

Pero, ¿podría haber otra razón para que Merck empezara a funcionar a toda marcha con el Gardasil? Retrocedamos unos años, hasta la feroz controversia y la posterior retirada del mercado del Vioxx, un analgésico fabricado y comercializado por Merck para los pacientes de artritis.

El medicamento fue retirado del mercado estadounidense en el 2004, a raíz del testimonio condenatorio presentado ante el Senado por la Oficina de Seguridad de Medicamentos (ODS), dependiente de la Administración de Drogas y Alimentos. En dicho testimonio, el doctor David Graham, director asociado de ciencia y medicina de la ODS, admitió que el Vioxx había causado un número estimado de 38.000 infartos de miocardio y muertes súbitas cardíacas.

Graham también dijo que ésa era una «estimación conservadora» y que el número de infartos de miocardio podía estar entre 88.000 y 139.000, de los que «el 30-40 por 100 de las víctimas probablemente han muerto».

Cinco años después, el fantasma del Vioxx volvió a asomar para Merck. En noviembre del 2009, en un proceso judicial entablado contra ella por el Vioxx salieron a relucir datos confidenciales que la farmacéutica había mantenido en secreto. Dichos datos revelaron que la empresa ya conocía el «efecto asesino» del Vioxx tres años antes de que fuera del dominio público. En otras palabras, el fabricante de fármacos permitió a sabiendas y por propia voluntad que murieran ancianos artríticos por un medicamento que había fabricado, simplemente para proteger su reputación y asegurar los beneficios.

Es interesante recalcar que, en el mismo momento en que la sobrecogedora verdad sobre el Vioxx se conocía, Merck ya estaba preparando su siguiente chanchullo: el Gardasil. Así que, aunque la empresa había sufrido un duro golpe que podría haberla destruido, ya estaba fabricando una vacuna que –al menos eso esperaba– salvaría su reputación y compensaría algunos de los miles de millones que estaba perdiendo por la caída de las ventas del Vioxx y los pleitos por él. Pero, ¿quién dijo que las empresas farmacéuticas tienen conciencia?

6. La vacuna contra la hepatitis B: la infanticida

La vacuna contra la hepatitis B es una de las primeras que se les ponen a los recién nacidos; pero no redunda en ningún beneficio para ellos. Esto se debe a que los medios de trasmisión del virus de la hepatitis B son la sangre y los productos sanguíneos, así como las agujas infectadas –como cuando los drogadictos comparten jeringuillas para inyectarse la droga por vía intravenosa– y el contacto sexual sin preservativo.

Así que, a menos que el bebé sea un yonqui o tome parte en prácticas sexuales peligrosas, no supone absolutamente ningún beneficio para él (suponiendo que las vacunaciones tengan alguno) recibir la vacuna contra la hepatitis B.

Y lo que es más, incluso los fabricantes admiten que la supuesta eficacia de la vacuna contra la hepatitis B se desvanece al cabo de entre siete y diez años; y aún más deprisa en el caso de los niños. Por consiguiente, incluso para aquellos que aceptan la idea de que la vacunación es beneficiosa, ¿qué justificación puede haber para obligar a vacunarse a un sector de la población que no se beneficia en nada por ello?

Pues bien, la razón es ésta. La vacuna contra la hepatitis B se introdujo comercialmente en Estados Unidos en 1986. En esencia, estaba pensada para proteger de una enfermedad extendida sólo entre determinados grupos de alto riesgo de la población; pues, como ya he dicho, el virus de la hepatitis B sólo se trasmite a través de la sangre, los productos sanguíneos y los fluidos corporales. Entre estos grupos de alto riesgo cabe hablar de drogadictos, homosexuales y heterosexuales que practican el sexo sin protección.

El problema era que estos grupos de alto riesgo, los que más probabilidades tienen de contraer la enfermedad, son también los que menos se vacunan. De modo que Merck, que fabrica y comercializa la vacuna en Estados Unidos, necesitaba encontrar nuevos mercados; y rápidamente.

En 1991, cinco años después de que la vacuna contra la hepatitis B saliera a la venta, el CCPE dio de pronto un giro radical, abriendo todo un nuevo mercado para el fabricante. Y a la agencia se le ocurrieron algunas trampas sorprendentes.

Como era de esperar, se trataba de la misma agencia que antes de eso había anunciado con orgullo que Estados Unidos se encontraba entre los países con una incidencia más baja de hepatitis B (entre el 0,1 y el 0,5 por 100 de la población): sólo 18.000 casos en una población de más de 240 millones de personas.

Pero a finales de 1991, el Comité Consultivo para la Inmunización y Vacunación (ACIP) del CCPE, sin duda a instancias de Merck, ¡recomendó de pronto que se administrase a todos los infantes, a las doce horas de nacer, la primera de las tres dosis de la vacuna!

Luego, el CCPE esgrimió algunas cifras increíbles para justificar esta recomendación, estimando que en Estados Unidos había alrededor de 1,25 millones de personas con hepatitis B crónica. La agencia también dijo que entre 4000 y 5000 de estas personas mueren de afecciones hepáticas cada año. Por añadidura, ¡se atrevió a decir que en la década anterior a su recomendación se detectaban cada año de 200.000 a 300.000 nuevos casos de hepatitis B!

Así pues, gracias supuestamente a ganarse el apoyo de funcionarios de la Administración y responsables políticos con incentivos financieros, Merck fue capaz de conseguir que los gobiernos de países desarrollados hicieran obligatoria la vacuna contra la hepatitis B al nacer. A 50 dólares por dosis, la empresa farmacéutica estaba obteniendo ahora cada año al menos 1000 millones de dólares sólo por las ventas de esta vacuna.

En el proceso, como digo, Merck consiguió que la vacuna se administrase a millones de bebés que no iban a beneficiarse de este cóctel tóxico, y cuyos sistemas inmunológicos, de hecho, se encontrarían en peligro *a causa* de ella.

Las supercherías del Gobierno fueron tales que consiguió que el público ignorase otro conjunto de cifras que habría revelado cuán «acuciante» era verdaderamente la necesidad de tal vacuna. El hecho es que aproximadamente la mitad de los individuos que contraen la enfermedad no presentan síntomas, y además adquieren inmunidad permanente contra ella. Otro 30 por 100 de los individuos que se infectan con el virus experimentan síntomas similares a los de la gripe; sólo el 20 por 100 restante llega a presentar síntomas de hepatitis. Y, de estos últimos, el *95 por 100* se recupera por completo.

Esto quiere decir que sólo el 5 por 100 de los individuos infectados con el virus de la hepatitis B se convierten en portadores contagiosos. Y ahora fíjate en esto: de este grupo, sólo una cuarta parte llega a sufrir una afección hepática crónica o cáncer. Estadísticamente hablando, esto es una minoría: entre todos los individuos expuestos al virus, sólo el 1,25 por 100 de ellos se encuentran en serio peligro. Así que la hepatitis B, ¿es realmente una amenaza para la salud pública? ¿Cómo se justifica la vacunación en masa contra ella? ¿Por qué no dejar que la gente decida voluntariamente si se vacuna o no?

Los números no mienten

Pero, ¿por qué, exactamente, es tan peligrosa la vacuna contra la hepatitis B? El último sitio de Estados Unidos donde encontrarás una respuesta a esta perturbadora pregunta es el VAERS, dependiente del CCPE y de la Administración de Drogas y Alimentos. Según los archivos públicos del VAERS, sólo se registraron 19 casos de muertes infantiles relacionadas con la vacuna contra la hepatitis B en la última década del siglo XX.

Sin embargo, según un investigador independiente que obtuvo datos sin procesar del VAERS que normalmente no son del dominio público, en realidad hubo 54 informes de muertes infantiles relacionadas con la vacuna contra la hepatitis B sólo entre enero de 1996 y mayo de 1997. ¡El VAERS no los hizo públicos! Y se trataba sólo de los casos de los que habían dado parte al VAERS los médicos, las enfermeras, los padres, etc.

El investigador también se enteró de que durante este período se habían registrado en el VAERS los informes de 17.000 reacciones adversas a la vacuna, pero ni la Administración de Drogas y Alimentos ni el CCPE los hicieron públicos.

Cuando se introdujo la vacuna contra la hepatitis B, fue promocionada como el modo más seguro de protegerse contra un virus que podía causar daños irreparables en el hígado, producir cáncer y finalmente provocar la muerte. Su introducción como vacuna obligatoria en Estados Unidos, así como las campañas de inmunización de masas de finales de los años ochenta y de los años noventa, fueron muy controvertidas también porque algunos sospecharon que esta vacuna fue usada por las autoridades de salud pública y el Gobierno del país como vehículo para introducir el VIH en determinados grupos de la población estadounidense. (*Véase* el capítulo 3, «¿Hay una conspiración?»).

A medida que los investigadores ahondaban en el tema, más trapos sucios empezaron a salir de los archivadores secretos del Gobierno y el Ejército, para horror del público. Pero el Gobierno y los responsables políticos estadounidenses consiguieron hacer obligatoria esta vacuna para todos los infantes del país.

Sin embargo, el Gobierno francés se vio obligado a responder a la preocupación pública, sobre todo después de que miles de ciudadanos franceses demandaran al Estado por ocultar los riesgos asociados a esta vacuna. Después de su introducción en Francia, centenares de personas informaron de síntomas neurológicos y autoinmunes y de enfermedades desmielinizantes como la esclerosis múltiple.

De modo que en octubre de 1998 la vacuna contra la hepatitis B fue retirada de la lista de vacunas ordenadas por la Administración pública francesa para los escolares.

La conexión autoinmune

La vacuna contra la hepatitis B ha sido objeto de extensas investigaciones, así como de acalorados debates, debido a su asociación a los trastornos autoinmunitarios «modernos». Hay una gran preocupación debido a que se ha informado de muchos efectos adversos inducidos por ella, como trastornos del desarrollo, trastornos por déficit de atención, discapacidad psíquica, autismo, encefalopatías que causan daños cerebrales permanentes, síndrome de fatiga crónica, esclerosis múltiple, artritis reumatoide, asma y ataques.

Las investigaciones también sugieren que, cuanto menor sea la edad de la vacunación contra la hepatitis B, mayor será la probabilidad de desarrollar diabetes insulino-dependiente, que es también un trastorno autoinmune.

Esta inquietante correlación se puede explicar por el hecho de que las vacunas, incluidas las tres dosis contra la hepatitis B, sobrecargan el sistema inmunológico en desarrollo del recién nacido. De hecho, el sistema inmunológico de un infante no reacciona igual ante los patógenos y antígenos que el de un adulto.

De modo que, ¿por qué no cae enfermo todo el que se pone la vacuna contra la hepatitis B? Según los investigadores, esta vacuna, que contiene material genético recombinante, imita a las proteínas humanas de tal forma que confunde a nuestro sistema inmunológico; como consecuencia de ello, éste toma las células de nuestro cuerpo por patógenos extraños y empieza a atacar nuestros tejidos. Ésta es la base de una enfermedad autoinmune.

Estadísticamente hablando, hay un porcentaje significativo de la población que es propenso a esta «confusión celular»: los individuos con esta tendencia genética, cuando la vacuna entra en su torrente sanguíneo, experimentan recrudecimientos de —o desarrollan por completo– síntomas neurológicos y de otro tipo que son característicos de los trastornos autoinmunitarios.

Sin embargo, a la hora de vacunarse es importante ser consciente de los riesgos que conlleva. Dichos riesgos varían según la vacuna de que se trate y según el individuo que se la ponga. ¿Cómo puedes saber si estás predispuesto a un trastorno autoinmune cuando no has tenido síntomas, y por consiguiente no te han hecho pruebas antes? ¿Deberías pedir que te hicieran un perfil genético antes de vacunarte? El prospecto de la vacuna, ¿te dice toda la verdad sobre los productos químicos que contiene? Y, para empezar: ¿de verdad necesitas vacunarte?

En estos últimos años ha aumentado la preocupación sobre la seguridad de las vacunas, gracias a la difusión de la información por Internet. Con tanta información a disposición de todos ahí fuera, es difícil mantener los engaños. De modo que, si el prospecto de la vacuna es ambiguo e incompleto, el público ya no depende de la letra pequeña y de los médicos de familia para obtener la información que necesita.

En Estados Unidos, los padres se están cuestionando cada vez más la necesidad de ponerles a sus hijos treinta y tantas vacunas a la edad de dieciocho meses. Así que, para disminuir el número de pinchazos y restar importancia al ataque al sistema inmunológico de los bebés, los fabricantes de vacunas han recurrido a otra estratagema.

Ahora combinan distintas vacunas en una sola inyección, o cóctel, como en el caso de la vacuna DPT (contra la difteria, la tos ferina y el tétanos), de la SPR (contra el sarampión, las paperas y la rubéola) y de la SPRV (contra el sarampión, las paperas, la rubéola y la varicela).

Lo siguiente es una noticia preocupante para los padres que decidan que se administre a sus hijos una vacuna combinada; me refiero a la SPRV. El Centro de Estudio Permanente sobre Vacunación Kaiser, que utilizó la Base de Datos sobre la Seguridad en las Vacunas gubernamental, descubrió que los niños que reciben la vacuna combinada tienen casi el doble de posibilidades de que les suba la fiebre y les produzca convulsiones.

Según dicho estudio, cuyos resultados se publicaron en la revista *Paediatrics* en julio del 2010, se observó que 1 de cada 1000 niños que reciben la vacuna SPR corren el riesgo de padecer convulsiones febriles; y esa proporción aumenta significativamente cuando se trata de la vacuna SPRV. Los investigadores llegaron a esta conclusión: «En 1 de cada 2300 vacunaciones con SPRV se produce un ataque febril adicional que no se presenta cuando se administran por separado la vacuna contra la varicela y la SPR».

Un tema que preocupa cada vez más a la opinión pública es que los gobiernos, las autoridades de salud pública y los responsables políticos hayan dado luz verde a las grandes farmacéuticas para criar generación tras generación de niños con problemas inmunitarios; y eso en una época en la que los niveles de contaminación son más elevados que nunca, los estilos de vida están fomentando las enfermedades y los alimentos procesados y modificados genéticamente están debilitando e incluso alterando el metabolismo humano (como, por ejemplo, en el caso de la obesidad). Es una triste ironía que estemos debilitando a nuestros hijos en vez de fortalecerlos; y haciendo que se enfrenten a peligros para la salud nunca vistos hasta ahora.

Por consiguiente fue alentador, aunque bastante sorprendente, ver que la Organización Mundial de la Salud (OMS) hiciera pública una hoja informativa advirtiendo sobre la corrupción en la industria farmacéutica. En dicha hoja informativa se indica que la corrupción existe a todos los niveles del proceso: en la investigación y desarrollo, en la fabricación de medicamentos y vacunas, en la consecución de vistos buenos y licencias, en la publicidad y la comercialización, en la selección de fármacos para los programas de salud y en la regulación por parte de las agencias estatales.

La OMS admite que cada año se pierden entre 12.000 y 23.000 millones de dólares del gasto en asistencia sanitaria debido a prácticas poco éticas y otros tipos de corrupción en los países desarrollados. Aparte del comentario acerca de las compañías farmacéuticas, lo alarmante es aquello a lo que tiene que enfrentarse el público una vez que el fármaco o vacuna llega a la cadena de abastecimiento.

No hay forma de saber qué contienen realmente muchas vacunas, qué consecuencias pueden tener y si muchos de estos medicamentos deberían siquiera estar a la venta. Los escándalos y las repetidas retiradas del mercado son un testimonio del riesgo que las vacunas suponen para nuestra salud, en vez de la protección que supuestamente nos ofrecen.

7. El escándalo del Rotarix

Pero, ¿cómo les explicas este escándalo a los padres de 30 millones de niños de todo el mundo, incluyendo 1 millón sólo en Estados Unidos? Éste es el número de niños que fueron vacunados con Rotarix, una vacuna fabricada por GlaxoSmithKline y aprobada en el 2008 para su uso en Estados Unidos, aparentemente para proteger del rotavirus, un organismo que produce diarrea severa en los niños. Normalmente, el Rotarix se administra a los infantes a los 2 y 4 meses de edad.

Según la Administración de Drogas y Alimentos (FDA), los resultados preliminares de un estudio realizado en México con la vacuna Rotarix de GlaxoSmithKline sugieren que aumenta el riesgo de padecer un grave problema intestinal que podría producir la muerte. El anuncio apareció publicado en el periódico *The Wall Street Journal* el 22 de septiembre del 2010. Este estudio prueba claramente que las vacunas pueden producir las enfermedades que deben prevenir, o incluso otras peores.

Una declaración recogida en el sitio web de la FDA decía que el estudio indicaba que había un riesgo mayor de invaginación intestinal en el período de los 31 días siguientes a la administración de la primera dosis de Rotarix. La invaginación intestinal es la introducción anormal de una porción del intestino en otra y puede ser mortal. Naturalmente, la FDA no tiene ninguna intención de hacer retirar definitivamente del mercado la peligrosa vacuna, aunque tenga a sus espaldas una larga lista de problemas causados por ella.

Aunque fue autorizado en 2008, el Rotarix fue retirado temporalmente del mercado en marzo del 2010 por orden de la FDA tras descubrirse que estaba contaminado con un virus del cerdo (el circovirus porcino del tipo 1, o PCV1). Era un resultado inevitable que los 30 millones de niños que recibieron el Rotarix se infectaran con el PCV1, porque el cultivo de producción –el banco original de células a partir del cual se obtiene toda la vacuna– estaba contaminado con este virus.

La contaminación fue descubierta por un equipo de investigadores que estaban estudiando la pureza de las vacunas fabricadas a partir de virus vivos atenuados (debilitados). La lista incluía las vacunas contra la rubéola, la polio, la varicela, la fiebre amarilla, el sarampión y la diarrea causada por rotavirus; así como la SPR.

Lo que descubrieron fue espeluznante:

- Circovirus porcino del tipo 1 en el Rotarix.
- Fragmentos de ADN del virus de la leucosis aviar en la vacuna contra el sarampión.
- Fragmentos de ADN de un virus similar al retrovirus simio en la vacuna RotaTeq fabricada por Merck.

No es inusual encontrar en las vacunas fragmentos de material genético (ADN) animal. Es el tipo de material que podría resultar ser mortal. Obviamente, el material vírico entra dentro de esta categoría. ¿Te acuerdas del asombroso descubrimiento del SV40 en la vacuna contra la polio? *(Véase* el capítulo 2, «Errores de bulto históricos»).

Así que, ¿cómo llegó el PCV1 a las ampollas de Rotarix? Además de los tejidos y el suero de mono y de vaca usados para el cultivo de producción del Rotarix, también se empleó en su fabricación tripsina de cerdo, una enzima del jugo pancreático. El PCV1 entró en el cultivo de producción al añadir la tripsina. Pero, ¿desde cuándo se preocupan de hacer comprobaciones los fabricantes de vacunas? Ciertamente no pretenden suicidarse financieramente hablando. Si tuvieran que comprobar cada vacuna que producen en busca de contaminantes, nunca la venderían.

8. La DPT y la muerte súbita

El miedo es una de las armas más eficaces que usan los fabricantes de vacunas para hacer que los padres cedan ante los «peligros» de la enfermedad y busquen una panacea para sus hijos. Y a los fabricantes de vacunas no les importa que sus tácticas «de persuasión» causen la muerte de un montón de bebés todos los años.

Me refiero a la vacuna DPT (contra la difteria, la tos ferina y el tétanos), que ha estado implicada una y otra vez en casos de muerte súbita infantil, o SMSI. *(Véase* el capítulo 3, «¿Hay una conspiración?», parte I: «¡Guerra a los infantes!»).

Las investigaciones han confirmado que la vacuna contra la tos ferina es eficaz únicamente en el 36 por 100 de los niños. Un informe del profesor Gordon Stewart, que fue publicado en 1994 en la revista *World Medicine,* demostró que los riesgos de la vacuna antitosferina superan a sus beneficios.

La DPT, la vacuna antitosferina que se usó en Estados Unidos hasta 1992, contenía formaldehído, que es cancerígeno, y los metales aluminio y mercurio, que son altamente tóxicos. Tanto en el caso de esta vacuna como en el de su versión «mejorada», la DTP, nunca se han hecho pruebas para determinar su seguridad; sólo su «eficacia».

La nueva vacuna no ha resultado ser mejor que la antigua. Ambas versiones causan la muerte, experiencias próximas a la muerte, ataques, retrasos en el desarrollo y, como mínimo, hacen necesaria la hospitalización. La DTP se administra a los bebés a las seis semanas de nacer, aunque nunca ha sido probada en este grupo de edad.

Otro suceso que puso en evidencia los peligros de la vacuna DPT se produjo en julio del 2010, durante un brote de tos ferina en California en el que murieron 10 infantes a causa de la enfermedad; casi 6000 casos han sido confirmados hasta el día de hoy (1 de noviembre del 2010). De hecho, las autoridades de salud pública han admitido que ha habido un resurgimiento de la tos ferina en estos últimos años, con súbitos incrementos de vez en cuando. Y eso a pesar (¿o quizá a causa?) del hecho de que la tasa de vacunación con la DPT es muy alta.

A raíz del brote, el CCPE admitió que el patógeno podía haberse adaptado a la vacuna, un hecho apoyado por la observación de que la bacteria *Bordetella parapertussis,* que está emparentada con la bacteria *Bordetella pertussis,* causante de la tos ferina, puede también producir la enfermedad en individuos inmunodeficientes, especialmente en los niños pequeños. Algunos investigadores sospechan que la vacuna DPT puede debilitar el sistema inmunológico (ya que contiene grandes cantidades de toxinas bioactivas) hasta el punto de hacer que las víctimas sean vulnerables al ataque de la bacteria *Bordetella parapertussis.*

Todas las vacunas dañan el sistema inmunológico, y esto hace que los infantes sean especialmente vulnerables a las infecciones bacterianas. Dado que no se hacen verdaderas pruebas de seguridad con las vacunas, sus fabricantes y los médicos no pueden ser culpados directamente de causar tales brotes epidémicos. De hecho, ocurre justo lo contrario: los funcionarios de sanidad echan la culpa del brote a la falta de vacunación entre los niños y los adultos; y se esfuerzan en concienciar e informar a la gente sobre la importancia de la vacunación.

Según la doctora Jennifer Ashton, corresponsal médico de la cadena de noticias CBS, dado que no es posible vacunar a los infantes de menos de dos meses de edad con la DPT, es de todo punto esencial que los adultos que viven y trabajan con niños se vacunen con ella; o que se revacunen, si ya estaban vacunados.

Sin embargo, no hay pruebas de que la vacuna antitosferina prevenga la tos ferina; alguien se lo está inventando. Es igual de probable que los adultos vacunados contagien la enfermedad a sus hijos ya inmunocomprometidos. Según las pruebas estadísticas, numerosas epidemias comenzaron inmediatamente después de que se llevaran a la práctica los programas inmunización entre la población. ¿Por qué debería este último brote ser la excepción de esta regla?

La infección comienza como un catarro común en adultos y niños, con tos moderada y moqueo nasal. Normalmente, la tos violenta que suena como un ladrido áspero tarda una semana o dos en hacer su aparición; aunque, en algunos casos, esta característica tos no se llega a presentar.

El uso excesivo de vacunas es un asunto arriesgado. Así como el abuso de antibióticos nos ha llevado a la aparición de mortíferos microorganismos resistentes a los antibióticos (superbacterias que no se pueden destruir), la constante administración de vacunas llenas de patógenos a la población puede causar que los patógenos se adapten a las vacunas y las hagan inútiles (según lo que ha admitido el propio CCPE).

Pero, volviendo al título de este apartado, entre los 17 problemas potenciales para la salud causados por la vacuna antitosferina, el SMSI encabeza la lista. Según una estimación de la Universidad de California en Los Ángeles, 1000 infantes estadounidenses mueren cada año como consecuencia directa de recibir la vacuna. Los niños mueren en un intérvalo de tiempo ocho veces más corto tras inyectarles la DPT. James R. Shannon, de los Institutos Nacionales de la Salud, entendió bien esto cuando dijo que «ninguna vacunación se puede considerar segura hasta que se administra a los niños».

Las autoridades sanitarias afirmaron que las 10 muertes ocurridas durante el reciente brote en California se debieron al hecho de que estos infantes no estaban vacunados. Esto es sumamente improbable, dado que la vacuna sólo es eficaz en el 36 por 100 de los niños; por consiguiente, 6 o 7 de ellos habrían muerto de todos modos. Además, estos niños tal vez tuviesen otra afección seria preexistente que contribuyó a su muerte, lo que ocurre muy a menudo cuando una infección que normalmente no es letal –como en este caso la tos ferina– mata a alguien.

Aunque es una gran tragedia para cualquier padre el ver que su hijo muere a las pocas semanas de nacer, no se acerca a la tragedia de los 1000 niños que mueren innecesariamente cada año a causa de la vacuna contra la tos ferina. Es difícil entender cómo cualquier médico, funcionario de sanidad o director general de una farmacéutica puede tener la conciencia tranquila y anunciar que es perfectamente normal dejar que 1000 niños mueran con objeto de salvar a otros 10. ¿Es que simplemente ignoran la trascendental investigación publicada sobre el tema y confían ciegamente, en cambio, en mitos y seudociencia? ¿O es que son codiciosos sin más y no se preocupan por las consecuencias?

Además, la difteria se sigue combatiendo con programas de inmunización tóxica aun cuando ha desaparecido casi por completo del planeta. Cuando la difteria se desató en Chicago en 1969, 11 de las 16 víctimas eran individuos que habían sido inmunizados contra ella. En otro informe, 14 de las 23 víctimas eran completamente «inmunes». Esto demuestra que la vacunación no ofrece ninguna protección contra la difteria; al contrario, incluso puede *aumentar* la posibilidad de infectarse.

9. Miniderrames cerebrales

El doctor Andrew Moulden, un investigador experto en la evaluación neuroconductual del cerebro y en los trastornos de la conducta, ha hecho algunas observaciones interesantes sobre las vacunas tras pasar años realizando exhaustivas investigaciones. Dice que las vacunas, de manera global, causan isquemia: es decir, una disminución transitoria o permanente del riego sanguíneo en las arteriolas y los capilares de la microcirculación. Esto ocurre a nivel microscópico, así que es difícil de observar.

Según el doctor Moulden, como digo, las vacunas producen isquemia, que a su vez causa anoxia, que es la falta casi total de oxígeno en los tejidos corporales; y ésta, a su vez, da lugar a la muerte de células o a miniderrames cerebrales. Cuando esto ocurre en el cerebro y el sistema nervioso, da lugar a trastornos del neurodesarrollo como el SFC y la discapacidad psíquica. Pero también puede tener lugar en las células y los tejidos de otras partes del cuerpo. Así es como las vacunas producen una colección variada de síntomas, dependiendo de cuál sea la zona dañada.

El doctor Moulden dice que, cuando se inyecta una vacuna en la sangre, ocurren dos cosas: la primera, se produce una hiperestimulación inmune no específica, o hipersensibilidad inmunitaria; la segunda es una inestabilidad electrostática en el flujo de sangre que perjudica la dinámica de fluidos y el trasporte de oxígeno y nutrientes por el sistema vascular del cuerpo. Un flujo sanguíneo sano es la base de la vida, la curación, el funcionamiento celular, el bienestar general y la salud, señala.

El doctor Moulden explica que uno de los procesos que tienen lugar es la pérdida de la estabilidad coloidal del flujo sanguíneo; es decir, que el organismo pierde la capacidad de mantener la fluidez correcta de la sangre, que se «espesa». Por ejemplo, el aluminio presente en las vacunas como adyuvante causa el «espesamiento» de la sangre, que adquiere una consistencia fangosa, ya que hace que las partículas sanguíneas se aglomeren.

Los capilares no pueden absorber el oxígeno y los nutrientes de la sangre «espesada», lo que ocasiona daños celulares y tisulares. Si esto parece un problema «menor», no lo es cuando tiene lugar a nivel microscópico, explica el doctor Moulden, quien dice también que los infantes que mueren de súbito e «inexplicablemente» tras ser vacunados sufren un empeoramiento del flujo sanguíneo en los capilares del tronco del encéfalo, que controla la respuesta respiratoria refleja.

Así pues, todos los individuos que son vacunados sufren una serie de derrames cerebrales isquémicos durante toda la vida. El doctor Moulden explica que, cuando el cuerpo alcanza el «punto de máxima tensión tolerable», el sujeto experimenta trastornos del neurodesarrollo y otros problemas.

La ciencia médica aún tiene mucho camino que recorrer antes de que entienda del todo los efectos adversos de las vacunas. Basta decir que un sistema inmunológico en buenas condiciones y un estilo de vida sano son la mejor protección contra cualquier enfermedad.

6

Autismo: el ataque del mercurio

Si retrocedes en el tiempo, la historia te demostrará que el origen de la vacunación de las masas se remonta a los intentos de librar a la población de «las enfermedades que pueden ocasionar la muerte». Esto era mucho antes de que las grandes farmacéuticas viesen la oportunidad de forrarse de dinero moldeando la opinión pública y manipulando a los responsables políticos para favorecer sus propios intereses.

De modo que, al menos desde el punto de vista de aquellos que creen en el mito de las vacunas, se supone que la inmunización salva vidas. Hemos vuelto al punto de partida en sólo medio siglo desde que el mito fuera inculcado en el público. Desde entonces la tecnología nos ha permitido estudiar los microbios, nuestro cuerpo y el modo en que ambos encajan. Ahora los científicos pueden «ver» cosas que no eran evidentes allá por los años treinta y cuarenta. Pero la medicina convencional ha usado estos extraordinarios logros para promover el mito de que los gérmenes son agentes causantes de enfermedades y de que las vacunas de alguna manera salvan vidas.

A lo largo de todo este libro, demuestro cómo y por qué las vacunas han causado una y otra vez las enfermedades que aparentemente deben prevenir. Y luego están las enfermedades y trastornos producidos como «efectos secundarios» de la vacunación.

Probablemente, el mejor documentado de estos «efectos secundarios» sea el autismo, un grave trastorno infantil íntimamente relacionado con dos sustancias químicas que en otro tiempo se usaban habitualmente para preparar las vacunas: el timerosal y el aluminio.

Los niños autistas no sólo son retraídos socialmente; son prácticamente incapaces de relacionarse con otras personas. También carecen de la capacidad de experimentar toda la gama y la profundidad de las emociones humanas normales. Asimismo, es frecuente que padezcan un deterioro del lenguaje, además de su falta de aptitud para la comunicación. En los casos extremos, los niños autistas realizan acciones repetitivas y tienen preocupaciones aparentemente extrañas.

El autismo es un trastorno grave y los individuos que lo padecen con frecuencia necesitan supervisión durante toda la vida. A veces se considera un término polivalente para referirse a un abanico de afecciones con síntomas similares, que por ello reciben el nombre de trastornos del espectro autista (TEA).

Los TEA son un grupo de trastornos del neurodesarrollo, lo que significa que el desarrollo conductual en los niños autistas no ha alcanzado los hitos habituales debido a anormalidades en el funcionamiento del cerebro y del sistema nervioso. Aunque algunos científicos sugieren un factor genético para el autismo, las causas de este trastorno siguen siendo en gran medida «no específicas». Esto quiere decir que la enfermedad no se puede relacionar causalmente con *ningún* factor específico.

Hay todo un cuerpo de investigación sobre la patofisiología del autismo. Esta área se centra en las anormalidades del cerebro y el sistema nervioso que están localizadas en las zonas que controlan las funciones del lenguaje, el habla, las emociones, la expresión y otras «funciones superiores». Estas funciones y aptitudes son las que nos hacen individuos completos; y son también precisamente las que resultan deterioradas por los TEA.

En el caso del autismo, los factores genéticos dan cuenta sólo de la mitad de la historia; las circunstancias y el entorno hacen el resto. Y, entre estos factores ambientales, las vacunas juegan un papel destacado.

Muchos investigadores, que se basan en cientos de estudios, creen que el autismo está íntimamente relacionado con productos químicos tóxicos, entre los que cabe hablar de los contaminantes del agua, los residuos peligrosos arrojados en vertederos próximos a las comunidades humanas e incluso los alimentos que ingerimos.

Hay una considerable cantidad de investigaciones que se han centrado en buscar en aquellas localidades donde la tasa de autismo es especialmente elevada sustancias químicas como el tetracloroetileno, el tricloroetileno y los trihalometanos en el agua potable, y metales como el mercurio, el cadmio y el níquel en la atmósfera. Un simple examen de estos productos químicos revela que el que se encuentra con más frecuencia es el mercurio, un metal pesado del que se sabe que causa daños neurológicos y renales.

En lo que a vacunas se refiere, hay un gran debate en torno al papel de un conservante llamado «timerosal», que se emplea en las vacunas para impedir que se contaminen con bacterias y hongos mientras están guardadas en sus ampollas durante períodos prolongados. El timerosal tiene casi un 50 por 100 de mercurio, que actúa como una neurotoxina que causa daños en los nervios del sistema nervioso central.

Más concretamente, las vacunas que han sido objeto de un examen meticuloso en busca de timerosal han sido la empleada contra la hepatitis B, la Hib, la DTP y la SPR, todas las cuales lo contienen y están estrechamente relacionadas con el autismo y los trastornos relacionados con el sistema inmunológico, como han demostrado las investigaciones.

Antes de hablar del timerosal y su papel en el autismo, hay algo más que debemos considerar. La comunidad científica –e incluso la jurídica– dice que no ha encontrado ninguna «relación causa-efecto» entre este conservante compuesto de mercurio y el autismo. Esto podría significar una de dos cosas –o ambas–: que existe una relación de causalidad pero que aún no ha sido determinada (los estudios sobre fármacos tienen fama de favorecer a las grandes farmacéuticas, y casi siempre apoyan las políticas gubernamentales); o, en el mejor de los casos, que hay una fuerte correlación.

En este último caso, la mayoría de los estudios sobre el timerosal sugieren que el mercurio, el aluminio y algunos contaminantes –como las células fetales humanas– precipitan el autismo en los niños que ya están predispuestos a él. En otras palabras, el mercurio contenido en estas vacunas actúa sobre una estructura neurológica preexistente que conduce al autismo y a otros trastornos relacionados con él, lo que da lugar al desarrollo completo de los síntomas. Esto quiere decir que si un niño que está predispuesto al autismo no fuera inmunizado con vacunas que contienen timerosal, llevaría la vida de un individuo sano y normal que no tiene síntomas de ese trastorno.

1. Presentación del timerosal

Volvamos a nuestro análisis sobre el timerosal. A los fabricantes de fármacos les encanta este conservante para sus vacunas, un producto químico sintético que, en muchos sentidos, es mucho más tóxico que su predecesor, el hidróxido de metilmercurio. Es altamente soluble en agua, se disuelve con facilidad en las membranas celulares y tiene la capacidad de desactivar procesos celulares esenciales. Ten esto presente mientras lees este capítulo, que se extiende principalmente en los efectos neurotóxicos de este conservante tan potente.

Dicho lo cual, ¿te has preguntado alguna vez por qué ha habido un aumento significativo en el número de casos de autismo en Estados Unidos después de 1988? ¿Podría estar relacionado con la repentina exposición a gran escala al timerosal debido a la inmunización obligatoria contemplada en el Calendario de Vacunación Infantil?

Hasta 1988, la vacuna DTP era la única que contenía timerosal entre las administradas a los infantes en Estados Unidos. Sin embargo, en ese año, el Calendario de Vacunación Infantil se expandió para incluir otras vacunas que contenían este conservante tóxico. Luego, en 1991, se modificó y expandió de nuevo para incluir muchas más vacunas que contenían mercurio. Y peor aún: el calendario modificado exponía a los bebés a una edad más temprana a las vacunas que contenían timerosal.

¿Qué vacunas eran éstas? En 1988, conforme a las recomendaciones del CCPE, a todos los bebés cuyas madres tenían hepatitis B se les puso una inyección de inmunoglobulina y otra con la vacuna contra la hepatitis B a las 12 horas de nacer. Ambas inyecciones contenían timerosal; la cantidad de mercurio inyectado en cada infante ascendía a 37,5 microgramos. La tercera era la vacuna Hib (contra la bacteria *Haemophilus influenzae* del tipo B), que se administra a los 18 meses de edad. Supone 25 microgramos más de mercurio, lo que aumenta el total a 62,5 microgramos.

Algunos infantes han estado expuestos al timerosal por otra razón más. Se trata de los bebés nacidos de madres con grupo sanguíneo Rh negativo, a las que se administró Rho-Gam durante el embarazo. El Rho-Gam es una inmunoglobulina Rh que se administra a estas mujeres para prevenir la enfermedad hemolítica, que consiste en que el sistema inmunológico materno ataca los glóbulos rojos del feto. Se trata de un avance relativamente reciente, pues el Rho-Gam se empezó a administrar a las mujeres embarazadas a partir de 1990.

Las investigaciones han demostrado que el cerebro del feto es más vulnerable a las neurotoxinas que el de los adultos. Las neurotoxinas son sustancias químicas tóxicas que causan daños en los nervios y la muerte de células; y el mercurio está a la cabeza de la lista de los elementos químicos que dañan el cerebro y el sistema nervioso. Además, cuanto más joven sea el sujeto, mayor es el riesgo que corre de sufrir daños neurológicos.

En este tipo de daños, se destruyen células de ciertas áreas cerebrales; y eso está relacionado con los clásicos síntomas de los trastornos del neurodesarrollo del tipo que podemos ver en los llamados trastornos del espectro autista.

El año 1991 fue un punto de inflexión –y uno potencialmente mortal– en la vacunación infantil en Estados Unidos. Para entonces, la influencia de los fabricantes de vacunas y su control sobre la política sanitaria nacional habían aumentado espectacularmente; lo mismo que los incentivos que entregaban a los responsables políticos que ponían en práctica y hacían cumplir un apretado programa de vacunación en Estados Unidos.

Por consiguiente no es sorprendente que en 1991 se produjeran algunos cambios drásticos en el Calendario de Vacunación Infantil con respecto a la vacuna contra la hepatitis B y a la Hib. Ahora los infantes no sólo recibían más vacunas, sino también a una edad más temprana. Así se pasó de pronto, como quien dice, de una sola inyección a las doce horas de nacer a ponerles tres dosis: la segunda cuando el infante tenía dos meses de edad y la tercera entre los seis y los dieciocho meses.

La supuesta lógica de las «dosis de refuerzo» contra la hepatitis B consistía en que no es probable que los adultos que corren peligro de contraer esta enfermedad (drogadictos que se colocan con inyecciones intravenosas, receptores habituales de trasfusiones sanguíneas e individuos que tienen relaciones sexuales sin protección) se vacunen voluntariamente contra ella. Por consiguiente, ¡la mejor opción era vacunar y revacunar a todos los infantes!

El programa de vacunación con la Hib también sufrió un cambio. En lugar de una sola inyección a la edad de dieciocho meses, los infantes recibían ahora cuatro inyecciones: tres entre los dos y los seis meses de edad y una cuarta a los quince meses. ¡Y cada ampolla contenía veinticinco microgramos de mercurio!

Durante estos años –entre 1988 y 1991– fue cuando empezó a dispararse la tasa del autismo y de una infinidad de enfermedades diferentes, como muchos tipos de trastornos autoinmunitarios y reacciones alérgicas y la diabetes juvenil.

Tampoco fue ninguna coincidencia que de repente un montón de padres presentaran quejas contra la vacuna DTP (contra la difteria, el tétanos y la tos ferina) y la SPR (contra el sarampión, las paperas y la rubéola) ya que sus hijos habían desarrollado autismo. (Hablaremos de la relación entre la vacuna SPR y el autismo más adelante en este capítulo).

Para algunos padres, el siguiente estudio, realizado por investigadores de la Universidad de Pittsburgh y del Thoughtful House Center for Children de Austin, Texas, sólo será útil en retrospectiva; pero hay millones de padres que pueden cambiar de opinión al leerlo. Estos investigadores administraron a crías de macaco de la India una serie de vacunas imitando el Calendario de Vacunación Infantil recomendado en los años noventa. Fue un estudio longitudinal en el que se empleó representación óptica de alta tecnología y otras pruebas sofisticadas para examinar y comparar meticulosamente los cerebros de estos monos vacunados con los de los demás monos que no se vacunaron. Se vio que los macacos vacunados presentaban cambios en el cerebro típicos del autismo, mientras que el cerebro de los no vacunados permanecía igual con respecto a estos parámetros.

¿Qué cambios fueron éstos? Bien, los monos que habían sido vacunados presentaron un aumento del volumen cerebral, algo que está estrechamente relacionado con el autismo. También sufrieron cambios en la amígdala cerebral, la región del encéfalo más vinculada a los trastornos autistas.

He aquí algo que estrecha más el vínculo entre el plan de vacunación y los fabricantes de vacunas: los programas de inmunización invariablemente reciben financiación de los fabricantes de vacunas, como en el caso de Every Child By Two («Todos los niños antes de los dos años»), un programa nacional estadounidense puesto en marcha por una agencia de voluntariado financiada por Merck, Lederle y Connaught.

La financiación de programas y proyectos de salud pública es una vía probada que las grandes farmacéuticas siempre han tomado para conseguir que el confiado público consuma sus productos de una manera aparentemente no coercitiva.

2. La conexión entre las vacunas y el autismo

Aunque todavía hay muchas cosas que no sabemos sobre el cuerpo humano y el sistema inmunológico, una gran parte de los investigadores están convencidos de que las vacunas y el autismo están intrínsecamente relacionados.

A mediados de los años noventa, la tasa de autismo había aumentado de tal manera en Estados Unidos que los padres de niños autistas vacunados durante el crucial período 1988-1991 empezaron a protestar públicamente. Finalmente, el Congreso aprobó en 1997 la Ley de Modernización de la Administración de Drogas y Alimentos. Una de las estipulaciones de esta ley era que la FDA debía revisar el contenido en mercurio de diversas fórmulas médicas.

Como era de prever, la FDA encontró que la cantidad desorbitada de mercurio que se inyectaba a los infantes era mucho más elevada que el límite permisible debido a las múltiples dosis de la vacuna contra la hepatitis B y de la vacuna Hib. Esto, junto con la vacuna DTP, que ya llevaba mucho tiempo en el Calendario de Vacunación Infantil, estaba exponiendo a los niños a graves peligros para su salud.

Pero, ¿cuánto mercurio era esto? Según la FDA, a la edad de 6 meses los infantes estaban recibiendo 187,5 microgramos; es decir, ¡un 40 por 100 más de lo que deberían, si tienes presentes las directrices establecidas por la Agencia de Protección Ambiental de Estados Unidos!

El CCPE, que seguía recibiendo duras críticas por el timerosal, encargó al Instituto de Medicina que estudiara la exposición al mercurio en los niños debido a las vacunas y averiguara si existía una posible conexión con el autismo. El instituto presentó sus conclusiones en el 2004, afirmando categóricamente que no había encontrado ninguna «relación causa-efecto» entre el autismo y las vacunas que contenían timerosal.

Hay quien dice que el Instituto de Medicina había sido aleccionado para proporcionar estos resultados. Aunque para entonces el timerosal ya se había prohibido en las vacunas infantiles, los litigios por los efectos de este producto químico se sucedían y el CCPE necesitaba que una agencia estatal «disipara» estas dudas del público.

Sin embargo, entre los «eventos adversos» que el instituto vio que estaban «relacionados sistemáticamente» con las vacunas DTP y SPR se encontraban el autismo y los trastornos del espectro autista. Y había otra categoría de eventos adversos en la que figuraba el autismo «secundario» (¿habías oído hablar alguna vez de una enfermedad «secundaria»?), que era un cuadro de síntomas semejantes a los del autismo causados por una encefalopatía crónica (anomalías del tejido cerebral) y por trastornos mitocondriales.

El Instituto de Medicina también declaró que era «biológicamente plausible» que el timerosal estuviese correlacionado con los «retrasos en el neurodesarrollo» que presentaban algunos niños.

Sin embargo, el CCPE, la Administración de Drogas y Alimentos (FDA) y otras agencias de salud pública se fijaron exclusivamente en la frase «ninguna relación causa-efecto» y la usaron para tratar de calmar al ingenuo público haciéndole creer que no había ninguna razón para preocuparse por las múltiples vacunas con timerosal que se estaban administrando a sus hijos.

Sin embargo, si atraviesas la cortina de humo, verás que lo que hacen los resultados de este estudio es confirmar la correlación existente entre el timerosal y el autismo. Sin llegar a utilizar la palabra «causar» (bueno, ya sabes que a las agencias estatales les encanta poner pegas a las palabras), el instituto corroboró a su pesar la correlación que hay entre las vacunas y los trastornos autistas.

Además, el CCPE había pedido al Instituto que investigase otra dimensión del debate sobre la vacunación: que las vacunas causan «neuroinflamación», así como una «hiperfunción» o «sobreexcitación» del sistema inmunológico.

Se sospecha que esto ha estado teniendo lugar en Estados Unidos desde 1988, cuando el número de vacunas aumentó espectacularmente. De hecho, ¡hasta la fecha los infantes estadounidenses reciben un mínimo de 38 dosis de vacunas a la edad de 18 meses! (*Véase* el apartado «SFC: el equivalente contemporáneo de la polio» del capítulo 5, «La resaca de las vacunas»). Dicho en términos sencillos: el NVICP se preguntaba si los infantes estaban recibiendo demasiadas vacunas.

Pero se sospecha que la sobreexcitación generalizada del sistema inmunológico no es lo único que está relacionado con los trastornos neurológicos. Más concretamente, son ciertos «contaminantes» y algunos ingredientes de las vacunas los que se han asociado desde hace mucho con el daño tisular y nervioso.

Déjame que te presente algunos resultados sobre las vacunas que contienen virus vivos pero atenuados (debilitados) de la enfermedad contra la que deben ofrecer protección.

Los científicos cultivan y replican formas debilitadas del virus inyectando su material genético básico en un huésped, el cual puede pertenecer a diversas especies animales. La vacuna oral contra el poliovirus (VOP) era de este tipo. Los estudios han demostrado que en las sucesivas vacunas las mutaciones tienden a acumularse, lo que causa reacciones adversas.

Además, se ha visto que en ocasiones los virus atenuados de la VOP se recombinan con los enterovirus presentes en el cuerpo humano y devuelven al virus de la polio toda su potencia patógena. En otras palabras, la recombinación reaviva la capacidad del virus debilitado de causar la polio.

Otra fuente de contaminación son los virus presentes en el huésped en el que se cultivan los virus atenuados. Ya hemos hablado extensamente de la contaminación con SV40 en el capítulo 2, «Errores de bulto históricos». Pero hay muchos otros tipos de material genético y vírico asociados a vacunas específicas. Estos virus adventicios o «accidentales» proceden de las líneas celulares utilizadas en la fabricación de las vacunas para replicar el virus debilitado, así como del suero animal y otros materiales biológicos empleados en los cultivos celulares.

Por ejemplo, el virus de la leucosis aviar (VLA) y el virus aviar endógeno (VAE) se han encontrado en vacunas de virus atenuados cultivados en fibroblastos de embrión de pollo. Se cree que el VLA y el VAE asociados a las vacunas proceden de retrovirus endógenos de la línea germinal de pollo.

Según un estudio realizado por la Sociedad Estadounidense de Microbiología, cuyas conclusiones se publicaron en el 2010, los investigadores encontraron retrovirus endógeno humano K –o HERV-K– en las vacunas SPR y Varivax. Concluyeron que el HERV-K tenía su origen en las líneas celulares humanas que se usaron para cultivar los virus de estas vacunas. Esto parece corroborar los resultados de otras investigaciones que sugieren que ciertas anomalías genéticas de los niños autistas estaban relacionadas con la presencia de HERV-K en su organismo.

Algunos científicos también han descubierto que el súbito ascenso del autismo en Estados Unidos presenta una correlación no sólo con el aumento de la cantidad de timerosal en las vacunas infantiles, sino también con el uso de células fetales obtenidas a partir de abortos.

Según un estudio de la Agencia de Protección Ambiental estadounidense, el índice de autismo ha aumentado espectacularmente desde los años ochenta, que es más o menos cuando las compañías farmacéuticas empezaron a usar a gran escala células fetales obtenidas de abortos espontáneos o inducidos por motivos terapéuticos. El estudio correlacionaba datos de toda una década extraídos de estudios realizados en Estados Unidos, Dinamarca y Japón.

Y lo que es más, estas células de origen fetal se usaban en vacunas comunes como la SPR. No es ninguna coincidencia que la tasa de autismo alcanzara un punto máximo en 1981, justo dos años después de que la nueva vacuna SPR-2, elaborada con células fetales, fuese aprobada y empezase a inyectarse a los infantes de todo Estados Unidos.

El índice de autismo alcanzó otro punto máximo en 1995, cuando se modificó la vacuna contra la varicela. Esta nueva versión también contenía células fetales, pero hay más: nada menos que once vacunas que se administran rutinariamente en Estados Unidos contienen células fetales procedentes de abortos, incluidas las vacunas contra la polio y la rabia.

3. Un elemento químico sumamente venenoso

Como ya he mencionado anteriormente, el cerebro de los niños autistas presenta una merma en la capacidad de procesar la información cognoscitiva. El autismo está asociado también a problemas en el desarrollo emocional. Además, implica deterioro del lenguaje y retrasos en la capacidad de comunicarse y relacionarse socialmente.

Esta incapacidad del cerebro para procesar, integrar y comprender eficazmente la información sugiere o bien la falta de un desarrollo adecuado o lesiones en ciertas áreas del córtex cerebral, las que controlan estas funciones.

Dichas lesiones afectan al sistema nervioso central y, por consiguiente, son de naturaleza neurológica. ¿Cómo encaja esto con el hecho de que parece haber una incidencia estadísticamente mayor de las disfunciones autoinmunes –lo que implica una mayor autoinmunidad y una función inmunológica disminuida– en los niños autistas?

Los investigadores concluyen que las vacunas y sus ingredientes repercuten en el sistema inmunológico; de hecho, actúan sobre él alterando su funcionamiento. Esto a veces conduce a una disfunción inmunológica que puede degenerar en trastornos autoinmunitarios.

Los infantes a los que se administran vacunas que contienen mercurio –incluyendo las dosis de refuerzo que incrementan su exposición a este venenoso metal pesado a una tierna edad– son por tanto víctimas de un palo doble: si la vacuna de por sí no es lo bastante dañina, el mercurio que contiene remata la faena.

Esto es especialmente cierto en el caso de los bebés, cuyos cerebros, sistemas nerviosos, sistemas inmunológicos y cuerpos en conjunto no sólo funcionan de modo diferente a los de los adultos, sino que son mucho más vulnerables a los peligrosos efectos de las vacunas y sus diversos ingredientes.

Pero, el mercurio, ¿por qué exactamente es tan devastador para el cuerpo humano? El mercurio se encuentra en tres formas: orgánica, inorgánica y elemental. Cuando entra en el torrente sanguíneo, este metal pesado daña el corazón, el cerebro, los riñones, los pulmones y el sistema inmunológico. El tipo y la extensión de los daños dependen del tipo y la cantidad de mercurio que entra en el torrente sanguíneo, la edad del individuo y la cantidad de tiempo que éste haya estado expuesto a él.

Tradicionalmente, las fuentes de la intoxicación por mercurio han sido el agua contaminada y los peces que viven en ella, el mercurio utilizado en empastes dentales y el producido en la combustión del carbón y otros productos. Aparte de las vacunas, hay muchos medicamentos sin receta que también contienen timerosal en calidad de conservante.

De igual modo que ocurre en el autismo, las investigaciones han demostrado que los hombres son más propensos a la intoxicación por mercurio que las mujeres, y en especial los niños. La razón de que los infantes sean los más vulnerables a este metal pesado es que su barrera hematoencefálica, que impide que las sustancias nocivas lleguen a su cerebro, no está tan desarrollada como la de los adultos.

Además, cuando la barrera hematoencefálica se desarrolla, impide que salga del cerebro del niño el mercurio que había conseguido colarse en él, con lo que queda atrapado allí. Normalmente, el autismo hace su aparición entre el año y medio y los dos años de edad; pero esta lenta acumulación de mercurio, junto al hecho de que sus efectos perjudiciales se manifiestan más tarde, explican por qué muchos recién nacidos que son vacunados presentan los síntomas autistas al cabo de varios meses.

Otro problema de la intoxicación por mercurio es que este metal pesado tiende a permanecer en el cuerpo del individuo ya adulto. Al igual que ocurre con todas las demás toxinas, la sangre lleva el mercurio al hígado para que lo descomponga y lo excrete. Sin embargo, en vez de eliminar su toxicidad, el hígado dirige el mercurio a la bilis, que luego se vierte en el tubo digestivo. De ese modo, el mercurio es reabsorbido por el intestino y entra otra vez en el torrente sanguíneo, con lo que sigue circulando por el cuerpo y haciendo más estragos metabólicos y neurológicos. Una vez delimitada la conexión entre el mercurio, el autismo y la autoinmunidad, estudiemos varias combinaciones de estos tres factores.

4. Autismo y autoinmunidad

Las investigaciones sobre el autismo y la autoinmunidad han demostrado que hay varias formas en las que el daño neurológico puede conducir a la aparición de los síntomas relacionados con el autismo. Una de estas formas es el daño producido en la vaina de mielina de los nervios del cerebro.

Toda neurona (célula nerviosa) está recubierta por una vaina de mielina: una funda grasa que, además de protegerla, facilita la conducción de los impulsos nerviosos. La vaina de mielina casi no existe en el delicado cerebro del neonato; su formación es gradual y dura aproximadamente hasta que el niño cumple los diez años de edad.

La vaina empieza a formarse primero en las áreas «inferiores» del cerebro y acaba en los lóbulos frontales, o centros «superiores» responsables de nuestra capacidad de pensar, de hablar, de comunicarnos y de sentir emociones diferenciadas. Todas estas funciones están dañadas en mayor o menor grado en los niños autistas.

Los estudios sobre la conexión entre el autismo y la autoinmunidad han demostrado que muchos niños autistas tienen anticuerpos en la sangre que, según se cree, atacan a dos cruciales proteínas del cerebro: la proteína básica de la mielina (PBM) y la proteína del axón.

Nota: personalmente no estoy de acuerdo con la idea de que los anticuerpos ataquen a las células; más bien opino que el cuerpo produce estos anticuerpos para curarse y para eliminar las toxinas que se han acumulado en las células y los tejidos como consecuencia de la vacunación. Como ya he mencionado anteriormente, la función principal de los anticuerpos y de los glóbulos blancos es curar, no luchar. Esta oportuna respuesta inmunitaria obviamente se vale de la inflamación tisular para expulsar toxinas, descomponer células dañadas, producir tejido cicatrizal e inducir toda la sanación posible, dada la alarmante situación de toxicidad. Por consiguiente, tengo dudas sobre si emplear las palabras «autoinmune» y «enfermedad» en relación con el autismo u otras de las llamadas enfermedades autoinmunes, cuando en realidad se trata de la sabiduría del cuerpo para la propia conservación y no un acto de autodestrucción. Dicho lo cual, proseguiré utilizando las ideas del pensamiento médico contemporáneo para explicar cómo las vacunas son responsables de causar lesiones en el cerebro.

A fin de cuentas, realmente no importa cómo veamos la situación. El hecho es que introducir un cóctel de metales pesados, formaldehído, antibióticos, agentes anticongelantes, cuerpos extraños, etc., en la sangre y el cerebro de un niño en desarrollo que no tiene ni la más mínima posibilidad de librarse de estas toxinas, constituye una agresión de primer orden.

Volviendo al tema del que estábamos hablando, todo esto significa que las vainas de mielina en crecimiento son atacadas por el propio cuerpo; o que no se pueden formar debidamente a causa de la exposición a los mortíferos ingredientes de las vacunas. Esto, a su vez, daña los nervios; y, por tanto, repercute en sus funciones. Hay un paralelismo en cuanto a anticuerpos contra la PBM entre los niños autistas y los individuos que padecen otras enfermedades autoinmunes, como el lupus eritematoso sistémico, la enfermedad de la tiroides, la artritis reumatoide, la diabetes insulino-dependiente y la esclerosis múltiple.

Y hay muchas razones que explican la existencia de esta anormalidad, incluyendo factores genéticos, ataques de microorganismos como el virus de la rubéola y el citomegalovirus (ambos han sido relacionados con el autismo), anticuerpos trasmitidos por la madre al feto y una activación inmune anómala.

Este último factor es el que nos interesa en nuestro análisis sobre el autismo y la autoinmunidad: la activación inmune anómala causada por las vacunas. En una parte anterior de este libro (*véase* el capítulo 5, «La resaca de las vacunas») hablé de algunos de los modos en los que las vacunas desencadenan respuestas inmunitarias anormales. Es más, el mercurio presente en algunas vacunas es uno de los muchos ingredientes asociados a una respuesta autoinmune.

La respuesta inmunitaria mediada por anticuerpos –me refiero a cuando los anticuerpos atacan el cerebro– puede ser precipitada por otros ingredientes y contaminantes abundantes en las vacunas, como son el aluminio (un metal que se emplea como adyuvante), los conservantes, los antibióticos (que por sí solos contienen cientos de ingredientes activos, como la penicilina, la bacitracina, el cloranfenicol, el sulfato de gentamicina, el sulfato de neomicina, la polimixina B, la oxitetraciclina, la kanamicina, la estreptomicina, el sulfametrole, la tosufloxacina, la cicloserina, la azitromicina, etc.) y proteínas extrañas de origen humano o animal.

He aquí otra forma de que se produzca el mismo efecto. Se cree que el virus de la polio ataca y daña la vaina de mielina de los nervios; cuando el paciente desarrolla la enfermedad por completo, tenemos la poliomielitis. En muchos casos, la polio causa parálisis, que a su vez es el resultado de lesiones en el cerebro y el sistema nervioso.

A través de los años, las investigaciones sobre las vacunas las han relacionado sistemáticamente con la encefalitis (inflamación del cerebro), que también conduce a la desmielinización de los nervios. La conclusión es inequívoca.

5. El debate sobre el timerosal

El timerosal se ha usado en diversas fórmulas médicas, incluyendo vacunas, desde los años treinta. Pero en los años ochenta, la ansiedad del público respecto a las vacunas y sus efectos dañinos en los niños no sólo era cada vez mayor, sino que empezaba a desbordarse. Esto condujo a un aumento en el número de pleitos entablados en los juzgados de lo civil contra los fabricantes de vacunas, especialmente con respecto a una posible relación entre el autismo y la vacuna DTP, que contiene timerosal.

De hecho, entre 1979 y 1997 hubo más de 1000 pleitos entablados solamente contra los fabricantes de la vacuna DTP. En 1988 se produjo el mayor número de ellos en un solo año: 255.

Preocupado ante la posibilidad de que los padres dejaran de ponerles a sus hijos la vacuna DTP, y temiendo una reacción violenta, el Gobierno estadounidense creó el Programa Nacional de Compensación por Daños Derivados de Vacunas (NVICP) en 1988, coincidiendo con el gran número de demandas judiciales entabladas ese año en relación con ellas.

Llamado extraoficialmente el «tribunal de las vacunas», este foro legal fue concebido como una plataforma independiente para los litigios relacionados con vacunas; pero el reglamento era muy riguroso. Ponía la carga de la prueba en una «relación causa-efecto» entre la vacuna y su efecto sobre el demandante para que éste pudiera recibir la indemnización.

Una década más tarde, en 1997, la alarma cundió de nuevo; esta vez por el representante demócrata de Nueva Jersey Frank Pallone Jr., bajo cuya jurisdicción había un montón de pequeños pueblos pesqueros donde los niveles de mercurio en los peces estaban suscitando serias preocupaciones sobre la salud. Finalmente, la Ley de Modernización de la Administración de Drogas y Alimentos fue aprobada en noviembre de 1997, y a su amparo se hizo una revisión del contenido en mercurio de diversos alimentos y fármacos, incluidas las vacunas.

Los resultados de la revisión que la Administración de Drogas y Alimentos (FDA) realizó de los niveles de mercurio que los infantes estadounidenses estaban recibiendo por el programa de inmunización se hicieron públicos dos años después. Éstos alertaron al doctor Neal Halsey, por entonces director del Instituto para la Seguridad de las Vacunas, que tiene su sede en la Escuela de Salud Pública Johns Hopkins Bloomberg (Baltimore, Estados Unidos).

El doctor Halsey, que había trabajado con el programa de vacunación federal y con varias agencias de salud estatales, estudió los datos por su cuenta y luego expresó sus opiniones en público. Dijo que le preocupaba que el mercurio contenido en las vacunas infantiles hubiera «causado un sutil deterioro neurológico y discapacidad psíquica» en los niños que lo habían recibido.

La declaración del doctor Halsey provocó una verdadera tormenta y puso furiosos a los colegas suyos que estaban a favor de la vacunación, a la Administración de Drogas y Alimentos (FDA) y a otras agencias estatales que impulsaban los programas de vacunación infantil. Finalmente, y aunque aún no se había establecido ninguna relación de causalidad entre el timerosal y el autismo, la Academia Estadounidense de Pediatría y el Servicio de Salud Pública emitieron una recomendación conjunta en 1999, en la que se declaraba que el timerosal debía eliminarse, o al menos reducirse, en todas las vacunas que se administrasen a los infantes. Esto fue un punto de inflexión en la historia de la vacunación.

Pero hubo más buenas noticias. Ya fuese a causa de su sensibilidad ante la preocupación general sobre el timerosal, o simplemente por la desesperada necesidad de evitar más reacciones furiosas del público, la FDA y el CCPE ordenaron en el 2001 a los fabricantes de vacunas estadounidenses que dejaran de emplear timerosal en las vacunas infantiles. Las únicas que todavía contienen este conservante a base de mercurio son algunas vacunas antigripales recomendadas para niños de seis meses de edad y mayores.

Pero, exista o no una conexión entre el timerosal y el autismo, lo cierto es que este conservante tóxico no es la única neurotoxina que contribuye a esta grave enfermedad infantil. Las neurotoxinas que asaltan el cuerpo proceden de muchas fuentes: productos de limpieza domésticos, bienes de consumo, alimentos procesados y fórmulas médicas; y parece que aún hay más.

Para ilustrar lo alarmante que es la situación, lee esto: en diciembre del 2009, el CCPE publicó un informe que declaraba que entre el 2002 y el 2006 se produjo un aumento del 57 por 100 en la incidencia del autismo y los trastornos del espectro autista. Esto supone 1 de cada 110 niños estadounidenses (más del 1 por 100 de la población infantil del país), incluyendo 1 de cada 70 chicos. En el momento de escribir estas líneas, a 1 de cada 94 niños se le diagnostica autismo. En otras palabras, esta tendencia continúa sin pausa.

Y también le está costando caro al contribuyente. En el 2007, se estima que 35.000 millones de dólares de los fondos públicos estadounidenses se gastaron en el tratamiento de esta enfermedad.

6. Un encubrimiento muy sofisticado

Aun cuando el CCPE hiciera una declaración conjunta en 1999 pidiendo a todos los fabricantes estadounidenses que eliminaran el timerosal de sus vacunas infantiles, puso en marcha una cadena de acontecimientos casi diabólica.

No importa que no pudieran mantener el peligroso conservante en las vacunas; había un sofisticado plan para encubrir a las agencias de salud pública que habían estado apoyando todo género de vacunas infantiles. Así pues, el CCPE tomó muchas medidas para mantener el estado de cosas sutilmente, pero con toda la firmeza posible.

Una de las novedades en esta política de dos caras fue la denegación de permiso a SmithKline Beecham para fabricar una vacuna DTP que no contenía timerosal. Después de que el CCPE enviase su directiva a las compañías farmacéuticas, este fabricante le dijo en julio de 1999 que estaba preparado para fabricar vacunas DTP sin este conservante. La compañía dijo que podía empezar inmediatamente la fabricación de estas vacunas modificadas y producir reservas suficientes hasta mediados del año 2000, para cuando otros fabricantes de vacunas estarían preparados para producirlas a su vez.

En aquel momento, los infantes estadounidenses estaban recibiendo 3 dosis de DTP –a los 2, 4 y 6 meses de edad–, cada una de las cuales contenía 25 microgramos de timerosal.

Pero cinco meses después, para asombro del público, ¡el CCPE rechazó esta oferta! Algunos funcionarios públicos reconocieron en privado que había muchas razones para tomar esta inexplicable decisión: una, que el CCPE no deseaba poner en peligro su programa de vacunación; dos, que quería salvar las apariencias haciendo frente a las críticas que estaba recibiendo; tres, que no deseaba disgustar a sus «amigos y socios» de la industria de las vacunas, ni obligar a los fabricantes de vacunas a hacer frente a los exorbitantes costes que supondrían la fabricación y la comercialización a gran escala de una vacuna modificada.

Pero la cuarta razón es la más poderosa de todas. Parece que la Organización Mundial de la Salud temía que la prohibición del timerosal en Estados Unidos pusiera en peligro sus programas de inmunización de masas en los países en vías de desarrollo. Al final, el CCPE tuvo que tirar la toalla. En una declaración hecha en julio del 2000, se vio obligado a afirmar que para principios del 2001 ninguna vacuna infantil contendría timerosal.

Sin embargo, un mes antes de hacer esa declaración, el CCPE organizó una reunión secreta para el encubrimiento del timerosal que conmocionó al gremio médico tres años después, cuando se filtraron los detalles. Lugar: Centro de Conferencias Simpsonwood, en Norcross (Georgia, Estados Unidos). Fecha: junio del 2000. Convocante: el CCPE. Participantes: altos funcionarios de la Administración, científicos del CCPE y la FDA, especialistas en vacunas de la OMS, especialistas en los campos del autismo, la pediatría, la toxicología, la epidemiología y las vacunas, y representantes de todos los fabricantes de vacunas importantes, incluyendo a GlaxoSmithKline, Merck, Wyeth y Aventis Pasteur.

La conferencia no se anunció públicamente y se ocultó a los medios de comunicación. Para participar en ella se necesitaba invitación. Se presentaron cincuenta y dos participantes, a todos los cuales se les dijo que las discusiones y los documentos de la reunión eran «confidenciales».

Bajo el ambiguo nombre de «Revisión científica de la base de datos sobre seguridad de las vacunas», el orden del día del cónclave tenía un solo punto: discutir la alarma que había cundido en el público y el sector médico por el timerosal, y sobre todo estudiar las formas de apagar el fuego provocado por un estudio sobre los devastadores efectos de este conservante de vacunas y su posible conexión con el autismo. Irónicamente, dicho estudio había sido realizado por el doctor Thomas Verstraeten, ¡un epidemiólogo del CCPE!

El estudio fue encargado en 1997, cuando el Congreso aprobó una resolución que pedía a la FDA que revisara el empleo del timerosal en todos los productos biológicos, incluidas las vacunas. El doctor Verstraeten había analizado la base de datos del CCPE, que incluía los historiales médicos de 100.000 niños; y habló de sus conclusiones en la conferencia de Simpsonwood. Su estudio sugería que había una marcada conexión entre el timerosal y los trastornos neurológicos en los niños.

En los dos días siguientes se discutió cómo se podían mantener en secreto los resultados del doctor Verstraeten. Pero, gracias a la Ley de Libertad de Información, los detalles de las reuniones acabaron haciéndose del dominio público; los estadounidenses se quedaron conmocionados cuando supieron que los organismos que protegen la salud pública y la seguridad habían pretendido echar tierra al asunto en vez de tomar medidas para deshacer el daño que ya se había causado a millones de niños.

El propio doctor Verstraeten había dicho que estaba «estupefacto» por lo que revelaban los datos. En cambio, a otros científicos les preocupaba que los datos que estaban a disposición del CCPE, si caían en manos del público, proporcionaran material para innumerables pleitos.

Tras el cónclave secreto, el CCPE puso en marcha una serie de medidas para minimizar los daños de inmediato: primera, ocultó los resultados del doctor Verstraeten, afirmando públicamente que los datos originales se habían perdido; segunda, encargó otro estudio al Instituto de Medicina (del que ya he hablado anteriormente en este capítulo) para contrarrestar lo que el doctor Verstraeten había descubierto; tercera, traspasó su inmensa base de datos a una agencia privada, lo que dejó los datos condenatorios sobre el timerosal fuera del ámbito de la Ley de Libertad de Información.

Y la cuarta medida fue que el CCPE obligó al doctor Verstraeten a «rehacer» sus conclusiones y a publicar los resultados revisados en el 2003. Las nuevas conclusiones, como era de prever, afirmaban que no había ninguna conexión entre el conservante a base de mercurio y el autismo. Pero hubo un nuevo giro de los acontecimientos: para cuando publicó los resultados revisados, Verstraeten, que había sido epidemiólogo del CCPE, había decidido compartir la suerte de las grandes farmacéuticas: ¡ahora trabajaba para GlaxoSmithKline!

Aparte de intentar «salvar las apariencias», el CCPE y la Administración de Drogas y Alimentos (FDA) han estado muy interesados en proteger los intereses –principalmente financieros– de los fabricantes de vacunas. Así que, cuando la FDA y el CCPE se vieron obligados a ordenar a las compañías farmacéuticas que dejaran de usar timerosal en sus vacunas, compraron prácticamente la totalidad de las existencias de las vacunas «perjudiciales» y, a través de la OMS, se las endosaron a los países en vías de desarrollo para sus programas de inmunización. El excedente que les quedó a los fabricantes de vacunas siguió administrándose a los niños estadounidenses hasta que finalmente se agotaron las existencias.

7. Los trapos sucios de Merck

Casi una década antes de que los fabricantes de vacunas estadounidenses tuvieran que dejar de utilizar el timerosal en las vacunas infantiles, Merck era consciente de que sus vacunas estaban exponiendo a los infantes a una cantidad de mercurio que era 87 veces superior a la permisible.

Esta sobrecogedora verdad está recogida en un memorando confidencial escrito en 1991 por el doctor Maurice Hilleman, uno de los creadores de los programas de vacunas de Merck y vicepresidente retirado de la empresa. El memorando estaba dirigido al entonces director de la división de vacunas de Merck, el doctor Gordon Douglas.

El doctor Hilleman expresó su preocupación por las vacunas de su compañía farmacéutica debido a que Suecia y otros países escandinavos acababan de prohibir el uso del timerosal en las suyas. Así que, como señaló el doctor Hilleman, si Merck quería competir en el mercado escandinavo tendría que fabricar vacunas sin timerosal.

En el memorando, a lo largo de siete páginas, el vacunólogo presentó un análisis de la exposición al mercurio de los infantes estadounidenses debido a las vacunas. Dijo que «sería razonable concluir que [el timerosal] debería ser eliminado de las vacunas para niños».

Paradójicamente, este memorando del doctor Hilleman que se filtró fue escrito al mismo tiempo que se incluían en el Calendario de Vacunación Infantil varias vacunas nuevas para bebés, incluidas algunas que contenían generosas dosis de timerosal.

Ni que decir tiene que el memorando fue ignorado por Merck, que hizo la vista gorda con las pruebas cada vez más abundantes de la correlación entre el mercurio y los trastornos neurológicos y se refugió en el hecho de que no se podía establecer una «relación causa-efecto» indiscutible.

Cuando una familia texana que había demandado a Merck presentó en el proceso una copia del memorando de Hilleman, los representantes de la compañía se limitaron a restarle importancia. Simplemente afirmaron que el servicio de copiado responsable de fotocopiar las pruebas del caso había «olvidado» incluir el controvertido memorando junto con algunos otros documentos.

La solución habría sido sencilla: todo lo que Merck y los otros fabricantes de vacunas tenían que hacer era dejar de fabricar vacunas de múltiples dosis, que se estaban administrando rutinariamente a los infantes, para dedicarse a las de una sola dosis, que no requieren conservante.

Pero había un obstáculo: eso habría afectado gravemente al resultado final, pues los costes de fabricación de las vacunas de una sola dosis son considerablemente altos; y esto, a su vez, habría repercutido negativamente en las ventas de vacunas a los países en vías de desarrollo, a los que las grandes farmacéuticas como Merck estaban endosando sistemáticamente sus polémicos productos.

De modo que las grandes farmacéuticas de Estados Unidos siguieron fabricando vacunas de múltiples dosis; mientras las autoridades federales, por su parte, seguían introduciendo cada vez más inyecciones obligatorias en el Calendario de Vacunación Infantil. Hasta que en 1999 se descargó el golpe y el empleo del timerosal en las vacunas pediátricas fue prohibido.

Pero Merck no es la única empresa farmacéutica acusada de esconder trapos sucios. Eli Lilly, que introdujo el timerosal en el mundo farmacéutico en los años veinte y empezó a venderlo comercialmente a gran escala en los años cuarenta, guarda un secreto igualmente turbio.

Una comunicación confidencial revela que la internacional farmacéutica estaba al tanto de que su conservante podía causar graves daños. Más de veinte pacientes en los que se probó el timerosal allá por los años treinta murieron al poco tiempo. Sin embargo, Eli Lilly afirmó que esta sustancia química era segura para los seres humanos cuando publicó los resultados de sus ensayos clínicos. Cinco años después, cuando una empresa farmacéutica rival advirtió que su estudio no cuadraba con el de Eli Lilly, ésta ignoró el aviso.

Pese a la preocupación internacional sobre el timerosal, este conservante se sigue usando en Estados Unidos en muchos cosméticos y medicamentos sin receta. Según algunos investigadores, los países que reciben vacunas de Estados Unidos han experimentado el correspondiente incremento repentino de la tase de autismo, incluida China. El gigante asiático, en el que esta enfermedad era inexistente antes de 1999 (año en el que las vacunas estadounidenses hicieron su entrada allí), cuenta ahora con un número estimado de niños autistas próximo a los dos millones.

Otros países que reciben vacunas fabricadas en Estados Unidos se han visto afectados de forma similar, entre ellos algunos de América del Sur, Asia y África.

Pero no nos engañemos. A las grandes farmacéuticas la salud humana les trae sin cuidado. Han trabajado sistemática y eficazmente sobre la psique humana para grabar a fuego en ella el mito de que las vacunas son un rito de paso obligatorio. Tal vez la mayor ironía del asunto sea que las agencias de salud pública estadounidenses y la OMS sigan refugiándose detrás de la trillada excusa de que «el tema de la conexión autismo-vacunas sigue abierto al debate».

8. Un litigio histórico

Tras el revuelo público levantado por la sospecha de que la vacuna DTP causaba la muerte súbita infantil y otros eventos adversos, el Departamento de Salud estadounidense creó en 1988 lo que se conoce popularmente como «tribunal de las vacunas», destinado a decidir en las causas en las que familias o individuos alegaban que las vacunas habían ocasionado lesiones, enfermedades o la muerte a sus hijos.

Aunque la carga de la prueba de que realmente existe una relación causa-efecto entre la vacuna y los síntomas del demandante recae directamente en este último, en centenares de casos se ha fallado en favor de los demandantes.

Pero quizá ninguna vacuna haya atraído tanta atención desde el punto de vista legal como la SPR, que contiene timerosal (que, como sabes, es un conservante a base de mercurio). De hecho, desde el 2002 hay unos 5000 pleitos relacionados con el autismo en espera de sentencia o en proceso de apelación en varios tribunales estadounidenses.

Sin embargo, el año 2007 fue un momento clave en la historia de los litigios relacionados con el timerosal. Fue entonces cuando el «tribunal de las vacunas» inició la vista de nueve juicios que sentaron jurisprudencia, sobre la base de tres hipótesis del famoso «Omnibus Autism Proceeding», un proceso que agrupaba a casi 5000 familias demandantes.

Los casos fueron elegidos y clasificados sobre la base de tres supuestos: que la combinación de la vacuna SPR y el timerosal causa autismo; que el timerosal solo también causa autismo; y que la vacuna SPR sola también causa autismo. Desde entonces, muchos casos han sido vistos y sobreseídos, o en ellos se ha fallado en favor de los demandantes. Uno de estos casos, el de Hannah Poling (2008), fue especialmente revolucionario.

En el 2000, cuando tenía 19 meses de edad, Hannah Poling había recibido en un solo día 5 vacunas para al menos 9 enfermedades distintas. Se trataba de las vacunas contra el sarampión, las paperas, la rubéola, la varicela, la difteria, la tos ferina, el tétanos y la polio, así como la vacuna contra la bacteria *Haemophilus influenzae.*

Unos días después, esta niña normal, sana y alegre se puso apática, irritable y febril; y dejó de hablar. También empezó a tener ataques y a presentar comportamientos repetitivos típicos del autismo.

En otras palabras, de la noche a la mañana, Hannah empezó a mostrar síntomas de un trastorno del espectro autista. Algunos expertos llaman a esto «autismo regresivo», pues los síntomas aparecen y el niño sufre una regresión después de haber empezado a pasar por las etapas normales del desarrollo.

A Hannah le diagnosticaron una «encefalopatía», que es un término médico muy general para referirse a cualquier enfermedad cerebral. También se vio que tenía un trastorno mitocondrial, algo que no es frecuente en los niños autistas.

De pronto, en el 2008, el caso fue retirado del «tribunal de las vacunas» cuando el Gobierno federal cedió en el litigio y decidió conceder la indemnización a la familia. Fue una decisión histórica para los padres de niños que habían entablado pleitos en relación con el autismo, ya que a los Poling no se les pidió que probaran que había una relación causa-efecto entre el autismo y las vacunas llenas de timerosal que le habían puesto a su hija.

El Departamento de Justicia decretó que los Poling debían recibir la indemnización porque «las vacunaciones habían agravado considerablemente un trastorno mitocondrial subyacente y habían dado lugar a una encefalopatía regresiva con características propias de un trastorno del espectro autista».

No sólo se había emitido un fallo favorable a pesar de la ausencia de la tan cacareada y discutida «relación causa-efecto»; también confirmaba algo que una parte de los investigadores llevaban años diciendo: que las vacunas y el timerosal que hay en muchas de ellas pueden precipitar graves trastornos como el autismo en los niños predispuestos a ellos, pero que no desarrollarían síntomas si no se vacunasen.

Otro caso importante en el que el «tribunal de las vacunas» falló en favor del demandante es el del niño de diez años de edad Bailey Banks y su familia. El tribunal dictó el fallo en junio del 2007 al estimar que la familia había demostrado convenientemente que la vacuna SPR que Bailey había recibido era la responsable de su trastorno.

A Bailey le habían diagnosticado un trastorno generalizado del desarrollo (TGD), que es uno de los muchos trastornos del espectro autista. El tribunal concluyó que el demandante había demostrado que la vacuna SPR había dado lugar a una inflamación cerebral patológica llamada encefalomielitis aguda diseminada, o EMAD, y que esto a su vez había conducido al TGD.

El tribunal ha fallado en otros muchos casos en favor de padres afligidos cuyos hijos empezaron a mostrar síntomas de TEA después de ser inmunizados de acuerdo con el programa estatal. De hecho, el periodismo de investigación ha revelado que el tribunal, desde que fue creado en 1988, ha concedido millones de dólares en concepto de indemnización a más de 1300 familias en casos por lesiones cerebrales causadas solamente por vacunas.

9. ¿Vacunarse o no vacunarse?

Ningún análisis del autismo y las vacunas estaría completo sin mencionar al doctor Andrew Wakefield, cuya investigación sobre la posible conexión entre este trastorno y la vacuna SPR inspiró por primera vez el miedo a que fuese verdad.

El doctor Wakefield trabajaba en aquel entonces en el Royal Free Hospital de Londres, y en 1998 publicó un artículo en la revista *The Lancet* en el que afirmaba que la vacuna SPR desencadena el autismo. Este médico británico que ahora vive en Estados Unidos fue investigado por la clase dirigente médica de su país durante doce largos años.

Desde entonces su trabajo ha sido tachado de poco ético y desacreditado, sus métodos han sido criticados y su licencia para ejercer ha sido suspendida. Pero, si no hubiera infundido entonces sospechas en el público sobre el potencial de la vacuna SPR para precipitar trastornos relacionados con el autismo, puede que el tema no hubiese recibido la atención que merece.

El doctor Wakefield también alegó que la vacuna SPR nunca se sometió a las pruebas de seguridad debidas; las pruebas iniciales que se hicieron sólo duraron cuatro semanas. Tras la publicación del artículo del doctor Wakefield en 1998, la tasa de vacunación con SPR en el Reino Unido cayó en picado y la del sarampión se disparó. El artículo de Wakefield también dio lugar en la década siguiente a una serie de estudios médicos –cuyas conclusiones se han publicado en varias revistas del gremio– que refutaban, negaban y apoyaban la conexión autismo-SPR.

Sin embargo, el gremio médico sigue empantanado donde todo empezó: que no hay ninguna «relación causa-efecto», a pesar de la cantidad de pruebas que apoyan la existencia de una correlación entre este espectro de trastornos y las vacunas que contienen mercurio.

Mientras continúa el debate sobre las vacunas y sus efectos dañinos, el hecho es que en Estados Unidos los padres se preguntan cada vez más si la vacunación –o al menos buena parte de ella– es realmente necesaria.

Según un estudio reciente basado en los historiales y las entrevistas de los padres de casi 9000 niños de edades inferiores a los 3 años, y realizado por medio de la Encuesta Nacional de Inmunización del CCPE, el 39 por 100 de los padres había retrasado la inmunización de sus hijos o se había negado a ella; compárese esta cifra con el 22 por 100 correspondiente a 2003.

Los padres encuestados consideraban que el programa estatal estipulaba para los niños demasiadas vacunas. Otra razón citada para explicar su escepticismo eran los efectos secundarios de éstas, incluido el autismo. Algunos incluso llegaron a preguntarse si las vacunas tenían alguna eficacia.

En un tono diferente, el Instituto Nacional de Salud Mental ha concluido que es esencial que las mujeres embarazadas tomen suficiente vitamina D para asegurar el correcto desarrollo del cerebro del feto; y es igualmente importante que el niño siga recibiendo la cantidad suficiente de vitamina D después de nacer. Dado que el lactante no puede conseguir la vitamina D de la leche materna, la exposición directa a la luz del sol es la única forma natural que le queda de obtenerla; como manda la naturaleza.

Incluso una exposición moderada a los rayos del sol ayuda al desarrollo adecuado del cerebro del niño. Por desgracia, la evitación de la luz solar directa ha aumentado espectacularmente en los últimos veinte años, desde que el sector médico empezó a advertir sobre los peligros de los rayos ultravioleta. Ahora hay muchos menos padres que expongan a sus bebés a los rayos solares; y, cuando lo hacen, ¡les ponen cremas de protección total e incluso gafas oscuras! Los pediatras llegan al punto de aconsejar a los padres que mantengan a sus hijos alejados del sol durante al menos los primeros seis meses de vida.

Los receptores de vitamina D aparecen en el tejido cerebral en las primeras etapas del desarrollo del bebé; y la vitamina D activada favorece el crecimiento nervioso del cerebro. Si tienes un hijo autista, asegúrate de que pasa varias horas al día al aire libre; y de que, si hace buen tiempo, no lleve demasiada ropa encima para que su piel pueda recibir este valioso tratamiento.

La vitamina D equilibra la respuesta inmunitaria y asegura que el sistema inmunológico no reaccione de una manera exagerada y acabe causando un ciclo imparable de inflamación. También previene las infecciones y hace que la vacunación sea innecesaria. La vitamina D hace las veces de vacuna natural definitiva contra todas las enfermedades infecciosas; y los gérmenes, por muchas mutaciones genéticas que experimenten, no pueden burlar los mecanismos de protección puestos en marcha por esta potente hormona esteroidea.

Nunca te enterarás de los asombrosos beneficios de la vitamina D de boca de las compañías farmacéuticas, la Administración de Drogas y Alimentos (FDA), el CCPE y otros que tienen un interés personal en mantener en marcha el negocio de la enfermedad. Los líderes de la industria médica empezaron a hacer sus agoreras advertencias sobre los efectos potencialmente mortales del sol más o menos en el mismo período en el que la agonizante industria de las vacunas necesitaba una «dosis de refuerzo» a toda costa. Al convencer a las masas de que el sol es peligroso, cada vez más gente empezó a tener una deficiencia de vitamina D y se vio en la necesidad de buscar (previo pago) un costoso tratamiento médico para docenas de enfermedades comunes.

Ahora que casi toda la población tiene deficiencia de vitamina D, empezando por los infantes, el negocio de la enfermedad en general y los fabricantes de vacunas en particular están prosperando como nunca. El autismo, la enfermedad de Alzheimer y el cáncer están entre las dolencias que más ingresos generan. Sería de ingenuos creer que la industria médica y sus guardianes –la FDA y el CCPE en Estados Unidos, y la OMS en el resto del mundo– animarían a la ciencia médica, o incluso que le permitirían, encontrar una cura para estas enfermedades.

Los estudios científicos demuestran que la vitamina D previene el 70 por 100 de los cánceres; pero nunca oirás a estas agencias «protectoras» de la salud recomendarte que pases el tiempo suficiente al sol sin protección total para que puedas reponer las reservas de esta vital vitamina. Según la FDA, y en contra de cientos de estudios científicos evaluados por colegas sobre la vitamina D, esta hormona –de la que se sabe que regula más de 2000 genes– «no tiene efectos biológicos beneficiosos en el cuerpo humano». (Lee mi libro *Heal Yourself with Sunlight* si quieres saber más sobre cómo este esencial elemento de la naturaleza influye positivamente en nuestra salud y bienestar; quizá más que cualquier otro.)

7

Gripe porcina: la pandemia que no fue tal

El 22 de diciembre del 2009 fue una jornada memorable para los fabricantes de vacunas: no podrían haber pedido nada mejor. En las páginas de los periódicos, en los sitios web y en los canales de televisión pudo verse una gran foto del presidente estadounidense Barack Obama arremangándose la camisa para que le pusieran la vacuna contra la gripe porcina. La inyección duró sólo un par de segundos, pero ese tiempo bastó para que Obama se convirtiera en un chico de calendario para las empresas farmacéuticas. Con ese tipo de promoción, ¿podrían haber pedido algo más las firmas como GlaxoSmithKline, Novartis, Sanofi Pasteur, Baxter, CSL o Medimmune?

Desde que la gripe porcina hizo su aparición primero en México y poco después en Estados Unidos, ha habido sospechas latentes de que el virus fue fabricado en el laboratorio. Es cierto que las teorías de la conspiración han proliferado desde mediados del 2009, pero hay un aspecto de esta trama «de suspense» que nadie puede negar: la escandalosa «confusión» de Baxter.

Este colosal «error» salió a la luz a principios del 2009, cuando unos hurones utilizados para experimentación contrajeron la gripe aviar y murieron en unos laboratorios de la República Checa. La investigación reveló que el origen de esta enfermedad en los hurones era la vacuna contra la gripe estacional H3N2 que se les había administrado, y que estaba destinada a salir a la venta en el invierno del 2009. Había sido enviada a los laboratorios checos por la rama austríaca de la multinacional estadounidense Baxter; y se averiguó que se habían enviado remesas idénticas a laboratorios de Alemania, Eslovenia y otros dieciséis países.

Por si eso no fuera ya bastante espeluznante, el quid de la cuestión era que las vacunas antigripales de Baxter estaban contaminadas por cepas del mortal virus de la gripe aviar H5N1, que tiene una tasa de mortalidad del 60 por 100. ¿Fue accidental esta «contaminación»? Si no lo fue, ¿se enviaron por error las remesas contaminadas a esos laboratorios?

Baxter no podía escurrir el bulto. Si la contaminación no era accidental, la pregunta es: este fabricante de vacunas, ¿estaba preparando un arma biológica de destrucción masiva? Si las remesas estaban efectivamente destinadas a los respectivos laboratorios, ¿qué debían hacer los destinatarios con ese material biológico letal? Y, si de verdad se trató de un error, ¿cómo logró Baxter quedar impune? ¿Y cómo pudo un material genético tan mortífero como ése pasar los múltiples controles que se han montado en los puntos de tránsito después del 11-S?

Algunos críticos se han preguntado si Baxter formaba parte de una conspiración global para provocar deliberadamente una pandemia de gripe aviar en la población humana. ¿Te acuerdas de cómo la gripe aviar, o gripe aviaria, resultó ser un chasco en el 2003?

¿Había una trama para provocar una pandemia con la intención de causar millones de víctimas mortales humanas? ¿Formaba parte Baxter de una conspiración global para la despoblación, algo que ha estado detrás de la «labor humanitaria» de la Organización Mundial de la Salud durante décadas?

Una de las sospechas es que Baxter, que ya había fabricado una vacuna contra el virus H5N1, estaba tratando deliberadamente de provocar una pandemia de gripe aviar para aumentar las ventas de su producto. Si te parece una suposición simplista, no olvides esto: ningún fabricante de fármacos actúa solo. Siempre forman parte de un plan mucho más ambicioso en el que las ganancias van a parar a diversos círculos, incluyendo políticos, altos cargos de las agencias de salud pública y organizaciones globales de salud.

1. Las vacunas como vehículo

¿Qué mejor modo de propagar una pandemia que ponerla a cargo del virus responsable de una de las enfermedades más contagiosas del planeta: la gripe? Si Baxter hubiera conseguido soltar el mortífero virus H5N1 junto con el de la gripe estacional, el mundo se habría convertido en un verdadero laboratorio.

Millones de personas se habrían convertido en incubadoras de un proceso denominado «redistribución genómica», por el que el material genético de dos o más cepas de un virus se mezcla dando lugar a una nueva cepa. Al estar expuestas miles de millones de personas y al propagarse estos virus tan rápido, el proceso de la redistribución genómica sin duda habría producido una cepa viral mutante de la gripe con elementos de la mortal gripe aviar.

Pero esto no debería sorprenderte. Las vacunas se han usado como vehículo para propagar enfermedades mortales desde el mismo momento en que las inventaron. El primer escándalo de envergadura estalló cuando se descubrió que la vacuna de poliovirus inactivados estaba contaminada con el virus SV40 *(véase* el capítulo 2, «Errores de bulto históricos») y se había empleado en programas de inmunización de masas entre 1955 y 1963. Se sospecha que desde entonces esta vacuna ha causado cáncer de hueso y tumores en el cerebro y otros órganos humanos, y que sus efectos siguen notándose en los individuos inmunizados por aquellas fechas.

Luego, en los años ochenta, se utilizó la vacuna contra la hepatitis B como vehículo para introducir el VIH en el confiado colectivo de varones homosexuales de Manhattan, en Nueva York. *(Véase* el capítulo 3, «¿Hay una conspiración?»). Para cuando se descubrió esto, ya era demasiado tarde.

En el mismo momento en que se introducía el VIH en millones de personas a través de la vacuna contra la hepatitis B, otra empresa estaba elaborando una bomba de relojería genética con pleno conocimiento de las consecuencias: me refiero a Bayer, que junto con otras dos compañías (una de ellas era Baxter; no te sorprende, ¿verdad?) había utilizado plasma sanguíneo de donantes de alto riesgo, incluyendo varones homosexuales y presidiarios, para preparar un concentrado con el que tratar a los hemofílicos.

El llamado Factor VIII de Bayer era un medicamento inyectable que se administraba a los hemofílicos para ayudarlos en la coagulación sanguínea. Con las prisas para obtener el plasma sanguíneo requerido para preparar su fórmula, Bayer infringió las leyes federales que exigen que la compañía descarte a los donantes con hepatitis vírica. Así que, a finales de los años ochenta, el plasma sanguíneo fue extraído de unos 10.000 donantes de alto riesgo a quienes se pagó por sus servicios.

Como el VIH ya llevaba tiempo circulando entre los grupos de alto riesgo, que habían sido escogidos adrede, el plasma usado por Bayer también contenía este mortífero virus; como consecuencia, fue trasmitido a unos 10.000 hemofílicos en Estados Unidos a través del Factor VIII contaminado de Bayer.

Por si el escándalo no fuera ya lo bastante escalofriante, ulteriores investigaciones revelaron que Bayer estaba al tanto de que su producto estaba contaminado pero que decidió guardar silencio. Cuando Bayer retiró de la venta el Factor VIII y desarrolló una nueva versión del producto tratada con calor para matar el VIH, vendió la antigua (la contaminada) a países de Europa, Asia y América Latina, donde miles de niños hemofílicos contrajeron el VIH a través de este medicamento que supuestamente salvaba muchas vidas.

¡Bayer tuvo la osadía de escribir a los distribuidores de estos países diciendo que el sida era «el centro de una respuesta irracional en muchos países» y que no tenían que recelar de su medicamento!

Además, unos documentos internos confidenciales procedentes de la empresa revelan que Bayer había actuado en connivencia con la FDA para encubrir el escándalo. Aunque ningún ejecutivo de Bayer ha tenido que responder a acusaciones, un funcionario de sanidad francés fue encarcelado por permitir la venta y distribución del fármaco contaminado.

Pero ni las compañías farmacéuticas ni las agencias de salud pública son famosas por tener conciencia. De ahí que no sea sorprendente que en abril del 2009 se supiera que Baxter se encontraba entre el grupo de fabricantes de élite contratados para elaborar la codiciada vacuna contra la gripe porcina. Y, si el público es olvidadizo, parece que las autoridades federales estadounidenses estaban sufriendo un ataque agudo de amnesia: el anuncio se hizo menos de dos meses después de la conspiración de Baxter y la gripe aviar.

No era la primera vez que la compañía farmacéutica estadounidense había ayudado a prevenir (¿o a crear?) epidemias y pandemias y a desbaratar amenazas de bioterrorismo. He aquí el insigne historial de Baxter en este terreno:

- Viruela: después de la tragedia del 11 de septiembre del 2001, Baxter suministró reservas de una vacuna antivariólica preparada en colaboración con la empresa de biotecnología Acambis, que tiene su sede en el Reino Unido.
- Síndrome respiratorio agudo severo (SRAS): después del brote de SRAS del 2003, el gobierno estadounidense contrató a Baxter para que produjese una vacuna contra esta enfermedad.
- Sustancias neurotóxicas: Baxter fue una de las dos firmas que trabajaron en el 2005 en un «agente terapéutico derivado del plasma dirigido específicamente a individuos que puedan haber estado expuestos al gas nervioso».
- Vacunas antigripales: en el 2006 (tres años antes del brote de gripe porcina), el Gobierno británico dijo que había planeado inmunizar a toda la población del país con vacunas fabricadas por Baxter en caso de que se declarara una pandemia de gripe.

El siguiente beneficio inesperado para el fabricante de vacunas vino de la «pandemia» de gripe porcina. No cabe duda de que Baxter tiene amigos entre los altos cargos públicos de importantes países desarrollados. ¿De qué otro modo podría haberse agenciado estos prestigiosos proyectos comerciales y de investigación?

Y éstos son sólo los encargos prominentes que han salido a la luz pública. Baxter también se ha beneficiado de una cuantiosa financiación gubernamental. En el 2006, por ejemplo, la Administración Bush concedió 1000 millones de dólares a los fabricantes de vacunas –incluyendo a Baxter– para que aceleraran la elaboración de sus productos. En concreto, Baxter consiguió un contrato quinquenal para desarrollar vacunas contra la gripe estacional y la pandémica.

2. ¿Quién tiene la culpa, la OMS?

La epidemia de gripe aviar que nunca existió no ha sido el único plan de vacunación detallado y cuidadosamente orquestado que salió terriblemente mal. La «pandemia» de gripe porcina del 2009 es otro buen ejemplo de ello.

De los millones de muertes pronosticadas a raíz del brote de gripe porcina del 2009, sólo hubo unas 14.000 en el mundo entero. De ellas, en un principio se supuso que 12.000 habían ocurrido en Estados Unidos, pero resultó que eran muchas menos.

Así que, ¿cuán lejos de la verdad estaba el virus?

El sitio web de la OMS afirma que la gripe estacional causa entre 250.000 y 500.000 muertes al año en todo el mundo (36.000 en Estados Unidos). El virus H1N1 causó unas 14.000 muertes a nivel global; eso quiere decir que la mortandad mundial por la gripe porcina fue menos de la mitad del número de personas que mueren anualmente de gripe estacional sólo en Estados Unidos. ¡Qué embarazoso para los fabricantes de vacunas y sus patrocinadores políticos!

De modo que, cuando la OMS y las agencias de salud pública estadounidenses (que siempre trabajan al alimón) se dieron cuenta de que la «pandemia» había resultado ser un chasco, comprendieron que tenían que hacer algo; ¡y rápido! La solución más fácil para guardar las apariencias y confundir al público era recurrir a los malabarismos semánticos. Así pues, la OMS –sumo sacerdote en todos los aspectos de la salud/enfermedad global– simplemente… ¡cambió su definición de «pandemia»!

Así es como la OMS definía antes una «pandemia de gripe» en su sitio web oficial: «Se dice que hay una pandemia de gripe cuando aparece un nuevo virus de la gripe frente al cual la población humana carece de inmunidad, lo que ocasiona epidemias simultáneas en todo el mundo **con enorme número de muertos y enfermos**. El aumento del trasporte y las comunicaciones mundiales, así como las condiciones de hacinamiento, aumentan la probabilidad de que las epidemias por nuevos virus de la gripe se mundialicen».

Y aquí tienes la definición reformulada de una «pandemia de gripe». «Se dice que hay una epidemia cuando el número de casos de una enfermedad es superior al normal. Una pandemia es una epidemia a escala mundial. Las pandemias de gripe se producen cuando aparece un nuevo virus de la gripe frente al cual la población humana carece de inmunidad. El aumento del trasporte mundial y la urbanización, así como las condiciones de hacinamiento existentes en algunas zonas, aumentan la probabilidad de que las epidemias por nuevos virus de la gripe se mundialicen y se conviertan en pandemias más rápidamente que antes. La OMS ha definido una serie de fases de una pandemia que sirven como marco mundial para ayudar a los países en la preparación contra una pandemia y la planificación de la respuesta. **Las pandemias pueden ser leves o graves con respecto a la morbilidad y mortalidad que causen, y su gravedad puede cambiar a lo largo de una misma pandemia**».

Fíjate en los dos cambios decisivos: uno, la segunda definición no hace mención a ningún «enorme número de muertos»; y dos, introduce la frase «Las pandemias pueden ser leves o graves».

No es ninguna coincidencia que la definición cambiase *después* de que la OMS se fijara en la pauta de este brote. Y, para explicar por qué la pretendida pandemia (afortunadamente) no fue tan desastrosa como la agencia había augurado, ¡muy convenientemente introdujo en la nueva definición la frase «su gravedad puede cambiar a lo largo de una misma pandemia»!

El único factor en el que la OMS se basó para formular su definición de pandemia fue la trasmisibilidad del virus (ni mayor ni menor que la del virus de la gripe estacional), no su gravedad o su potencial para matar.

3. Miles de millones de dólares tirados por la ventana

En el período posterior a la alarma social, cuando millones de personas se vacunaron voluntariamente o a la fuerza intimidadas por los gobiernos de sus respectivos países, se hicieron algunos cálculos numéricos largos y complicados.

Los datos disponibles en abril del 2010 sugerían que en Estados Unidos, sólo 6 meses después de la lucha frenética por conseguir que la industria farmacéutica salvara a millones de personas de la gripe porcina, sólo la mitad de estas vacunas «salvadoras de vidas» se llegaron a administrar. Grandes cantidades de ellas estaban a punto de expirar: es decir, que de los 229 millones de dosis de vacunas contra el virus H1N1 que compró el gobierno estadounidense, sólo 91 millones de dosis se administraron a la confiada población en febrero del 2010; la enorme cantidad de 71 millones de dosis fueron destruidas por haber expirado su fecha de caducidad; y millones de dosis sin usar fueron despachadas a países en vías de desarrollo.

Ni que decir tiene que, para hacer buen uso de la mayor parte de las vacunas no utilizadas, las agencias de salud estadounidenses decidieron combinarlas con las vacunas antigripales normales para ofrecer a los ciudadanos de Estados Unidos «doble» protección, por si acaso reaparecía la gripe porcina.

Este fiasco, naturalmente, supuso un enorme coste para los contribuyentes estadounidenses, pues en el 2009 el Gobierno pagó 1600 millones de dólares a 4 fabricantes para que elaboraran vacunas contra el virus H1N1. Sólo en Francia, el Gobierno había comprado 94 millones de dosis a un coste de 734 millones de dólares, pero menos del 10 por 100 de la población decidió vacunarse.

Como te imaginarás, los gobiernos y las agencias como la OMS no cometen «errores» matemáticos garrafales. Cuando los números como éstos no cuadran, generalmente hay una explicación perfectamente lógica; y, a veces, alguien consigue ponerle el cascabel al gato.

En enero del 2010, Wolfgang Wodarg, político alemán y presidente de la Comisión de la Salud del Consejo de Europa, demostró que no tenía pelos en la lengua al afirmar abiertamente que las agencias de salud globales habían infundido adrede miedo al público sobre una pandemia global a instancias de los fabricantes de vacunas, y que las ganancias de éstos eran el único motivo. El Consejo de Europa, que es un organismo sin ánimo de lucro que protege los derechos humanos, procedió entonces a reprender a la OMS en un informe que se publicó en junio del 2010.

Wodarg, que es médico, acusó a las grandes farmacéuticas de persuadir a las agencias de salud pública para que provocaran el pánico declarando una falsa pandemia. Siguiendo la pista de la conspiración hasta México, el epicentro de la epidemia de gripe porcina del 2009, afirmó que se había declarado como «nueva pandemia» algo más de centenar de casos de gripe, aun cuando no había pruebas científicas para hacer tal cosa.

Ante unas críticas tan mordaces, la OMS quiso atajarlas y anunció en abril del 2010 que iniciaría una investigación sobre el asunto; aparentemente, para averiguar si no se había gestionado mal la pandemia al no informar al público sobre las dudas con respecto a ella.

El experto en gripe de la OMS Keiji Fukuda se vio obligado a admitir que el virus H1N1 no era tan mortífero como inicialmente se pensó. Pero achacó la confusión a dos factores: uno, los confusos parámetros usados para declarar una pandemia; y dos, ¡el virus H5N1 de la gripe aviar! Aunque parezca mentira, Fukuda dijo en una declaración pública que el virus H5N1 había matado desde el 2003 a más de la mitad del número de personas que había infectado; y que esto había «inspirado un gran temor a la próxima pandemia».

También dijo que, dada la naturaleza repentina del brote del 2009 y el carácter novedoso de la cepa H1N1 que había originado la «pandemia», las agencias de salud pública y los expertos no estaban seguros en un principio de si bastaría con una sola dosis de la vacuna. Así pues, el programa de vacunación se diseñó en torno a dos dosis por persona, lo que explica el enorme número de dosis que se encargaron (para regocijo de los fabricantes de vacunas).

Mientras la OMS anunciaba su noble intención de investigar la gravedad de la epidemia (todos sabemos cómo se maquinan estas indagaciones para salvar la reputación de algunos), millones de dosis sin usar de vacunas contra la gripe porcina se estaban despachando magnánimamente a los países en vías de desarrollo; hubo noventa y cinco naciones beneficiarias. Pero todos sabemos que la magnanimidad no se encuentra entre las virtudes del Gobierno estadounidense. (*Véase* el capítulo 3, «¿Hay una conspiración?»).

Pero, ¿qué ocurre cuando las cifras no cuadran? Parece que una vez que el daño estuvo hecho por el revuelo causado, los responsables de éste –la OMS, determinados gobiernos, las agencias de salud pública y los muy dispuestos medios de comunicación– necesitaban no dejar ningún rastro. Y eso significa dejar de generar datos comprometedores.

Por eso el CCPE dio un giro radical inexplicable en julio del 2009, sólo cuatro meses después de declararse la «mortal pandemia» y sólo un mes después de que ésta se elevara a la categoría de «pandemia de nivel 6».

En un comunicado dirigido a cada uno de los estados de Estados Unidos con fecha 24 de julio del 2009, el CCPE instruyó a cada estado y a todas las agencias de salud pública... ¡para que dejaran de contar casos de infección por el virus H1N1 y dejaran de presentar datos sobre la gripe porcina! Y ten en cuenta que esto se produjo en el momento álgido del pánico por la pandemia.

Éste es el texto de la notificación: «Se adjuntan las preguntas y respuestas que se harán públicas mañana en el sitio web del CCPE explicando por qué éste ya no informa de recuentos de casos del nuevo H1N1. Al CCPE le habría gustado consultarle al respecto; pero desgraciadamente no había suficiente tiempo antes de que se hagan públicas, lo cual es necesario».

El CCPE hizo creer a los estados que no tenía sentido contar los casos de gripe porcina, cuando ya se había probado que había una epidemia asolando el mundo. Pero la verdad es que la mayoría de los casos de gripe que hubo no dieron positivo para la gripe porcina; ¡o ni siquiera para la gripe común!

¿Cómo pudo ser así? Bueno, la mayoría de los que pensaron que tenían la gripe efectivamente presentaban síntomas de ese tipo; pero, en el mejor de los casos, estos síntomas probablemente los causó una infección de las vías respiratorias altas u otra enfermedad similar. El culpable, por consiguiente, no era el denostado virus H1N1, sino algún otro patógeno.

El hecho es que hay muchos patógenos que se tornan virulentos en ciclos relacionados con las estaciones y que provocan síntomas parecidos a los de la gripe. Según los expertos, hay entre 150 y 200 patógenos infecciosos que producen síntomas gripales, como son los virus paragripales, los adenovirus y los rinovirus, los coronavirus y los agentes casuales de la neumonía; otros microbios de este tipo pero menos comunes son los bocavirus, que causan bronquitis y neumonía en los niños, y el metapneumovirus humano, que es responsable de cerca del 5 por 100 de todos los cuadros clínicos similares a la gripe.

Así que, ¿cómo sabemos que la mayor parte de estos temibles casos de gripe porcina realmente lo eran? El colosal esfuerzo de encubrimiento realizado por el CCPE fue descubierto por Sharyl Attkisson, periodista de investigación de la cadena de televisión estadounidense CBS. Para llegar a sus conclusiones, Attkisson estudió las estadísticas obtenidas al amparo de la Ley de Libertad de Información, procedentes de los estados de Estados Unidos que habían analizado muestras presentadas por los médicos, que a su vez las habían obtenido de los casos sospechosos de gripe porcina que habían pasado por sus consultas. Éstos son los sobrecogedores resultados de Attkisson:

- En Florida, el 83 por 100 de las muestras obtenidas de individuos de los que se sospechaba que tenían la gripe porcina dieron negativo para todos los tipos de gripe cuando se sometieron a prueba.
- En California, el 86 por 100 de las muestras sospechosas de contener el virus H1N1 no eran de gripe porcina; o de ningún otro tipo de gripe. Sólo en el 2 por 100 de las muestras se confirmó la gripe porcina.
- En Alaska, el 93 por 100 de las muestras de individuos de los que se sospechaba que tenían la gripe porcina dieron negativo en las pruebas para todos los tipos de gripe. Sólo el 1 por 100 contenía el virus H1N1.

Eran unas conclusiones devastadoras para el CCPE, la Administración de Drogas y Alimentos (FDA) y el Gobierno estadounidense, que habían intentado por todos los medios inventar la «pandemia» de gripe porcina y sacar partido de ella. A continuación te ofrezco un ejemplo de cómo el brote fue exagerado con todo entusiasmo.

Después de todo el bombo publicitario y el revuelo que se montó, se supo que el número de víctimas de la gripe porcina del que hablaban los medios de comunicación con frecuencia se basaba en incidentes como el de la Universidad de Georgetown, ubicada en Washington D.C. Los medios de comunicación informaron en septiembre del 2009 que el virus de la gripe porcina había infectado a 250 estudiantes de este centro. Si eso fuera cierto, realmente habría sido muy serio; pero… ¡resultó que esta cifra estaba basada en el número de estudiantes asustados que habían acudido al ambulatorio o llamado al médico de guardia informando de síntomas como los de la gripe!

4. ¡El dinero hace que circulen los virus!

Ya he hablado anteriormente en este capítulo de las acusaciones hechas por el médico alemán Wolfgang Wodarg; lo que estás a punto de leer las confirma. Se trata de un artículo publicado en una revista científica, el *British Medical Journal,* que ha puesto al descubierto la falsedad de la OMS; nada menos.

En el artículo, publicado el 4 de junio del 2010, se dice que 3 de los 22 científicos del equipo que había preparado en 2004 las directrices de la OMS respecto a la pandemia de gripe estaban en la nómina de importantes fabricantes de vacunas.

Peor aún (¿y por qué será que no nos sorprende?), el organismo mundial no reveló este conflicto de intereses y procedió a aceptar las recomendaciones de estos expertos, que posteriormente han permitido a esas mismas compañías farmacéuticas ganar miles de millones de dólares gracias a estas directrices, que aconsejaban a los gobiernos comprar y acumular fármacos antivirales para combatir las pandemias de gripe que pudieran declararse.

Gracias a la estelar labor de investigación llevada a cabo por los autores del artículo de la revista *British Medical Journal* (en la que participó la Oficina del Periodismo de Investigación, una organización londinense sin ánimo de lucro), se presentaron las siguientes pruebas contra los tres protagonistas clave:

El profesor Fred Hayden: su consultoría y sus conferencias eran subvencionadas por el fabricante de vacunas suizo Hoffman-La Roche (creador del Tamiflu) y por la empresa británica GlaxoSmithKline (creadora del Relenza) en el momento de redactar sus ahora famosas directrices sobre fármacos antivirales para la OMS.

Pero la cosa es aún más turbia. Resulta que el profesor Hayden era también uno de los principales investigadores en un estudio financiado por Roche. Como era de esperar, sus directrices afirmaban que el Tamiflu podía reducir hasta en un 60 por 100 el número de hospitalizaciones por el virus de la gripe. Gracias a él, la compañía farmacéutica ganó millones por la venta de este antiviral. Pero eso ya es historia ahora.

El doctor Arnold Monto: escribió el anexo de la OMS sobre el uso de las vacunas durante las pandemias. Durante este tiempo, el doctor Monto aceptó dinero de Roche y de GlaxoSmithKline por su propio trabajo de consultoría.

El profesor Karl Nicholson: fue un consejero esencial de la OMS en la pandemia de gripe. Al igual que Hayden y Monto, él también fue financiado en el pasado por Roche y GlaxoSmithKline.

Cuatro días después de que el *British Medical Journal* publicara su condenatorio artículo, la OMS emitió una pobre réplica en la que declaraba que cuando contrató al equipo de expertos había sopesado su privacidad frente a «la solidez de las directrices», que fueron sometidas a una revisión externa.

Según Margaret Chan, directora general de la OMS, las decisiones de la agencia «ni por un momento» estuvieron influidas por intereses comerciales ni por ningún vínculo que los científicos tuvieran con la industria farmacéutica. Como la mayoría de los desmentidos oficiales, éste tampoco podía realmente probar lo contrario.

Ahora déjame que ilustre exactamente cómo una «recomendación» se traduce directamente en beneficios para una compañía farmacéutica. Las directrices del 2004 de la OMS sobre la pandemia de gripe aconsejaban claramente esto: «**Los países que están considerando el uso de antivíricos como parte de su respuesta antipandémica, deberán hacer aprovisionamiento de éstos con antelación**».

Los fabricantes de vacunas y los gobiernos que tienen una amistosa relación simbiótica con ellos no podrían haber pedido un encargo más explícito que éste. Fingiendo que eran presa de la aprensión, y afirmando que estaban preparadas adecuadamente, las agencias de salud pública de diversos países del mundo empezaron de inmediato a comprar Tamiflu y otros antivirales al por mayor; y eso cinco años antes de que estallase la «pandemia» de gripe porcina.

¿De qué otro modo explicarías que algunos de los mayores fabricantes de vacunas del mundo hayan solicitado patentes de vacunas contra la gripe porcina incluso *antes* del brote de abril del 2009? Los investigadores de vacunas han averiguado los siguientes hechos:

Baxter cursó la solicitud de patente estadounidense 2009/0060950 A1 para una vacuna ya en agosto del 2008, y lo hizo público en marzo del 2009. Antes, el 4 de noviembre del 2005, Novartis había solicitado su propia patente estadounidense 2009/0047353 A1, que fue concedida por la Oficina de Patentes y Marcas Registradas del país el 19 de febrero del 2009.

Es interesante recalcar que cuatro años antes de la «pandemia» del 2009, Novartis había ideado una vacuna antigripal de virus fragmentados, que combina múltiples cepas virales. (Se dice que el virus de la gripe porcina del 2009 estaba compuesto por cuatro cepas).

Según algunos expertos, después de que se anunciaran las directrices de la OMS, las compañías farmacéuticas amasaron más de 7000 millones de dólares gracias a que los gobiernos hicieron acopio de vacunas. El Reino Unido, por ejemplo, que temía que se produjeran 65.000 muertes en una pandemia de gripe (al final fueron 400 las víctimas mortales), hizo un pedido inicial de 14,6 millones de dosis de Tamiflu en el 2005. Desde entonces, el Gobierno ha ordenado una investigación sobre los 232 millones de dólares gastados por su agencia de salud pública, el Servicio Nacional de Salud, para determinar cuánto le ha costado al contribuyente esta compra provocada por el pánico.

Y, hablando de trasparencia, el *British Medical Journal* ha señalado otro grupo «secreto» que según él ha estado orquestando la «pandemia» de gripe porcina del 2009. Se trata de un grupo de dieciséis miembros creado por la OMS para manejar la mal llamada pandemia en todos los aspectos, incluyendo qué niveles de emergencia declarar y cuándo decidir que la «pandemia» se había acabado.

El organismo internacional no ha revelado las identidades de estos dieciséis miembros, aparentemente para dejarlos fuera del alcance de la industria; pero lo cierto es que los miembros forman parte del grupo *debido a* su conexión con la industria, y no sería ninguna sorpresa que hubiera entre ellos representantes de los principales fabricantes de vacunas implicados en la «pandemia» de gripe porcina.

5. Tuvieron un presentimiento

De modo que, ¿cómo se produjo todo ese revuelo publicitario y ese pánico a la gripe porcina años antes de que el virus apareciera plenamente desarrollado? ¿Cómo supo la OMS con un lustro de anticipación que habría una «pandemia» de gripe si no fue maquinada?

Los orígenes del pánico se remontan al brote de gripe aviar, o gripe aviaria, del 2003. Esta pandemia –que afectó principalmente a las aves, no a los seres humanos– estalló en muchos países asiáticos, donde millones de aves de corral infectadas murieron a causa de la cepa H5N1 de la familia de virus que produce la gripe tipo A. Millones más tuvieron que ser sacrificadas selectivamente para las consumiese la población humana. Y aquí está el problema: ese año sólo hubo cuarenta muertes humanas atribuidas a la gripe aviar; ¡el virus simplemente se negó a cooperar!

¿Qué se supone que iban a hacer los fabricantes de vacunas y los gobiernos de los países en vías de desarrollo con los fármacos antivirales que habían acumulado durante la epidemia de gripe aviar? Para algunos altos cargos, la respuesta era obvia: improvisar una pandemia.

Por tanto, un año después de que países como Vietnam, Corea del Sur y Tailandia sacrificaran selectivamente sus aves de corral, la OMS anunció sus directrices para una pandemia de gripe. Muy oportunamente, la OMS aconsejó a los gobiernos de todo el mundo que se aprovisionaran de Tamiflu y Relenza mucho antes de mediados del 2009, que es cuando la gripe porcina hizo su aparición.

¿Es una simple –e increíble– coincidencia que compañías farmacéuticas como GlaxoSmithKline estuvieran preparadas ya en el 2008 para fabricar vacunas contra la cepa H1N1 del 2009? En un comunicado a los medios de comunicación con fecha 15 de mayo del 2009, la compañía dijo que estaba preparada para iniciar la producción en cuanto recibiera el visto bueno del organismo regulador, y que ya había recibido encargos preliminares de varios gobiernos que se proponían proveerse de existencias de la vacuna con antelación. ¿Cómo pudo este fabricante estar tan increíblemente bien preparado con un año de adelanto?

El Reino Unido había encargado inicialmente 60 millones de dosis del antígeno H1N1, Francia 60 millones de dosis, Bélgica 12,6 millones de dosis y Finlandia 5,3 millones de dosis; los gobiernos de estos países las usarían junto con las reservas existentes del sistema adyuvante de GlaxoSmithKline.

Pero el Reino Unido... ¡acabó comprando la friolera de 110 millones de dosis de la vacuna para inmunizar al 80 por 100 de la población con dos 2 por persona! Y finalmente sólo administró 6 millones de dosis; es decir, el 5 por 100 de las que había encargado.

Como era de esperar, las naciones más ricas del mundo están ahora tratando de deshacerse de existencias e incluso de cancelar pedidos. Los Países Bajos, por ejemplo, han hecho un pedido de 19 millones de dosis para vender a otros países, mientras que Alemania, que había encargado 50 millones de dosis, está intentando frenéticamente conseguir que los fabricantes de vacunas acepten reducir esa cifra a la mitad.

6. El dinero lleva máscara

Pero, mientras todo el mundo se hacía preguntas sobre la pandemia que nunca existió, algunos políticos estaban felices y contentos con los cambios en sus cuentas bancarias, entre ellos el antiguo secretario de Defensa Donald Rumsfeld.

Rumsfeld, un astuto hombre de negocios y amigo declarado de las grandes farmacéuticas, hizo su agosto en el mercado bursátil en el 2005 debido a que la cotización de las acciones del Tamiflu se puso por las nubes después de que se publicaran en el 2004 las directrices de la OMS. Rumsfeld, que fue presidente de Gilead Sciences de 1997 al 2001 (Gilead, que había desarrollado el Tamiflu, autorizó a Roche su comercialización en 1996), poseía al menos 5 millones de dólares en acciones; el valor de cada una subió de 35 a 47 dólares en abril del 2005.

Otro político estadounidense que se forró de dinero en el 2005 es el antiguo secretario de Estado George Shultz, que en ese momento estaba en el consejo de administración de Gilead. Shultz obtuvo más de 7 millones de dólares por la venta de acciones de la compañía.

Pero ése no fue el fin de la luna de miel del Tamiflu con el mercado de valores. Para crear la ilusión –en realidad, para aumentar más la cotización de las acciones– Roche recurrió a apretar las clavijas. La compañía anunció en octubre del 2005 que no fabricaría más Tamiflu a menos que el gobierno estadounidense accediera a comprar más dosis. Pero entonces se produjo la compra provocada por el pánico. Como el gobierno compró más Tamiflu, Roche se echó atrás consiguiendo lo que quería desde un principio.

Dicho sea de paso, el romance de Rumsfeld con las grandes farmacéuticas llega mucho más lejos. Fue Rumsfeld quien, en calidad de presidente de G D Searle, persuadió a la Administración de Drogas y Alimentos (FDA) para que diera el visto bueno al altamente controvertido edulcorante artificial aspartamo. El aspartamo, que se usa a todos los niveles en los alimentos procesados y como «edulcorante para diabéticos», es un agente cancerígeno que en casos extremos puede causar ceguera y la muerte.

Pero los efectos secundarios mortales no son un motivo de preocupación para los responsables políticos. Un estudio realizado en agosto del 2009 por investigadores de Oxford y publicado en la revista *British Medical Journal* se planteaba hasta qué punto era acertado administrar Tamiflu a los niños, basándose en otro estudio que sugería que los contras superaban los pros, sobre todo las complicaciones en los niños a los que se administraba este fármaco.

Pero el Gobierno estadounidense, en connivencia con la FDA, necesitaba fomentar otra vez la demanda de Tamiflu dado que la compra provocada por el pánico del 2005 se había apaciguado. La gripe porcina era la excusa perfecta. La razón: sólo en el 2006, el Gobierno estadounidense pagó 20 millones de dólares por 2000 millones de dosis de Tamiflu y la fecha de caducidad de las existencias estaba a punto de expirar. Al tiempo que echaba leña al fuego generado por los medios de comunicación, el Gobierno –para guardarse las espaldas– cambió la advertencia de la cajita del Tamiflu.

En el 2006, la advertencia de la FDA decía así: «Nos preocupa que, si el uso de este medicamento aumenta en Estados Unidos, pueda haber un número creciente de casos de consecuencias adversas en el país». Pero a esta advertencia siguieron varios informes de delirios y suicidio entre niños de edades menores de diecisiete años que estaban tomando Tamiflu. Los efectos secundarios aparecían al cabo de uno o dos días y entre ellos había ataques de pánico, alucinaciones, convulsiones, delirios, pérdida del conocimiento, depresión y, en algunos casos, suicidio.

Después de la gripe porcina, esta advertencia se modificó preventivamente y quedó así: «Las personas que tengan la gripe, en particular los niños, pueden correr un riesgo mayor de hacerse daño y sufrir confusión al poco tiempo de tomar Tamiflu, así que deberían ser controlados de cerca en busca de signos de conducta inusual». Mágico, ¿no te parece?

7. Los testaferros favoritos de la industria farmacéutica

Ya he mencionado en repetidas ocasiones que los medios de comunicación llevan a cabo las órdenes de las grandes farmacéuticas: no es nada nuevo. Es frecuente que políticos y altos funcionarios del Estado se pasen a la empresa privada, en concreto a los consejos de administración de compañías farmacéuticas (incluidos los fabricantes de vacunas); sólo cuando esta conexión queda al descubierto uno entiende por qué el gobierno toma ciertas decisiones y cómo el anuncio de una política, por poner un ejemplo, acaba beneficiando a los fabricantes de vacunas y traduciéndose en última instancia en mucho dinero para todos los involucrados.

Pero, ¿por qué mancillar sólo la buena reputación de los políticos? Las mismas acciones inadmisibles son achacables en igual medida a los magnates de la prensa. He aquí algunos ejemplos asombrosos de cómo opera la conexión entre la industria farmacéutica, los medios de comunicación y el dinero.

¿Te acuerdas de la súbita «escasez» de vacunas antigripales de la que se informó en numerosos medios de comunicación estadounidenses en octubre del 2009? La causa de esta «escasez» se puede localizar en una reunión mantenida por un grupo de élite formado por personas poderosas e influyentes que deciden y dirigen las políticas globales en materia social, económica, financiera, de población, etc., en el anonimato.

En este caso me estoy refiriendo a una organización sin ánimo de lucro (¡qué ironía!) llamada Consejo de Relaciones Exteriores (CFR), entre cuyos titiriteros están magnates de la prensa como Rupert Murdoch (News Corp, Fox News, Associated Press, Twentieth Century Fox, Time Warner), Thomas Glocer (Reuters News Service) y la periodista Laurie Garrett, ganadora del premio Pulitzer.

El 16 de octubre del 2009, el «Grupo de Estudio de la Pandemia H1N1» del CFR se reunió en Nueva York. Fue una reunión convocada por Garrett –cuyo trabajo está estrechamente relacionado con el cártel petroquímico-farmacéutico– después de que algunos sectores del público empezaran a poner en duda la «pandemia» que no funcionó, bien porque directamente no se la creyeron o porque al menos tenían serias sospechas de que fuese una mentira. Muchos se empezaron a cuestionar la necesidad de «inmunizarse» contra la gripe porcina y se negaron a hacerlo.

A medida que el público e Internet expresaban sus críticas a las claras, los fabricantes de vacunas se preocuparon cada vez más. Había que hacer algo. Tenían que conseguir que los medios de comunicación, esa poderosa fuerza que tanto influye en la opinión pública, participaran activamente.

No es ninguna coincidencia que las «noticias» de una escasez generalizada de vacunas antigripales se publicaran una semana después de la reunión del CFR. La idea era incrementar la escasez y exponer públicamente los argumentos a favor de la compra de más vacunas. Si declaras que la situación es una emergencia de salud nacional, el público hará la vista gorda con la concesión de licencias por la vía rápida, que tan generosamente se dispensaron a GlaxoSmithKline, Novartis, CSL, Baxter, Sanofi Pasteur y otros para fabricar una vacuna contra la gripe porcina.

Pero, ¿la cosa es tan simple como comprar literalmente a los magnates de la prensa? ¿Podrían Murdoch, Glocer y los de su clase estar conectados de un modo más directo con las vacunas antigripales? Pues bien, he aquí un interesante dato: Murdoch controla el Instituto de Investigación Infantil Murdoch (MCRI) de Australia, que realizó los primeros ensayos de la vacuna contra la gripe A (H1N1) en niños de edades comprendidas entre los seis meses y los ocho años.

Y otra pista: un hijo de Murdoch, James, es supervisor del consejo de administración de GlaxoSmithKline; pero la conexión Murdoch no acaba ahí. La madre de Rupert Murdoch, Elizabeth, es patrocinadora del Royal Victoria Women's Hospital de Melbourne, Australia. El personal del hospital colaboró con CSL Pharmaceuticals para desarrollar una vacuna contra la gripe porcina.

CSL Pharmaceuticals, que pertenece a Merck & Co, ha sido acusada de ensayar su vacuna experimental contra la gripe porcina en mujeres embarazadas sin hacer uso de sujetos de control. Sus pruebas de seguridad carecían de grupos de control con placebo válidos y eludieron la vigilancia a largo plazo y la recogida de datos.

¿Y qué me dices de Thomas Glocer, director general de Reuters? Glocer también forma parte del consejo de administración de Merck & Co y es miembro de la Alianza Empresarial para la Ciudad de Nueva York (PFNYC). Como el CFR, la PFNYC es otra camarilla de individuos poderosos que influyen en la política pública, y cuyo principal beneficiario es la industria farmacéutica. Para hacerlo impulsan la biotecnología y los «productos farmacogenéticos» por todo el mundo.

Y... ¿te figuras quién fundó la PFNYC? No era otro que el propio David Rockefeller, cuyos planes sobre la población te resultarán familiares a estas horas *(véase* el capítulo 3, «¿Hay una conspiración?»).

8. Tormenta en una placa de Petri

Se ha dicho que el virus de la gripe porcina fue creado en el laboratorio y se ha acusado al CCPE de estar detrás. Pero, antes de que responda a la pregunta de por qué una agencia de salud pública iba a querer hacer tal cosa, debes tener presentes dos factores clave: uno, que la ciencia todavía no sabe lo suficiente acerca de cómo se recombinan y propagan los virus; y dos, que cuando las grandes farmacéuticas y las agencias de salud pública trabajan codo con codo las coincidencias simplemente no suelen existir.

En una declaración hecha a los medios de comunicación el 24 de noviembre del 2009, la OMS planteó una pregunta peculiar pero aparentemente lógica: ¿qué ocurriría si el mortífero virus H5N1 de la gripe aviar del año 2003 se combinara con el altamente trasmisible virus H1N1 que arrasó continentes en el 2009?

La OMS afirmó que en el 2009 habían aparecido nuevos casos de gripe aviar en Egipto, Indonesia y Vietnam, coincidiendo con la época en la que el virus de la gripe porcina estaba circulando. De ahí que la agencia dijese que había motivos para preocuparse por que los dos tipos de virus produjeran un híbrido más mortífero que el H5N1 y más trasmisible que el H1N1.

Se sabe que en los virus se da un proceso llamado «redistribución genómica», por el que el material genético de más de un tipo de virus se mezcla en las células huésped y produce una nueva cepa que reúne las características de las cepas originales. Ésta no fue la primera vez que la OMS advertía sobre los peligros de tal redistribución genómica: ya había dicho lo mismo en el 2004, a raíz del brote de gripe aviar. ¿Fue una simple coincidencia?

Además, aunque parezca raro, exactamente dos meses antes de que la OMS hablara del mortal híbrido en noviembre del 2009... ¡el CCPE estaba experimentando con un híbrido de ese tipo! ¿Fue otra coincidencia?

He aquí los hechos. Los científicos del CCPE realizaron experimentos en los laboratorios de la agencia en los que inyectaron en hurones tanto el virus H1N1 como el letal virus H5N1 de la gripe aviar, con la intención de ver si se producía la redistribución genómica; esto fue confirmado por Michael Shaw, director adjunto de ciencia de laboratorio en la división de gripe del CCPE.

En otro tiempo se pensaba que el virus de la gripe aviar sólo infectaba a las aves de corral, hasta que se observó que en el brote del 2003 se contagiaron seres humanos. Concretamente, enfermaron unas 500 personas, de las que más de 250 murieron: eso es una tasa de mortalidad del 60 por 100. De modo que ahora parecía que aquellos virus que se creía que estaban confinados en una sola especie podían de hecho saltar a otras.

Luego se observó que el virus H1N1, sobre el que todavía se conoce tan poco, había infectado pavos en Chile; esto apoyaba la conclusión de que esta cepa particular podía trasferirse de los seres humanos a las aves.

Y aquí viene la siguiente pregunta: ¿fue manipulado genéticamente el virus de la gripe porcina? En otras palabras, ¿fue fabricado en el laboratorio? Es una cuestión que ha dado pie a numerosas teorías de la conspiración; pero la verdad es que aún no hay pruebas concluyentes al respecto.

Pero hay un par de factores que dan crédito a esta suposición: primero, las compañías farmacéuticas (¿te acuerdas de la «confusión» de Baxter?) e incluso el CCPE, como ya he mencionado anteriormente, han estado jugando con virus mortíferos en sus laboratorios; y éstos son sólo dos casos que llegaron a ser de dominio público.

Hay otra razón por la que no es difícil creer que se desatara deliberadamente un virus letal. Hay grupos influyentes (¿te acuerdas de Henry Kissinger?) que han declarado su intención de reducir la población mundial hasta en un 80 por 100. Y, por extremo que parezca esto, el hecho es que hay poderes establecidos que siempre están buscando el modo de controlar a las naciones débiles mediante la economía para asegurarse el control sobre sus recursos naturales, entre otras cosas.

Los crímenes contra la humanidad resultan excesivamente familiares. ¿No hicieron experimentos los nazis con la eugenesia? ¿No han usado antes armamento biológico los Gobiernos estadounidense e israelí? ¿No han usado vacunas y campañas de inmunización en masa las agencias de salud pública globales como vehículos para introducir virus en África y en las naciones en vías de desarrollo de otros continentes con consecuencias devastadoras?

La otra razón para sospechar es el carácter híbrido de la cepa del virus H1N1 del 2009, que según los científicos contiene material genético de cepas de la gripe aviar norteamericana, la gripe porcina europea, la gripe porcina asiática y la gripe estacional.

Aunque no es imposible que este híbrido haya evolucionado de forma natural, lo más probable es que fuera manipulado genéticamente. Algunos gobiernos e internacionales farmacéuticas tienen los medios y el motivo para hacerlo.

Así precisamente es como parece que ocurrió, y el 11 de junio del 2009 fue un día señalado: cuando la OMS elevó la categoría del brote al nivel 6, el de «pandemia». Naturalmente, la OMS no tenía ni pruebas concretas ni razones para dar este paso decisivo; excepto provocar el pánico a nivel global para provecho económico de los fabricantes de vacunas y sus lacayos políticos.

¿Cómo se llegó a tomar esta crítica decisión? En abril del 2009, el brote de gripe porcina parecía estar remitiendo; pero en mayo, en la sede que la OMS tiene en Ginebra, hubo una reunión entre altos ejecutivos de importantes compañías fabricantes de vacunas, por una parte, y Margaret Chan (directora general de la OMS) y Ban Ki Moon (secretario general de las Naciones Unidas) por la otra.

El motivo aparente era decidir cómo despachar vacunas a los países en vías de desarrollo; pero el objetivo secreto era justificar la elevación del brote de gripe porcina a la categoría de pandemia, el nivel 6. Una vez que se declarase este nivel de alerta... ¡los fabricantes de vacunas harían su agosto!

Cuando el brote empezó a disminuir, a los fabricantes de vacunas les entró el pánico. Muchos de ellos ya habían firmado acuerdos con algunas naciones desarrolladas para suministrar una «vacuna pandémica» en el caso de que se declarase el nivel 6. Alemania, por ejemplo, firmó un contrato de este tipo con GlaxoSmithKline en el 2007.

Otro gobierno excesivamente entusiasta fue el del Reino Unido, cuyo principal asesor científico, el profesor Roy Anderson, también está en la nómina de GlaxoSmithKline. Se dice que Anderson recibe anualmente un pago de 177.000 dólares del fabricante de vacunas.

GlaxoSmithKline también fastidió al Gobierno alemán. En junio, un mes antes de que se declarase el nivel 6 de alerta, le pidió que confirmara que cumpliría su compromiso de comprar la vacuna pandémica. Y, cuando las grandes farmacéuticas «piden»… ¡nunca son corteses!

Gracias a cierta labor de investigación revolucionaria, y al coraje y la determinación de muchos que buscan la verdad –nada menos que la verdad– sobre el brote de gripe porcina, siguen saliendo a la luz hechos condenatorios sobre el impío nexo entre la OMS, la ONU, los países desarrollados y los fabricantes de vacunas, que trabajaron al unísono para orquestar la «pandemia» de gripe porcina.

9. Las secuelas de la pandemia

La pregunta crucial sobre la plétora de vacunas que se administran a las poblaciones de todo el mundo es: ¿son seguras? Si la respuesta no te parece obvia, déjame que responda yo de este modo: ¡definitivamente «no»!

Hay muchas razones que explican por qué estas vacunas nunca deberían entrar en el cuerpo humano. En el mejor de los casos, no existen pruebas de que sean realmente eficaces; en el peor, se cree que estos cócteles sintéticos de sustancias químicas causaron algunas de las muertes ocurridas durante el brote del 2009.

Pero, antes de que hablemos en profundidad del asunto, he aquí otro hecho condenatorio: todos los fabricantes de vacunas a los que se concedió licencias para fabricar la vacuna contra el virus H1N1 las obtuvieron «por la vía rápida». Dicho en términos sencillos, la FDA estadounidense y la Agencia Europea de Medicamentos (EMA) dieron apresuradamente a las grandes farmacéuticas luz verde para fabricar vacunas que no se sometieron a ensayos clínicos.

Al amparo del pánico que ellas mismas habían provocado con tanto éxito, estas agencias de salud pública permitieron a los fabricantes de vacunas –en concreto GlaxoSmithKline, Novartis, Sanofi Pasteur, CSL, Medimmune y Baxter– fabricar millones de dosis que se han inyectado a poblaciones de todo el mundo sin estar seguros de las consecuencias.

No se ha realizado con estas vacunas ningún estudio a doble ciego, controlado con placebo y aleatorio; y, sin embargo, los gobiernos llevaron a cabo programas de inmunización masiva. Pero, casi en el mismo momento de alzarse la bandera a cuadros, empezaron a llegar las quejas a raudales.

La nueva vacuna contra la gripe porcina de Novartis, llamada Celtura y dirigida a las mujeres y los niños, fue rechazada por el Gobierno suizo debido a las preocupaciones existentes sobre su seguridad. Se sospechaba que el fabricante podía haber reempaquetado una vacuna del 2008 que mató a dos docenas de personas sin hogar durante un ensayo clínico ilegal realizado en Polonia; ¡y que ahora la hacía pasar por una nueva vacuna contra la nueva gripe porcina!

Debido a otros riesgos, tres grandes farmacéuticas retiraron del mercado millones de dosis al poco tiempo de empezar a suministrarlas. Medimmune retiró del mercado casi 5 millones de dosis de su aerosol nasal LAIV (siglas en inglés de «vacuna contra la gripe de virus vivos atenuados») en diciembre del 2009, cuando descubrió que la potencia de la vacuna había disminuido. Para entonces, el Gobierno estadounidense había encargado ya 40 millones de dosis de LAIV.

Otro desastre monumental, que ocurrió una semana antes de la debacle de Medimmune, le ocurrió a Sanofi Pasteur: tuvo que retirar del mercado 800.000 jeringuillas precargadas con su vacuna monovalente contra la gripe porcina cuando descubrió que las dosis destinadas a los niños habían perdido su potencia.

Justo un mes antes de eso, GlaxoSmithKline retiró del mercado canadiense el lote de octubre de su vacuna contra la gripe porcina Pandemrix después de que se informara de reacciones anafilácticas en 1 de cada 20.000 personas a las que se les había administrado. Las reacciones anafilácticas, que tienen lugar cuando el cuerpo entra en shock por la invasión de sustancias extrañas, pueden ocasionar la muerte.

Los datos que manejan las agencias de salud pública no son fácilmente asequibles para el público, pero hay documentos de la Agencia Europea de Evaluación de Medicamentos (EMEA) que afirman que los ensayos clínicos del Pandemrix realizados por GlaxoSmithKline indican que los trastornos del sistema nervioso eran «muy comunes» en los vacunados. También eran «muy comunes» los trastornos musculoesqueléticos y del tejido conjuntivo, mientras que los trastornos de la sangre y el sistema linfático sólo eran «comunes».

Canadá no fue el único país donde el Pandemrix encontró una fuerte resistencia. Suiza también se negó a comprar la vacuna debido a los graves efectos secundarios asociados a ella.

¿Cómo pueden las agencias de salud pública, que supuestamente son organismos protectores, dar luz verde a fármacos como el Pamdemrix? He aquí cómo. Al igual que hizo Novartis antes que ella y que haría Baxter después, GlaxoSmithKline solicitó la patente para una «vacuna contra la gripe pandémica», WO2006100109A1, el 21 de marzo del 2006. Luego pidió permiso a la EMEA para poner a la venta su medicamento en febrero del 2007.

Aquí se aplicó un hábil juego malabar autorizado por la EMEA, que ayuda a aprobar vacunas por la vía rápida cuando estalla una pandemia. Es lo que se denominan vacunas «prototipo». La compañía recibió el visto bueno en mayo del 2008, exactamente un año antes de que estallara la «pandemia» de gripe porcina. ¡Qué oportuno!

Pero aún más conveniente es la propia «vacuna-prototipo». Según el sitio web de la EMEA, «Una vacuna-prototipo contra la gripe pandémica es una vacuna que imita a la futura vacuna pandémica contra la gripe en términos de composición y método de fabricación. Sin embargo, como no se conoce la cepa viral causante de la pandemia, la vacuna-prototipo contiene otra cepa distinta de la gripe. Se trata de una cepa que no está circulando entre los seres humanos, y a la que éstos no han estado expuestos en el pasado. Esto permite a la compañía probar su vacuna en preparación para cualquier pandemia de gripe que surja en el futuro, al llevar a cabo estudios con la vacuna-prototipo que predicen cómo reaccionarán las personas a la vacuna definitiva cuando se incluya en ella la cepa causante de la pandemia».

Así que, cuando se declara un brote o una pandemia, los fabricantes de vacunas se limitan a cambiar la cepa viral usada en la vacuna-prototipo por la cepa causante del brote, y... ¡hete aquí una nueva vacuna lista para ser aprobada y administrada a millones de personas que no sospechan nada!

En su solicitud a la EMEA, GlaxoSmithKline ofreció los siguientes datos sobre el Pandemrix, que eran razón más que suficiente para prohibir esta vacuna (aunque, en vez de eso, la compañía recibió luz verde):

«Programa de farmacología de seguridad: no se han realizado estudios farmacológicos de seguridad con la vacuna Pandemrix».

«Interacciones farmacodinámicas: no se han realizado estudios».

«Carcinogenicidad: no se han realizado estudios de carcinogenicidad, en conformidad con la Nota Orientativa sobre ensayos preclínicos farmacológicos y toxicológicos de las vacunas».

El Pandemrix era un cóctel perfecto para provocar una catástrofe médica.

Pero parece que la preocupación sobre la seguridad de la vacuna se hizo aún más honda. Según un artículo de denuncia del periódico británico *Daily Mail*, el gobierno del Reino Unido tenía reservas acerca de que el Pandemrix pudiera causar el síndrome de Guillain-Barré (SGB), una enfermedad nerviosa que a veces es mortal.

El SGB, que ocasiona dificultades respiratorias y parálisis por la degeneración de la vaina de mielina de recubre los nervios, fue asociado de manera concluyente a la vacuna implicada en la debacle de la gripe porcina de 1976 que tuvo lugar en Estados Unidos (*véase* el capítulo 4, «Masa crítica»).

El 29 de julio del 2009, la profesora Elizabeth Miller –jefa del Departamento de Inmunización de la Agencia de Protección de la Salud del Reino Unido– escribió una carta confidencial a 600 neurólogos de su país para pedirles que estuvieran al tanto de cualquier incremento en el número de casos de SGB entre los individuos vacunados con Pandemrix. La carta se refería específicamente al fiasco de 1976, cuando una persona murió de gripe porcina, otros 25 individuos murieron de SGB y al menos 300 personas más contrajeron la enfermedad.

La profesora Miller escribió esto en la carta: «Me hace sentir mucha desconfianza que el gobierno esté lanzando al mercado esta vacuna sin tener una idea clara del riesgo del SGB, si es que se hace alguna idea al respecto. No se lo deseo a nadie. Me da miedo que con la vacuna contra la gripe porcina esto vuelva a suceder otra vez; es una enfermedad aterradora, y creo que hay investigar más sobre los efectos de la vacuna».

Aunque parezca raro, la carta confidencial fue enviada a 600 neurólogos del Reino Unido, pero no a los médicos de cabecera que estaban inyectando generosamente el Pandemrix a miles de ciudadanos. Por extraño que parezca, a pesar de la preocupación de esta agencia de salud pública, el Gobierno no ordenó ninguna investigación oficial sobre la vacuna.

No hay duda de que las vacunas contra la gripe porcina que se venden por todo el mundo son cócteles peligrosos, e incluso letales, de sustancias químicas sin probar y material genético viral. Sin embargo, en plena «pandemia», el Gobierno estadounidense declaró que las mujeres embarazadas y los niños serían los primeros a los que se administraría el fármaco.

Los colegios siempre constituyen un mercado cautivo para las compañías farmacéuticas –a fin de cuentas, ¿en qué otro sitio reunirías tantas víctimas inocentes y dispuestas?–, y el brote de gripe porcina del 2009 no fue la excepción. Así que, una vez más, los niños se pusieron en fila sin saber qué destino les aguardaba y pusieron inocentemente su cuerpo a disposición de fabricantes de vacunas sin escrúpulos, que convierten los colegios en centros de pruebas.

Como era de esperar, las mujeres embarazadas que se vacunaron contra la gripe porcina empezaron a informar al poco tiempo de abortos espontáneos.

¿Nos ha estado mintiendo el CCPE sobre la seguridad de las vacunas? ¿Lo sigue haciendo? En septiembre del 2010, la Coalición Nacional de Mujeres Organizadas (NCOW) presentó datos de dos fuentes distintas que demostraban que las vacunas contra el virus H1N1 del 2009 y el 2010 intervinieron en hasta 3587 casos de aborto espontáneo y de mortinatos. Aunque el CCPE conocía estas cifras, siguió asegurando a los proveedores de vacunas y a las mujeres embarazadas –que constituyen un grupo destinatario principal– que la vacuna no suponía ningún peligro para ellas.

Las dos fuentes citadas eran el propio estudio de la NCOW, realizado sobre mujeres encintas de edades comprendidas entre los 17 y los 45 años, y el Sistema de Información sobre los Efectos Adversos de las Vacunas (VAERS). Huelga decir que durante la reunión que la Comisión Consultiva sobre Vacunas en la Niñez (ACCV) mantuvo el 3 de septiembre del 2010, Eileen Dannemann –directora de la NCOW– informó por segunda vez a la doctora Marie McCormick –presidenta del Grupo de Trabajo sobre Evaluación y Riesgo de las Vacunas del CCPE– sobre estas sobrecogedoras conclusiones. Pero la doctora McCormick, aunque con pleno conocimiento de los datos de la NCOW que estaban a disposición del público, declaró que en el 2009 y el 2010 no hubo en absoluto eventos adversos relacionados con la vacuna contra el virus H1N1 en mujeres embarazadas.

Basándose en el infundado y erróneo anuncio –realizado por el grupo de trabajo– de que estas vacunas eran perfectamente seguras para las mujeres encintas, el Comité Consultivo para la Inmunización y Vacunación (ACIP) del CCPE ha recomendado administrar la vacuna antigripal del 2010-2011 a todo el mundo, mujeres embarazadas incluidas. En su informe, Dannemann señaló que la próxima vacuna antigripal del 2010-2011 contiene los mismos elementos que están implicados en la muerte fetal: el componente vírico H1N1 y el timerosal (que es neurotóxico pues contiene mercurio), más otras dos cepas virales.

En una tercera ocasión, durante la reunión que el Comité Consultivo Nacional sobre las Vacunas (NVAC) mantuvo el 14 de septiembre del 2010, Dannemann presentó los datos por tercera vez y preguntó: «¿Por qué la doctora McCormick no ha mirado en la base de datos del VAERS?».

El informe de la NCOW dice así: «Hay que sostener que el CCPE fue sumamente negligente al no informar a sus proveedores de vacunas de los datos recibidos del VAERS, mientras los proveedores seguían ciegamente las directrices de "calidad de asistencia" del CCPE para vacunar a toda mujer embarazada en el 2009-2010. Es más, en vista de estos resultados y de su ocultación intencionada por parte de la doctora Marie McCormick del CCPE y de su grupo de evaluación y riesgo de vacunas, el hecho de que el Comité Consultivo para la Inmunización y Vacunación (ACIP) del CCPE haya recomendado otra iteración para 2010-11 de la misma vacuna en las mujeres embarazadas se puede considerar como algo más que una grave negligencia: más bien, como un acto premeditado de conducta poco ética».

A pesar de las pruebas condenatorias del daño irreparable causado a las mujeres embarazadas por la vacunación, hasta el día de hoy no hay indicios de que el CCPE y su grupo de evaluación estén considerando la posibilidad de dar su brazo a torcer.

A la NCOW no le queda ahora otra opción que recomendar, al menos, que el CCPE se adhiera a la advertencia de la FDA y los fabricantes que figura en el envase, que dice que la vacuna antigripal no debería administrarse a las mujeres encintas a menos que sea a todas luces necesario. La NCOW solicitó públicamente al CCPE que «avise este año a todos los tocólogos y ginecólogos, a los proveedores de vacunas y al público de los informes del VAERS de la última temporada sobre muertes fetales relacionadas con la vacuna anti H1N1». Sin embargo, no es probable que el CCPE siga las recomendaciones de la NCOW, ya que eso pondría en evidencia su fraudulenta postura.

Los niños y las mujeres embarazadas, que son dos sectores de la población extremadamente vulnerables, fueron escogidos adrede como objetivo de la vacuna aun cuando los fabricantes admitieron que no tenían datos de seguridad que respaldaran esta bárbara medida. Es más, los gobiernos de muchas naciones desarrolladas no hicieron nada para advertir a sus ciudadanos de estos peligros. Pero, ¿por qué iban a hacer eso? Sigue leyendo y te enterarás.

10. Por la vía rápida

¿Qué ocurre cuando las vacunas y otras medicinas son aprobadas por la vía rápida? Ya he hablado de las «vacunas-prototipo» y de la absoluta falta de ensayos clínicos. En Estados Unidos, a finales de la última década del siglo xx y principios de la primera década del siglo xxi, la Administración de Drogas y Alimentos (FDA) aprobó por la vía rápida alrededor de dos docenas de fármacos para el cáncer. Miles de pacientes con cáncer recibieron estos medicamentos experimentales, sobre todo enfermos terminales.

¿Cómo puede uno evaluar la eficacia de estos fármacos cuando fueron probados sólo en una minúscula muestra, pues se trataba de solicitar la aprobación a toda prisa? Además, la toxicidad de un medicamento –que es un parámetro crítico entre los evaluados durante el proceso de aprobación– sólo se puede medir cuando ha trascurrido cierta cantidad de tiempo. Por consiguiente, al aprobar por la vía rápida un fármaco no se tiene en cuenta los efectos secundarios que podría tener a largo plazo.

En un estudio sobre medicamentos anticancerígenos realizado en la Facultad de Medicina de la Universidad del Noroeste estadounidense se encontró que el Velcade había sido probado sólo en 188 sujetos, el Mylotarg en 142, el Campath en 93 y el Clolar en 49, antes de ser aprobados. ¡Figúrate!

Administrar fármacos experimentales a pacientes terminales y justificarlo diciendo que las ventajas podrían pesar más que los inconvenientes equivale a usar a estos pacientes como cobayas humanas.

Como dice Patricia Keegan, directora de la división de productos terapéuticos oncológico-biológicos de la Administración de Drogas y Alimentos (FDA), los fármacos contra el cáncer se deben administrar en dosis elevadas para que sean eficaces. «Probablemente, encontrar un medicamento completamente seguro no sea una meta alcanzable. En realidad es más una cuestión de sopesar unas cosas y otras», afirmó.

Uno podría pensar que la FDA, cuando aprueba los fármacos por la vía rápida, insistiría después a los fabricantes para que realizasen un seguimiento a largo plazo con objeto de evaluar la seguridad de aquéllos. Aunque es algo preceptivo sobre el papel, por lo general no se hace cumplir. No hay un solo caso de medicamentos aprobados por la vía rápida que hayan sido retirados del mercado por la falta de un estudio de seguimiento.

La debacle del Vioxx *(véase* el capítulo 5, «La resaca de las vacunas») es un claro ejemplo de lo que sucede cuando la FDA hace la vista gorda ante la falta de pruebas rigurosas. Este analgésico, recomendado a los artríticos, causó 38.000 casos graves de paro cardíaco y muertes hasta que finalmente fue retirado del mercado en el 2004.

Pero este fármaco de Merck fue reintroducido en el mercado un año después, cuando un equipo de 32 expertos de la FDA votó a favor de ello. Más tarde se supo que 10 de los 32 asesores, que habían votado también a favor de los polémicos medicamentos Celebrex y Bextra, tenían estrechos vínculos financieros con las empresas que los fabricaban: Pfizer y Novartis, respectivamente.

Es descorazonador, por no decir otra cosa peor, que las grandes farmacéuticas disfruten de completa inmunidad por crímenes que ponen en peligro vidas humanas, y que la FDA y el CCPE den carta blanca con tanto descaro a los fabricantes de fármacos para continuar con sus prácticas abusivas. Por consiguiente, en tu propio interés y en pro de tu salud, párate a preguntarte seriamente si no hay una forma mejor de conseguir buena salud que ponerte a merced de las compañías farmacéuticas y sus falsas promesas.

Volviendo al tema de la falta de ensayos clínicos, la vacuna contra el virus H1N1 tampoco se ha probado, así que ningún fabricante puede afirmar que sea segura. Como era de esperar, después de que se administrara a la población, se produjo una avalancha de informes de reacciones adversas en diversos países.

Por ejemplo, una provincia canadiense, la Columbia Británica, registró el doble de casos de reacciones alérgicas graves y de shocks anafilácticos. En esta ocasión se había administrado a los ciudadanos Arepanrix, que había sido autorizado pese a la falta de ensayos clínicos. Algunos médicos creyeron que el extraordinariamente elevado número de casos con graves efectos secundarios se debió a que algunas personas habían recibido la vacuna contra la gripe porcina junto con la vacuna contra la gripe estacional. De una forma u otra, la reacción se debió a la vacunación.

En otra provincia canadiense, Manitoba, el Arepanrix fabricado por GlaxoSmithKline fue retirado del mercado debido a la alarma de los médicos ante el número de «reacciones potencialmente mortales» tras la vacunación.

La vacuna contra el virus H1N1 estaba desencadenando tantas reacciones anafilácticas que hubo que retirar de las farmacias más de 170.000 dosis de un lote. Aunque las autoridades trataron de suavizar el incidente, el hecho es que se registraron 36 eventos adversos graves, entre ellos intensas reacciones alérgicas a los pocos minutos de recibir la inyección. Oculta entre estas estadísticas había una víctima mortal.

Echa un vistazo a las espeluznantes advertencias del prospecto del Arepanrix y no te sorprenderás. En el prospecto se admite que «no hay experiencia clínica con esta vacuna ni con su símil H5N1 en ancianos, niños o adolescentes». ¡Los ensayos de los que tenían datos se realizaron sólo con adultos sanos de edades comprendidas entre los dieciocho y los sesenta años!

Si eso no te parece suficientemente contradictorio, mira esto. La compañía farmacéutica admite que tampoco tiene datos sobre las mujeres embarazadas o en período de lactancia. Sin embargo, gobiernos de todo el mundo han estado persuadiendo y coaccionando a las mujeres encintas y los niños para que se vacunasen con Arepanrix.

Según el fabricante, los ensayos clínicos para recoger datos sobre el Arepanrix se estaban realizando a medida que «se administran las actuales inyecciones». No es difícil leer entre líneas. En otras palabras, las campañas de vacunación en masa con este fármaco eran precisamente los experimentos que la compañía necesitaba para probarlo. ¡El Gobierno había permitido a la empresa acceder a millones de ingenuas cobayas humanas!

Y sí, la industria farmacéutica incluso tiene un término para eso: «vigilancia postcomercialización», por la que se permite a un fabricante presentar datos sobre la seguridad y eficacia del producto a medida que es administrado como medicamento experimental.

Canadá no fue el único país que se dio cuenta de que esta vacuna estaba causando reacciones anafilácticas en los individuos vacunados. En noviembre del 2009, Turquía envió un memorando a sus centros de vacunación para pedirles que estuvieran alerta por si se producían «efectos secundarios atemorizantes». Al parecer, el memorando se envió a raíz de que un médico entrara en coma tras ser vacunado contra el virus H1N1.

En Suecia, mientras tanto, se informó de 5 víctimas mortales y 350 eventos adversos inmediatamente después de que esas personas fueran vacunadas con el muy controvertido Pandemrix. Aparte de eso, en un colegio sueco 130 estudiantes se pusieron enfermos al día siguiente de una campaña de vacunación. En algunos países, se informó de muertes producidas a las pocas horas de que esos individuos fueran vacunados contra la gripe porcina.

Los ataques, las náuseas persistentes y los vómitos se encontraban entre las menores de las quejas escuchadas por los médicos. En muchos informes de distintos países se hablaba de síntomas similares a los del SGB y parálisis.

¿Te acuerdas de Jordan McFarland, el muchacho estadounidense de catorce años de edad que vivía en Virginia y cuya foto (cuando lo sacaban del hospital en silla de ruedas después de ser vacunado contra el virus H1N1) salió en las portadas de los medios de comunicación? Al parecer, este adolescente empezó a tener síntomas como los del SGB a las pocas horas de que le administrasen la vacuna.

También hubo informes de muertes en Suecia, Japón y China. Según dichos informes, algunas personas habían muerto sólo unas horas después de ser vacunadas contra la gripe porcina. Entre los fallecidos había un profesor chino. El Gobierno de inmediato retiró el lote de vacunas del que se sospechaba que salió la dosis letal.

Entre la avalancha de informes de reacciones adversas en China, un periódico del país informó sobre más de 1.200 casos de efectos secundarios, que iban desde dolor de brazos, sarpullidos y dolores de cabeza hasta el shock anafiláctico y las caídas bruscas de la tensión arterial.

11. El escualeno

Por último, hablaré del escualeno. El escualeno es una sustancia presente de manera natural en nuestro organismo; se encuentra por todo el cerebro y el sistema nervioso. Es una sustancia saludable que en su forma natural tiene propiedades antioxidantes. Es oleaginoso y también está presente en el aceite de oliva y en el de alazor. Los estudios han relacionado el escualeno con una reducción en el riesgo de cáncer.

Hasta aquí muy bien. Pero, cuando los fabricantes Novartis y GlaxoSmithKline decidieron introducir el escualeno en sus vacunas contra el virus H1N1, levantaron un gran revuelo en amplios sectores del cuerpo médico. Cuando esta sustancia química se añade a una vacuna, es en calidad de adyuvante; es decir, que su único propósito es «turboalimentarla» (aumentar su potencia).

Esto significa que el escualeno aumenta o exagera la respuesta inmunitaria a la vacuna para hacer que ésta sea «más eficaz». La otra razón para utilizar escualeno en las vacunas es conseguir que circule más cantidad del antígeno (los virus inactivados o debilitados/atenuados que contienen). Una vacuna más potente significa que hace falta menos cantidad del antígeno en cada dosis; y, si hay más antígeno disponible, se pueden fabricar más dosis, lo que quiere decir que no habrá escasez de la vacuna; y, por consiguiente, más dinero ingresarán en el banco las grandes farmacéuticas.

Pero, ¿por qué tendría que ser nocivo –e incluso potencialmente letal– cuando se introduce en una vacuna algo que reduce el riesgo de cáncer? La respuesta está en la ruta por la que es administrado. Cuando se inyecta (en lugar de ser ingerido con la comida y, por consiguiente, de introducirse de modo natural), el cuerpo percibe al escualeno como un enemigo y comienza a atacarlo. El problema es que el organismo también empieza a percibir como enemigo todo el escualeno restante, independientemente de su origen.

Entonces, el sistema inmunológico procede a atacar y destruir la sustancia dondequiera que la encuentre, lo que de hecho constituye una respuesta autoinmune. Éste es el motivo de que el escualeno y algunas otras sustancias contenidas en las vacunas se asocien a trastornos autoinmunitarios como el SGB.

Hoy día ya se ha probado de manera concluyente que el escualeno está relacionado con los devastadores trastornos autoinmunitarios sufridos por miles de veteranos de la Guerra del Golfo Pérsico que participaron en las operaciones Escudo del Desierto y Tormenta del Desierto. Estos soldados estadounidenses recibieron el adyuvante a través de la vacuna contra el ántrax que se les administró forzosamente.

Novartis (M59) y GlaxoSmithKline (ASO3) son dos empresas farmacéuticas que emplean escualeno en sus vacunas contra la gripe porcina. Aunque se ha aprobado su uso en Europa, en Estados Unidos no se dio luz verde a este peligroso adyuvante gracias a la vigilancia del público. Pero hay un motivo de preocupación para los ciudadanos estadounidenses: el Gobierno ha comprado una cantidad de adyuvante por valor de más de 1000 millones de dólares para aprovisionarse por si acaso tiene que invocar su Autorización de Uso de Emergencia (AUE). En otras palabras, el Gobierno de Estados Unidos se ha sentado sobre una letal bomba de relojería biológica.

Aun cuando uno crea que el escualeno todavía no se ha usado en vacunas en Estados Unidos, el hecho es que a millones de personas se les ha administrado esta peligrosa sustancia en Europa. Debido a aquellas campañas de vacunación masivas –que tanto evocaban una cadena de montaje– llevadas a cabo durante la «pandemia» de gripe porcina, no hay forma de saber cuántos miles de jóvenes corren ahora el peligro de empezar a padecer trastornos autoinmunitarios.

Si piensas que la gripe porcina ya es historia y que todos podemos pasar página, vuelve a pensártelo; sobre todo si consideras la posibilidad de vacunarte contra la gripe estacional. Aunque nada indica que vayamos a tener pronto ninguna otra epidemia de gripe porcina, la vacuna no probada contra la gripe A (H1N1) se ha incluido ya en Estados Unidos en el calendario de vacunación antigripal para este invierno (2010-2011).

La cosa tiene mucho sentido, sobre todo por la necesidad de reducir las enormes reservas de la vacuna que encargaron los gobiernos el año pasado atraídos con artimañas. En la nueva campaña de vacunación, los grupos destinatarios son también los que experimentarán la mayoría de los efectos secundarios; a saber, los ancianos, los niños y quienes están aquejados de dolencias como cardiopatías, enfermedades respiratorias y diabetes.

Naturalmente, a los responsables políticos les da lo mismo que un nuevo estudio publicado en la revista médica *Journal of American Medical Association* proporcione pruebas de que con el virus de la gripe A (H1N1) del 2009 hay un peligro sensiblemente menor de que el paciente sufra complicaciones graves en comparación con otros brotes de gripe recientes. Según el estudio realizado por el doctor Edward A. Belongia y sus colegas, la gripe A (H1N1) del 2009 no hizo que aumentase el número de hospitalizaciones ni el de casos de neumonía.

En lugar de aconsejar a la gente sobre cómo prevenir la gripe a través de enfoques bien investigados y de métodos probados por el tiempo para desarrollar la inmunidad natural, las agencias que «protegen» la salud pública se limitan a hacer un llamamiento para que todo el mundo se ponga su vacuna antigripal anual llena de toxinas. Entre las cosas que se pueden hacer para desarrollar la inmunidad natural está el restaurar los niveles de vitamina D por medio de la exposición regular al sol sin protección solar, el tomar extracto de adelfa, equinácea, pau d'arco, extracto de raíz de suma, extracto de astrágalus, hongos medicinales, beta-glucanos, aloe vera, plata coloidal, extracto de hoja de olivo, aceite de orégano de montaña silvestre, cúrcuma, aceite virgen de comino negro *(Nigella sativa),* suplemento mineral milagroso (MMS) o extracto de semilla de pomelo. (Hablaré con más profundidad de esto en el capítulo 9: «Toda la verdad»).

8

Una sarta de mentiras

Antes de hablar de la gripe estacional en sí, volvamos a la premisa de que «los gérmenes causan la enfermedad». Empezando por Louis Pasteur, que planteó su teoría germinal de las enfermedades infecciosas en el siglo XIX, la medicina occidental nos ha llevado a creer que los patógenos –toda clase de microbios, incluyendo las bacterias y los virus– están esperando al acecho para atacarnos y hacer que enfermemos.

La segunda suposición es que la presencia de un virus en el cuerpo humano implica que la persona ha contraído la enfermedad específica de dicho virus. Describir un panorama de «virus mortíferos» es una forma de pensar puramente medieval. Cuando en una persona que ha muerto de una enfermedad se encuentra un virus (o, más bien, los anticuerpos contra él), es incorrecto dar por sentado que la causa de la muerte fue ese virus.

Y no es sólo la presencia de un virus lo que parece sugerir que el individuo está infectado. He aquí una verdadera revelación: ¿sabías que en las pruebas de detección del VIH no se busca la presencia del virus, sino la de anticuerpos contra él? Los anticuerpos están presentes para rechazar la enfermedad, o para curar a la persona, y su mera presencia en el organismo no significa que la haya contraído. Sin embargo, cuando una prueba del VIH detecta la presencia de anticuerpos, el individuo es tildado de seropositivo o algo peor.

Sin embargo, esto es en realidad lo que la medicina llama un falso positivo (parece que la persona tiene el VIH, pero no es así).

En mi libro *Ending the AIDS myth,* cito investigaciones que han demostrado que cerca del 95 por 100 de los diagnósticos de VIH son falsos positivos, lo que arruina la vida de los individuos diagnosticados.

Además, las personas que se vacunen contra el VIH invariablemente acabarán dando positivo en cualquier prueba de detección posterior, pues las vacunas están diseñadas para hacer que el cuerpo produzca anticuerpos contra el virus.

Se trata de un astuto truco empleado por los centros de diagnóstico y las compañías farmacéuticas, que se benefician considerablemente de ello, pues a los pacientes VIH positivos por lo general se les administran medicamentos muy caros durante toda su vida. Qué listos, ¿no te parece?

Además, cuando los médicos detectan el VIH en el organismo de una víctima mortal, concluyen que esa persona murió de sida. Pero actualmente hay docenas de enfermedades que se relacionan con el sida, que básicamente son una combinación de dolencias como la neumonía o la enfermedad del adelgazamiento africana con la presencia de anticuerpos específicos contra un presunto virus (el VIH).

Cuando una persona que da positivo en la prueba del VIH muere de neumonía, automáticamente se da por sentado que ha muerto de sida, aun cuando nunca se haya probado que el VIH causa el sida. Y quiero recalcar que incluso el doctor Luc Antoine Montagnier, el principal descubridor del virus de la inmunodeficiencia humana, dice que el VIH no puede causar el sida por sí solo. Afirma que el VIH es inofensivo y que no hay necesidad de tratarlo; y que de lo que hay que preocuparse es de la higiene, del consumo de agua potable pura y de la nutrición.

Lo que me gustaría puntualizar aquí es que los virus están presentes en nuestro organismo por una buena razón. Hay muchos de ellos en nuestro cuerpo –incluso algunos de los «mortíferos»– en todo momento sin que ni siquiera nos demos cuenta. Y están ahí para ayudarnos a realizar funciones específicas: estos fragmentos proteínicos inertes ayudan al organismo a curarse, al igual que las bacterias y los hongos le ayudan a descomponer las células dañadas o muertas.

Cuando el cuerpo está lesionado y débil, estos gérmenes se activan y le ayudan a curarse de muchas maneras. Empiezan a alimentarse de las células muertas y los desechos; ayudan en la fabricación de sustancias químicas para compensar los procesos deficientes y, como en el caso del cáncer, hacen crecer nuevas células para «recuperar» los tejidos dañados.

Los virus a menudo actúan como disolventes para desleír sustancias químicas nocivas e incluso metales pesados y otros contaminantes tóxicos. Cuantas más toxinas tengamos en nuestro cuerpo, más probable será que éste facilite la producción de tales proteínas. Por lo tanto, la enfermedad es una señal de que hay procesos tóxicos en marcha que están más allá de la capacidad del organismo para encargarse de ellos.

Además, al ser partículas proteínicas inertes, los virus no tienen capacidad reproductora; necesitan un huésped para multiplicarse. Los huéspedes son las células del cuerpo humano o de algún animal. El cuerpo humano es sumamente inteligente y no tiene ningún programa biológico que le impulse a suicidarse. Si ayuda a esos fragmentos proteínicos («virus») a replicarse, lo hace por una buena razón. Llamarlos «virus mortíferos» es descabellado, por no decir otra cosa peor.

Así pues, cuando un individuo se pone enfermo, no son los virus los que le han hecho enfermar. Las causas de la enfermedad están en otra parte. Los virus y las bacterias simplemente están tratando de ayudar. Los síntomas producidos por su actividad no son sino una señal de que el organismo está intentando curarse.

He aquí una analogía. Si una manzana cae del árbol y queda magullada, ¿afirmaría una persona inteligente que dicha manzana está siendo infectada por bacterias que la van a matar? La respuesta es no, porque es de sentido común que las bacterias descompongan de modo natural la maca o parte magullada de la fruta pues ya no sirve a su propósito; es decir, ya no es una fuente de alimento.

De igual modo, si una serie de células de nuestro cuerpo resultan dañadas por la congestión interna, la mala oxigenación, la deficiencia de vitamina D por falta de exposición al sol, los hábitos de sueño irregulares, el consumo de comida basura inmunosupresora, etc., es completamente natural que entren en nuestro organismo determinados gérmenes específicos para destruir y descomponer esas células dañadas y débiles porque ya no son útiles.

Cuando una persona sucumbe a una entrada creciente de venenos (a través de la comida, el aire, el agua, los medicamentos, etc.), también podemos esperar encontrar una presencia excesiva de estos fragmentos proteínicos, mal llamados virus, en su autopsia. Si un animal de compañía muere y su dueño tiene esclerosis múltiple o síndrome de fatiga crónica, ¿no deberíamos preguntar primero a qué tipo de toxinas han estado ambos expuestos que hicieron que el cuerpo recurriera a unos mecanismos de defensa tan extremos como producir en masa los fragmentos proteínicos necesarios para combatir dichas toxinas? ¿Respiraron ambos el mismo aire contaminado por los tubos de escape de los coches en una calle con mucho tráfico o por alguna planta química de las cercanías?

Naturalmente, en una autopsia se encontraría la presencia de grandes cantidades de anticuerpos específicos de esas toxinas en la sangre del animal enfermo y de su dueño. Echar la culpa de estas muertes a un virus inerte y sin vida es poco científico, engañoso e irresponsable; y sembrar miedo a una inminente y mortal epidemia vírica debería quedar sólo para aquellos que se ganan la vida engañando a las masas.

El miedo suprime el sistema inmunológico; esto es un hecho. Pongo en duda las intenciones de cualquiera que difunda a propósito falsa información como ésa so pretexto de querer protegernos, cuando es sabido de todos que el pánico no le hace ningún bien a nadie.

1. El frío y siniestro secreto del invierno

Dicho lo cual, dirijamos nuestra atención a la gripe estacional y a los mitos que hacen que millones de personas se asusten de la llegada del invierno, especialmente en las regiones frías y templadas. Para las personas que viven en estos países, no ponerse la vacuna antigripal anual se considera una temeridad, una invitación a las enfermedades e incluso a la muerte. Los fabricantes de vacunas, tergiversando la naturaleza en función de sus propios objetivos, han dado con una hábil forma de ganar montones de dinero.

Pero primero hablaré de por qué las personas contraen la gripe. La clave está precisamente en la época del año en la que se declara: el invierno. En contra de lo que vulgarmente se cree, no es el descenso de las temperaturas el responsable de que la gripe escoja estos desapacibles meses para presentarse, sino la falta de suficiente exposición a la luz del sol.

Si el virus de la gripe estacional se propaga por el cuerpo humano es porque el sistema inmunológico está débil, no porque haga frío. A su vez, el organismo se encuentra débil durante esta época debido a los bajos niveles de vitamina D por la escasez de luz solar en sí y porque la gente tiende a permanecer dentro de casa durante los meses de otoño e invierno.

Piensa un poco en ello. Los brotes de gripe no tienen lugar en verano, cuando aumenta la producción corporal de vitamina D (como una sana respuesta a la exposición al sol). Un sistema inmunológico débil no puede mantener el organismo limpio, y se hace necesaria una infección bacteriana o viral para limpiarlo. Esta respuesta natural a una situación antinatural no es una enfermedad y se debería apoyar, no suprimir.

La vitamina D es esencial para estar sano. Aunque se suele asociar a la absorción del calcio y la salud de los huesos, desempeña un papel vital en otros dos importantes procesos fisiológicos: en la inmunidad, y en la trascripción y expresión de los genes.

En un estudio realizado en la Escuela de Medicina de la Universidad Jikei Minato-ku de Tokio, los investigadores descubrieron que la vitamina D era un 8 por 100 más eficaz en prevenir la gripe en los niños que tomaban un suplemento vitamínico que en los que no lo tomaban. Pero, cuando se comparaban con los niños que son vacunados, dicho suplemento de vitamina D era un 800 por 100 más eficaz.

Este estudio es uno más entre los muchos que corroboran que la mayor exposición a la luz solar refuerza la inmunidad. Pero antes, la vitamina D tiene que ser activada en el cuerpo; y, de nuevo, la mejor forma de conseguirlo es tomar bastante sol (es decir, exponer al sol la piel desnuda, sin ponerse ninguna loción, para que le den los curativos rayos ultravioleta).

Cuando los rayos ultravioleta del sol inciden en la piel, ponen en marcha un proceso por el cual la vitamina D es convertida en su forma activa en el hígado y los riñones. Pero una reciente investigación realizada en la Universidad de Iowa y publicada en la revista *Journal of Immunology* ha descubierto que la vitamina D se puede activar también en las células pulmonares, más concretamente en las vías respiratorias.

Los investigadores encontraron una conexión entre la vitamina D producida en las vías respiratorias de los pulmones y la activación de dos genes que ayudan a prevenir la infección. Mientras el primero de los genes se expresa en una proteína llamada catelicidina capaz de matar bacterias, el segundo lo hace en otra proteína que ayuda a las células a reconocer otros tipos de patógenos.

Es interesante recalcar que se ha visto que hay otros órganos que producen la enzima que convierte la vitamina D en su forma activa: el intestino, las mamas y la próstata. Otro hallazgo interesante del equipo de investigación fue que parte de la vitamina D actúa localmente. O sea, que mientras la vitamina D activa producida por los riñones circula por el torrente sanguíneo, la vitamina D convertida por los otros órganos no circula; se queda en ellos para protegerlos de la infección.

El estudio también subrayó el papel que desempeña la vitamina D en controlar la inflamación que, cuando se prolonga, contribuye a provocar enfermedades autoinmunes como la esclerosis múltiple y la diabetes tipo 1, así como algunas variedades de cáncer.

Muchas investigaciones han demostrado que, en la cantidad suficiente, la vitamina D protege contra la gripe y otras enfermedades de las vías respiratorias superiores, y que está relacionada con la producción de un péptido antibacteriano llamado catelicidina. Pero este péptido hace más cosas que matar microbios; la catelicidina es una molécula de señalización del sistema inmunológico que desempeña un importante papel en la inmunidad general del organismo.

Algunos estudios sobre la vitamina D han descubierto que amortigua el efecto del TNF-a, que es una citoquina proinflamatoria. Las citoquinas son esenciales cuando el cuerpo está tratando de impedir una infección. Pero si los niveles de TNF-a ya son elevados de manera sistemática (como en el caso de la obesidad, el asma, la artritis y los trastornos autoinmunitarios), la vitamina D los reduce. De ahí que cuando hay necesidad de elevarlos, como en el caso de una infección vírica, el organismo lo haga por sí solo de forma natural.

No subestimemos las ventajas de la vitamina D. Unos científicos japoneses que publicaron sus conclusiones en la revista *American Journal of Clinical Nutrition* descubrieron que, mientras los fármacos antivirales Zanamivir y Oseltamivir reducen el riesgo de gripe infantil en un 8 por 100, la exposición a la vitamina D lo reduce en un 50 por 100.

La adquisición de la cantidad suficiente de vitamina D por medio de la exposición a los rayos del sol y la ingesta de suplementos vitamínicos también equivale a unos dientes y huesos más fuertes, a un sistema inmunológico bien regulado y a un riesgo menor de sufrir cardiopatías, trastornos autoinmunitarios y cáncer. Además, la vitamina D inducida por el sol no tiene efectos secundarios, cosa que no puede decirse de las vacunas.

2. La gripe no se contagia

Lo que más me asombra en el tema de la gripe es esa creencia casi inquebrantable en que se puede contagiar de unas personas a otras, aun cuando los estudios hayan demostrado claramente que no contraen la infección todas las personas expuestas a un mismo virus. Normalmente, sólo un 10 por 100 o menos de los sujetos expuestos al virus desarrollan síntomas. Dentro de ese 10 por 100, el cuerpo de cada individuo usa los virus para acabar con las sustancias nocivas que se han acumulado en él. En el 90 por 100 restante, el organismo es capaz de hacer esto sin ayuda de tal disolvente.

Muchas personas viven en completo aislamiento y a pesar de todo contraen la gripe estacional porque su cuerpo se agencia una cepa de virus que facilita al máximo la limpieza de toxinas para librarse de ellas. Éste es también el motivo de que los virus de la gripe estacional muten de año en año: es esencial para la supervivencia del organismo humano. Si sólo hubiera un tipo de virus gripal, nuestro cuerpo desarrollaría inmunidad frente a él y nunca tendría la oportunidad de librarse de las toxinas cuando se hace necesario.

Ahora bien, todos los años el CCPE dice que 36.000 estadounidenses mueren de la gripe. Y se vale de esta «estadística» para amedrentar al público y conseguir que se ponga su vacuna antigripal anual. ¿Te has preguntado alguna vez por qué esta cifra no cambia año tras año, ni tan siquiera en un dígito?

Lo cierto es que esta cifra de 36.000 víctimas mortales –como lo admitió el propio CCPE en su sitio web– fue extraída de un estudio del 2003 publicado en la revista *Journal of the American Medication Association*. En dicho estudio se habían analizado datos de las temporadas de gripe a lo largo de todos los años noventa. Los investigadores se fijaron en los certificados de defunción que citaban que la causa de la muerte era «una enfermedad respiratoria o circulatoria» y, valiéndose de «modelos estadísticos», ¡llegaron a esa cifra de 36.000 muertes a causa de la gripe!

Esto son puras conjeturas y además es extraño, teniendo en cuenta que cuando las agencias estatales de salud quieren restar importancia a una enfermedad, echan mano de resultados confirmados en el laboratorio. ¿Por qué no hacerlo así con una cifra que se podía leer públicamente en un sitio web oficial? Es más; ¡el CCPE no ha intentado hacer más conjeturas (no ha intentado actualizar esta cifra) durante cerca de una década! ¿Podría tener esto algo que ver con el hecho de que la «gripe» rara vez figura como causa de la muerte en las partidas de defunción?

Otro hecho que las agencias de salud pública no tienen en cuenta es que en muchas personas mayores (la incidencia de la gripe es mayor en los niños y en los ancianos) que sucumben a múltiples enfermedades, la gripe suele ser una complicación secundaria. El mero hecho de que contrajeran la gripe no es motivo suficiente para culpar de su muerte al virus.

Pero al CCPE se le da muy bien asustar al público de Estados Unidos con cifras alarmantes. El problema es que la mayoría de las veces anda descaminado. El doctor Tom Jefferson, director de estudios de vacunas en la prestigiosa Colaboración Cochrane internacional, señala algunas interesantes predicciones del CCPE sobre cepas de la gripe que fueron erróneas.

Tras realizar su propio análisis estadístico, el doctor Jefferson descubrió que respecto a la temporada de gripe 1992-1993, el CCPE se equivocó en el 84 por 100; respecto a la temporada 1994-1995, en el 43 por 100 sobre la cepa primaria y en un 87 y un 76 por 100, respectivamente, sobre otras dos cepas; y respecto a la temporada 1997-1998, en el 84 por 100.

Sin embargo, lo que sí sabemos es esto: en Estados Unidos cada año mueren 61.777 personas de neumonía (muertes del 2001: datos finales para 2001, Centro Nacional de Estadísticas de Salud, CCPE). La neumonía está causada por una grave congestión respiratoria que requiere la intervención de las bacterias; sin embargo, se acusa a éstas de causar la enfermedad. Aun así, las agencias de salud pública tienden a confundir la neumonía con la gripe, enturbiando todavía más el debate sobre esta última.

En la mayoría de los casos, la neumonía se trata con antibióticos, que impiden la desintoxicación pulmonar. Los antibióticos suprimen las defensas naturales del organismo, de manera que le impiden acabar con los fármacos y las sustancias químicas nocivas. Cuando el paciente sufre una infección de gripe y a pesar de ello muere de un fallo respiratorio, el médico puede verse tentado a decir que fue la gripe lo que le mató. A decir verdad, sin embargo, el paciente murió de una congestión interna dada la debilidad de su sistema inmunológico.

Los niños pequeños cuyo sistema inmunológico ha sido puesto en grave peligro por las vacunas, y los ancianos que toman como poco dos o tres medicamentos que requieren receta médica (que siempre actúan como inmunosupresores) y que se ponen con regularidad vacunas antigripales, son los más propensos a presentar los síntomas de la gripe.

Mantener el sistema inmunológico fuerte y el organismo limpio por medio de limpiezas de hígado, colon y riñón (véase mi libro

Limpieza hepática y de la vesícula para encontrar más detalles sobre el tema) es lo mejor que podemos hacer para sobrevivir en estos tiempos difíciles de contaminación cada vez mayor. También conviene evitar a los médicos, los hospitales, la intervenciones quirúrgicas, los fármacos y las vacunas; así como dormir las horas suficientes (de ocho a nueve cada noche), comer alimentos frescos y nutritivos, evitar los alimentos procesados y las proteínas animales, y tomar el sol lo suficiente para mantener elevados los niveles de vitamina D.

3. Las vacunas antigripales no funcionan

Nunca se ha demostrado que las vacunas sean más eficaces que no hacer nada en absoluto. Todo lo contrario: han contribuido a numerosos brotes de enfermedades, como ya he dicho con todo lujo de detalles en mi libro *Los secretos eternos de la salud*.

En 1918-1919, por ejemplo, durante el brote de gripe aviar conocido como la «gripe española», sólo aquellos soldados y civiles que se vacunaron contra la gripe realmente enfermaron y murieron, a menudo justo después de ponerles la inyección. Millones de personas murieron por vacunas letales contra las que el cuerpo no tenía defensas naturales. Los que se negaron a vacunarse permanecieron sanos, incluso a pesar de ayudar a los enfermos y de llevarse los cadáveres.

La industria de las vacunas insiste en que sus productos contra la gripe son la clave para que uno pase el invierno sano. Por eso, en muchos países con inviernos rigurosos el público se precipita cada año para conseguir su vacuna antigripal.

La gripe siempre empieza en el Lejano Oriente y luego se propaga a Occidente a principios del invierno, alcanzando el punto álgido durante febrero y marzo. Puede ser de tres tipos, A, B o C. Durante estos últimos años, la del tipo A ha sido la cepa activa dominante. Lo que hace que la vacunación contra la gripe tenga tan poco éxito es que el virus de la gripe muta muy deprisa, así que cada año hay uno nuevo activo. Además, la pretendida protección que ofrecen las vacunas dura sólo seis meses; de modo que cada otoño necesitas una nueva vacuna contra un virus diferente. El problema está en que las empresas farmacéuticas no tienen forma de saber en verano qué nueva cepa de la gripe va a atacar al hemisferio occidental durante los meses de invierno. Por consiguiente, millones de personas se vacunan contra una cepa obsoleta para nada; como no sea para debilitar su sistema inmunológico y desarrollar otros efectos secundarios, que pueden muy bien incluir los síntomas de la gripe.

Aunque hace casi cuarenta años que no se ha declarado ninguna epidemia importante de gripe, cada año se prescribe la vacunación para millones de personas. Tal vez te preguntes por qué se inyecta a personas totalmente sanas un virus normalmente inofensivo pero cuyas cepas mutan de año en año. Aunque las vacunas antigripales no pueden ser nunca del todo eficaces, las empresas animan a millones de sus empleados cada año a vacunarse contra la gripe en un intento de evitar la pérdida de días de trabajo.

Los estudios sobre la supuesta eficacia de la vacuna contra la gripe estacional han demostrado reiteradamente que no influye apenas en la incidencia de esta enfermedad. Pero nada acaloró tanto el debate como los resultados de un nuevo estudio realizado por unos investigadores canadienses, que demostraron que la vacunación de profesionales de la salud que trabajaban a domicilio cuidando a ancianos no tenía absolutamente ningún efecto sobre la incidencia de la gripe en estos últimos.

Las conclusiones se basaron en cinco estudios realizados entre 1997 y el2009. Según el doctor Roger Thomas, de la Universidad de Calgary (principal autor del trabajo publicado por la base de datos Cochrane Library), y el doctor Tom Jefferson (coautor del trabajo y experto en vacunas para la Colaboración Cochrane), el estudio demostró que la inmunización de los profesionales de la salud no tenía ningún efecto sobre la gripe confirmada por el laboratorio; que no reducía la incidencia de neumonía entre las personas de la tercera edad; y que no influía en la tasa de mortalidad por neumonía en el grupo destinatario.

En cuanto a vacunar a los ancianos en sí, unos estudios cuyas conclusiones han sido publicadas en la revista médica *American Journal of Respiratory and Critical Care Medicine* indican que las muertes por gripe y neumonía en las personas de la tercera edad permanecen sin cambios, aun cuando la vacunación en este grupo de edad ha aumentado desde el 15 por 100 de 1980 hasta el 65 por 100 de la actualidad.

Las autoridades japonesas, por su parte, han sido más honestas después de que las investigaciones realizadas en ese país demostraran que las vacunas antigripales eran un derroche de dinero público. Durante los años ochenta, Japón había puesto en práctica programas de vacunación obligatoria contra la gripe para los colegiales. Sin embargo, después de que dos grandes estudios –que incluían a niños de cuatro ciudades diferentes con distintas tasas de vacunación– demostraran que las vacunas no repercutían en la gripe estacional, la inmunización forzosa se interrumpió en 1987. De hecho, dos años después se vio que sólo el 20 por 100 de la población decidía vacunarse contra la gripe de temporada.

Muchos fabricantes cultivan sus vacunas, que consisten en virus vivos, en huevos de gallina. Cuando la vacuna es inyectada en el cuerpo, puede causar efectos secundarios como rojez y dolor en el punto del pinchazo y una forma leve de gripe. Pero en las personas que están tomando medicamentos inmunosupresores o que tienen un problema cardíaco pueden surgir complicaciones muy graves. Si eres alérgico a los huevos, la vacuna antigripal también puede amenazar tu salud. Naturalmente, si una persona con una afección cardíaca o pulmonar preexistente muere tras vacunarse contra la gripe, los médicos le echarán la culpa de la muerte a dicha afección, no a la vacuna.

Para el común de las personas sanas, enfermar de gripe no es grave en absoluto. Al contrario: puede inducir inmunidad natural contra futuros encuentros con nuevas cepas del virus. La razón de que la naturaleza cree estas nuevas formas del virus todos los años y las propague con tanta puntualidad es precisamente asegurar equilibrio ecológico continuado y una inmunidad fuerte en las plantas, los animales y los seres humanos por igual. Sin embargo, es raro que contraiga la gripe una persona con unos niveles óptimos de vitamina D y cuyo hígado y vesícula biliar están limpios.

Cuando alguien es propenso a contraer infecciones, probablemente tiene el hígado intoxicado y muchos centenares de cálculos acumulados en él y en la vesícula biliar. Los cálculos biliares, que albergan muchos tipos de bacterias y virus infecciosos, son una fuente constante de inmunosupresión. La limpieza del hígado y la vesícula biliar para eliminar todas las piedras (incluyendo los cálculos intrahepáticos y las piedras calcificadas en la vesícula) ofrece la mejor protección frente a todo tipo de infecciones. Las personas que han limpiado su hígado de esta manera dicen que ya nunca vuelven a coger catarros o la gripe.

Las vacunas contra el virus de la gripe usadas hasta el 2002 contenían virus «vivos» y producían tantas reacciones adversas graves que hubo que inventar nuevos tipos. La nueva fórmula de las vacunas antigripales se basa en los llamados «subviriones», que básicamente son virus mutilados que se «mezclan, juntan y maceran» hasta que sólo quedan pedacitos del virus original. Pero esto de ningún modo hace que el virus sea menos peligroso. De hecho, los antígenos (o proteínas extrañas) contenidos en la vacuna, para los que el organismo se ve obligado a producir anticuerpos, siguen siendo tan venenosos y dañinos como el virus vivo.

Además del subvirión, se añaden otras muchas sustancias a la vacuna antigripal, la mayoría de las cuales no querrías nunca ingerir conscientemente. Entre ellas están:

- Antígenos de hemaglutinina que causan hacinamiento de los glóbulos rojos, lo que da lugar a una enfermedad cardiovascular.
- La enzima neuraminidasa, que libera el ácido neuramínico de la membrana celulary debilita los billones de membranas celulares de todo el cuerpo.
- Una sustancia cristalina de color blanco llamada alantoína, que es un producto de desecho tóxico de origen animal. Debido a su elevado contenido en nitrógeno, la alantoína se usa como fertilizante; da lugar a la aparición de cálculos en el riñón y la vejiga en los seres humanos.

- Gentamicina, un antibiótico de amplio espectro que se añade a cada huevo de gallina embrionado para inhibir el crecimiento de las bacterias (hay vacunas que se cultivan en huevos de gallina).
- Formaldehído (cancerígeno), se usa como conservante y para inactivar el virus.
- Dos sustancias químicas tóxicas: tributil fosfato y polisorbato 80 USP.
- Resina, para eliminar «una porción sustancial» de tributil fosfato y polisorbato 80.
- Timerosal, un derivado del mercurio, para preservar el cóctel de vacunas.
- Polietilenglicol, que es un pariente del etilenglicol (un anticongelante); con frecuencia se usa para envenenar perros y otros depredadores de ovejas.
- Isoctilfenil éter que, como su nombre indica, es un compuesto de éter; tiene propiedades anestésicas; es un teratógeno (causa malformaciones en el feto en desarrollo). También induce atrofia testicular en animales.

Los fabricantes no pueden garantizarte que sus vacunas te protegerán de la gripe, así que escogen cuidadosamente sus palabras y te dicen que la vacuna «reduce la probabilidad de infecciones; o, si desarrollas la enfermedad, ésta será más leve». Algunos expresan de otro modo la misma incertidumbre acerca de su producto: «Se sabe con certeza que la vacuna contra la gripe, tal como es ahora, no es eficaz contra todas las cepas posibles del virus». Puede que la mejor lección sobre este efecto venga de Japón, donde la vacunación obligatoria contra la gripe (realizada entre 1967 y 1987) no sólo no reveló ningún beneficio, sino que en realidad causó más muertes relacionadas con la gripe y con la propia vacuna.

¿Por qué querrías confiar tu salud a un cóctel de sustancias químicas venenosas cuando tu sistema inmunológico, incluso aunque esté un tanto debilitado, tiene muchas más posibilidades de protegerte del daño ocasionado por un episodio de gripe? Nuestro sofisticado sistema inmunológico, que ha evolucionado a lo largo de millones de años, puede ciertamente protegernos mejor de la gripe que nada que haya sido producido por el hombre.

Todo lo que necesitas son algunos cuidados básicos por tu parte. En cambio, con cada nueva vacunación, tu sistema inmunológico se agota más y los efectos secundarios se hacen más pronunciados y graves. Además, puedes seguir cogiendo la gripe de todos modos. La siguiente lista incluye los posibles efectos secundarios más frecuentes de seguir el camino de la vacunación:

- Dolor en el punto donde se puso la vacuna.
- Dolor o molestias generalizados.
- Eritema.
- Inflamación.
- Decoloración cutánea.
- Induración.
- Formación de una masa o bulto.
- Reacciones de hipersensibilidad, incluyendo prurito y urticaria.
- Fiebre.
- Malestar.
- Mialgia.
- Artralgia.
- Astenia.
- Escalofríos.
- Mareos.
- Dolor de cabeza.
- Linfadenopatía.
- Sarpullido.
- Náuseas.
- Vómito.
- Diarrea.
- Faringitis.
- Angiopatía.
- Vasculitis.
- Anafilaxia en asmáticos, que puede ocasionarles la muerte.
- Shock anafiláctico, que puede ocasionar la muerte

4. La vacuna antigripal: ¿una conspiración?

La vacunación ciertamente no produce inmunidad. No puedes inmunizarte ingiriendo venenos que destruyen el sistema inmunológico. Los estudios realizados por un grupo de científicos italianos demostraron que la vacuna antigripal sólo reducía la incidencia de episodios clínicos de la gripe en un 6 por 100 en los adultos, y su eficacia tendía a disminuir con la edad. Concluyeron que la inmunización universal no estaba justificada.

Dicho en términos sencillos, el lavado de manos y otras medidas higiénicas y nutricionales son muy superiores a la vacuna antigripal. Si practicas la higiene adecuadamente, comes alimentos nutritivos y mantienes limpios tus intestinos y tu hígado, la gripe nunca será una enfermedad mortal para ti. Vacunarse contra la gripe, por el contrario, es una forma segura de sembrar nuevas enfermedades en el cuerpo. Todas las vacunas son venenosas y, en calidad de tales, actúan como bombas de relojería que al final explotarán.

Ahora te hablaré de algo que hará que prestes atención. Se conoce por el nombre en clave de: «patente estadounidense n.º 5911998: método de producción de una vacuna vírica a partir de una línea celular renal del mono verde africano». Hoy día muchas personas son conscientes de que los virus se cultivan en los órganos de animales, lo cual es muy peligroso (*véase* el apartado sobre el virus SV40 del capítulo 2, «Errores de bulto históricos»); pero lo que de verdad es intrigante es la entidad propietaria de la patente.

Se trata de Dyncorp, un contratista militar privado que trabaja con el Gobierno estadounidense. En una frase característica de su sitio web, Dyncorp dice que tiene la intención de «hacer del mundo un lugar más seguro». Esta empresa, que cotiza en la Bolsa de Nueva York, se describe a sí misma como «un proveedor de servicios globales cuyo objetivo es ayudar al Gobierno estadounidense en materia de seguridad nacional y política exterior...».

Dyncorp afirma que ayuda a hacer del mundo un lugar más seguro. Sin embargo, esta empresa ha sido acusada de violación de los derechos humanos y genocidio en Bosnia, Ecuador y Colombia. El Gobierno estadounidense también contrató sus servicios para patrullar la frontera con México, donde primero se informó del brote de gripe porcina del 2009.

¿Es una simple coincidencia que la empresa también posea patentes sobre métodos de producción de vacunas de virus vivos atenuados junto con los Institutos Nacionales de la Salud (NIH) estadounidenses? ¿Por qué el Gobierno de Estados Unidos hace negocios con un contratista militar privado acusado de genocidio? ¿O es que Dyncorp está conspirando con el Gobierno en una conspiración de mayores proporciones?

He aquí otra «coincidencia»: uno de los fabricantes a los que se ha adjudicado un contrato para elaborar la muy publicitada vacuna contra la gripe porcina es Baxter, que... ¡está usando ingredientes del mono verde africano para crear su vacuna de la manera explicada en las patentes de Dyncorp-NIH!

5. Las vacunas causan la gripe

Las vacunas antigripales reducen la inmunidad natural debido a que con ellas se inyectan sustancias extrañas y tóxicas directamente en el torrente sanguíneo. Ningún otro animal del mundo escoge un medio tan antinatural, tan superficial y tan tosco para defenderse de los virus invasores. La ruta normal de contacto con una partícula viral son los pulmones.

La inmensa mayoría de la población tiene un sistema inmunológico sano y normal y es perfectamente capaz de ocuparse de los invasores sin ponerse enferma. Pero si los combatientes corporales que luchan contra las infecciones se han puesto temporalmente «en huelga» por algún motivo que no sea la falta de una vacuna, el virus de la gripe puede conseguir un acceso ilimitado al cuerpo y causar una infección; y así debe ser a fin de iniciar la curación.

La vacunación habitual (de cualquier clase) es una de las principales causas de merma de la inmunidad. Las vacunas antigripales administradas anualmente cargan reiteradamente al sistema inmunológico y a las células del organismo de material tóxico extraño sin darles la oportunidad de librarse de él. Las tóxicas partículas virales pueden permanecer latentes en las células y los cálculos biliares hasta veinte años. Y después, cuando se activan, pueden causar graves daños celulares.

Con cada nueva vacunación, al sistema inmunológico le cuesta cada vez más neutralizar el virus vivo que aparece de pronto en la sangre. Puede que produzca anticuerpos contra dicho virus (aunque en muchos casos no consigue ni eso), y de ese modo lo someta.

Pero este encuentro deja el sistema inmunológico del huésped cansado y débil sin necesidad.

Es en este contexto donde se están viendo los sorprendentes resultados presentados por unos investigadores canadienses en el 2009. Estos investigadores descubrieron que las personas que se habían vacunado contra la gripe estacional corrían un mayor riesgo de contraer la gripe porcina.

Posteriormente, a mediados del 2009, las agencias de salud pública estadounidenses emprendieron cuatro estudios sobre 2700 personas, unas con la gripe porcina, o gripe A (H1N1), y las demás sin ella. Se observó que los sujetos del primer estudio que se habían vacunado contra la gripe estacional corrían un riesgo de contraer la gripe porcina que era un 68 por 100 mayor que el de quienes no se habían vacunado.

En los otros tres estudios, el riesgo era entre 1,4 y 1,5 veces superior. Aunque los investigadores todavía no saben a qué se debía esto, sospechan que las personas que corrían un riesgo mayor tenían debilitado el sistema inmunológico por haberse puesto la vacuna contra la gripe estacional con anterioridad al brote de gripe porcina.

Pero, aparte del daño inmunitario, todas las vacunas producen alteraciones en el material genético, así que causan una gran variedad de disfunciones en el organismo, incluidos los tumores cancerosos. Las vacunas incluso pueden ser la causa de la creciente incidencia de enfermedades malignas en la infancia.

Los programas de inmunización masiva debilitan tanto el sistema inmunológico que los niños son ahora propensos a infectarse hasta por un virus tan inofensivo como el que causa la gripe. Puede que hayamos llegado al extremo de reemplazar las paperas y el sarampión por el cáncer, la leucemia y el síndrome de fatiga crónica.

6. Objetivo: los débiles

Las vacunaciones contra la gripe están orientadas principalmente a los ancianos y los niños pequeños. En el Reino Unido, unas 10.000 personas, en su mayoría de edad muy avanzada, mueren (supuestamente) de enfermedades relacionadas con la gripe cada año. Por consiguiente, puede que parezca razonable vacunar a las personas mayores para protegerlas contra los virus gripales. Pero lo cierto es que no hay protección total, ni siquiera para quienes se vacunan.

Alrededor del 20 por 100 o más de las personas mayores que se ponen la vacuna se infectan con una cepa aún más virulenta de la gripe, y muchas otras contraen una forma más leve de ella; y lo mismo ocurre en las personas de este grupo de edad que no se han inmunizado. Es un hecho que los débiles y los ancianos tienen más probabilidades de morir de gripe, independientemente de si se han vacunado o no.

La realidad es que ponerse la vacuna antigripal no supone ninguna ventaja auténtica. Y ciertamente, dada la fragilidad de tantos de los miembros más mayores de la sociedad, no hay absolutamente ninguna forma fiable de saber si es la gripe u otra cosa lo que les conduce a la muerte. La tasa de mortalidad dentro y fuera de la temporada de gripe es más o menos igual. Pero luego, como ya hemos visto en el caso del sida, las estadísticas se pueden manipular para que respalden teorías que tienen un único objetivo: mantener en funcionamiento el negocio médico. Por ejemplo, cuando una persona que está a punto de morir contrae la gripe, la pondrán en la lista de las víctimas de esta enfermedad.

En lugar de administrar vacunas a las personas de la tercera edad creyendo erróneamente que eso mantendrá su salud, podríamos ayudarlas mucho más si mejoramos su resistencia general a le enfermedad por medio de una dieta adecuada, compromisos sociales gratificantes y programas de ejercicio físico. Muchos ancianos no se alimentan como es debido y padecen depresión; ambos factores son potentes inmunosupresores. La mayor parte de ellos huyen del sol porque se les ha dicho que podría causarles cáncer de piel, sobre todo a su edad. En consecuencia, sus niveles de vitamina D se encuentran entre los más bajos de la población y su sistema inmunológico está agotado. Otros ancianos no cuentan con un hogar cálido o viven solos.

Las investigaciones han demostrado que éstos son los principales factores de riesgo de enfermedad y muerte en la tercera edad. Una serie de limpiezas hepáticas, por sí sola, puede reforzar la inmunidad natural, facilitar la digestión, retardar el proceso de envejecimiento, restaurar la salud y mejorar las funciones mentales.

En los países en vías de desarrollo, donde los ancianos desempeñan un importante papel en la sociedad, en general no suelen caer enfermos, siempre que dispongan de suficiente comida. En estos países, es más probable que las personas mayores mueran a causa de la desnutrición que de una cepa de virus.

Los ancianos, naturalmente, son uno de los principales grupos destinatarios en el programa de vacunación antigripal. Así que cada año nos dicen cuántas personas mayores son particularmente vulnerables a la gripe. También nos dicen que los funcionarios de la Administración están conteniendo el aliento por miedo a una devastadora pandemia. Incluso nos cuentan que, de las 36.000 muertes anuales relacionadas con la gripe que se producen en Estados Unidos, en la mayoría de los casos se trata de personas ancianas.

La realidad del asunto es bastante diferente, sin embargo. ¿Cuántas personas crees que murieron de gripe en el 2009? Según la doctora Sherri J. Tenpenny, una experta internacionalmente reconocida en la investigación de vacunas, ¡menos de 175!

He aquí algunas otras malas noticias para los ancianos. En abril del 2010, en una condenatoria confesión, Michael Osterholm (director del Centro de Investigación y Política sobre Enfermedades Infecciosas de la Universidad de Minnesota y profesor adjunto en la Facultad de Medicina de esta misma universidad) les dijo a los investigadores asistentes a una conferencia sobre vacunas que ya era hora de buscar soluciones alternativas para proteger de la gripe a las personas de la tercera edad.

En sus propias palabras, «A medida que nuestro sistema inmunológico se deteriora con la edad, la misma vacunación antigripal que hace que nuestro organismo presente una fuerte respuesta inmunitaria a los veinte años sólo provoca una débil reacción en nosotros a partir de los sesenta. Esa respuesta más débil puede bastar para ofrecer un poco de protección frente a la gripe a una persona mayor que esté sana. Pero las pruebas indican que no es suficiente para impedir la muerte en la mayoría de los ancianos delicados de salud que mueren cada año por causas que guardan relación con la gripe».

¿Te acuerdas de la histeria colectiva en Estados Unidos por la gripe porcina, cuando el CCPE excluyó a las personas de la tercera edad de la primera ronda de vacunaciones en masa? Dijo que se debía a que los ancianos corrían poco peligro de contraer la infección. Pues bien: desde entonces, el antígeno H1N1 de la gripe porcina se ha incluido en la vacuna trivalente contra la gripe estacional; y, en la temporada 2010-2011, el CCPE recomendó que todo ciudadano de más de seis meses de edad se vacunase con ella.

Por consiguiente, el CCPE no sólo ha dado un giro radical en el tema de la vacuna contra la gripe A (H1N1) y los ancianos; ¡también ha cuadruplicado la potencia del componente de la gripe estacional! En las propias palabras del CCPE, «En la temporada de gripe 2010-2011, estará disponible una nueva fórmula de vacuna con dosis más altas de un virus estacional inactivado para uso de las personas de sesenta y cinco años de edad y mayores». El CCPE también admitió que esta nueva vacuna aún no se ha probado y que los resultados de los ensayos clínicos estarán disponibles ya pasada la temporada de gripe 2010-2011.

¿Y qué decir del otro grupo de alto riesgo, los niños pequeños? Los investigadores japoneses han demostrado que los infantes de menos de un año ni siquiera pueden generar una buena respuesta de anticuerpos después de la vacunación. El 19 de mayo del 2009, en la Conferencia Internacional de la Sociedad Torácica Estadounidense, unos investigadores anunciaron sus resultados, que sugerían que los niños que reciben la vacuna antigripal inactivada trivalente (es decir, que contiene tres cepas del virus de la gripe) tienen el triple de probabilidades de ser hospitalizados por la gripe que los que no se han vacunado contra ella.

Los investigadores habían efectuado entre 1996 y el 2006 el seguimiento de 263 niños de edades comprendidas entre los 6 y los 18 meses de edad. Estos niños eran evaluados con regularidad en la Clínica Mayo para hacerles pruebas de laboratorio para detectar el virus de la gripe.

Los investigadores descubrieron no sólo que la vacuna antigripal no impedía que los niños contrajesen la gripe, sino que aquellos que se vacunaron se ponían más enfermos que los que no lo hicieron. Esto tiene importantes consecuencias para las grandes farmacéuticas, que hacen montones de dinero mientras las compañías de seguros de enfermedad y los padres siguen pagando por vacunas que no funcionan.

Y he aquí algunas novedades bastante escalofriantes. Entre la avalancha de noticias sobre la salud que inundan a los confiados padres, hubo una que nos permitió echar un vistazo al departamento de jugarretas de la FDA.

Se trataba de un informe de julio del 2010 que afirmaba que los fabricantes habían empezado a sacar a la venta sus vacunas antigripales antes de lo habitual debido a la alarma del 2009 por la gripe porcina. Pero incluía una declaración de la Administración de Drogas y Alimentos (FDA), según la cual «El prospecto de la vacuna Afluria, fabricada por CSL Limited de Australia, ha sufrido algunos cambios esta temporada para informar a los proveedores de asistencia sanitaria sobre una mayor incidencia de fiebre, vómitos y convulsiones febriles, lo cual se ha visto en niños –sobre todo en los menores de cinco años– a raíz de la administración de la fórmula del 2010 para el hemisferio sur de la vacuna antigripal de CSL».

Tal como informó *WA Today:* «En la ciudad de Perth, Bea Flint, que tiene dos hijos, dijo que su pequeño Avery, de 11 meses de edad, tuvo una convulsión el sábado después de recibir la primera de las 2 dosis que componen la vacunación contra la gripe. La señora Flint dijo que a las 9:00 le pusieron la vacuna a Avery, y que después, hacia las 14:00, se dio cuenta de que el bebé tenía un poco de fiebre. A las 19:45, empezó a lloriquear y quejarse. Cuando la señora Flint se acercó a su cuna, vio que había vomitado; estaba tendido de costado y tenía una convulsión. "No podía llorar: le colgaba la cabeza y no podía moverse. Me quedé muerta de miedo, fue una de las peores experiencias de mi vida"».

Y la historia sigue así: «El médico que trató a Avery le dijo a la señora Flint que su bebé era el quinto que había ingresado en el hospital ese día con síntomas similares».

En lugar de negarse a administrar esta vacuna potencialmente letal a millones de niños estadounidenses, la FDA se limitó a «cambiar el prospecto». ¿No equivale esto a un homicidio involuntario? Y fíjate, la FDA también recomendó simplemente que el fabricante «realice un estudio sobre la vacuna en los niños». ¡Y ésta es la agencia que supuestamente protege nuestra salud!

Todo esto es irónico, en vista de que el Gobierno australiano suspendió toda la vacunación antigripal en el país después de que se informase en abril del 2010 de más de 250 reacciones adversas, incluyendo la muerte de un niño pequeño. Entre estos eventos adversos había vómitos, fiebre alta y, en algunos casos, convulsiones. ¿No estamos viendo aquí una pauta que los fabricantes de vacunas y las autoridades se niegan a admitir?

La alarma, que colapsó las líneas directas de asistencia médica, se extendió rápidamente por Australia y la vecina Nueva Zelanda. El Departamento de Salud australiano ha declarado públicamente que la vacuna Fluvax de CSL también puede ser peligrosa, aunque la compañía lo niegue. ¡Otra vez CSL!

7. El mito de la prevención

Las compañías farmacéuticas que producen vacunas antigripales de temporada parecen causar un efecto más profundo en la población que los científicos que las inventaron. Ya en 1980, el doctor Albert Sabin –uno de los principales virólogos del mundo y pionero de la vacuna contra la polio– habló vehementemente en contra del uso de la vacuna antigripal, afirmando que era innecesaria para más del 90 por 100 de la población. Esto, sin embargo, no ha disuadido a la industria farmacéutica de promocionar la vacunación para todos en nombre de la salud y la protección contra las enfermedades.

Lo que empeora las cosas es que nunca se ha hecho un ensayo clínico controlado como es debido de la vacuna antigripal. Como no sabemos nada de sus efectos a largo plazo, puede que estemos produciendo sin saberlo generaciones de personas con sistemas inmunológicos debilitados y enfermedades crónicas.

La vacunación contra la gripe es una práctica no probada y poco científica; no hay nada en la literatura científica que pueda certificar o garantizar su seguridad. Mientras que es ilegal añadir mercurio o formaldehído a los alimentos porque está comprobado que tienen efectos letales, es perfectamente legal inyectar esas mismas toxinas en la sangre de millones de personas un año tras otro. Pero el que sea legal envenenar a la población de pinchazo en pinchazo no lo hace más seguro. La forma más segura y eficaz de combatir las infecciones, incluida la gripe, es prevenirlas. No hay ningún sustituto de los regímenes que aumentan la salud.

La vacunación, en cambio, no ofrece ninguna protección real. Inyectar en nuestro cuerpo material vírico extraño y venenoso no sólo no mejora nuestro bienestar, sino que es contraproducente. El doctor John Seal, del Instituto Nacional de Alergias y Enfermedades Infecciosas estadounidense, advierte que hemos de asumir que toda vacuna contra la gripe puede causar el síndrome de Guillain-Barré. En este sentido, no vale más prevenir que curar.

A aquellos que hayan visto hace poco en los medios de comunicación una noticia sobre un estudio británico que afirma que las vacunas antigripales pueden reducir el riesgo de infarto de miocardio hasta en un 19 por 100, tengo que decirles que se trató de una astuta estratagema de mercadotecnia y que es pura y simplemente una información falsa. Lo que publicaron los medios de comunicación no es lo que les dijeron los investigadores. En dicho estudio se revisaron los historiales de 79.000 pacientes de 40 o más años de edad de Inglaterra y Gales entre el 2001 y el 2007, y supuestamente se descubrió que los que se habían vacunado contra la gripe tenían menos infartos de miocardio. Pero no se estableció ninguna conexión, porque resultó que no había ninguna. El diario *USA Today* informó que había notables defectos en el estudio.

Según *USA Today*, «El doctor Kirk Garratt, director adjunto del servicio de cirugía cardíaca del Hospital Lenox Hill de la ciudad de Nueva York, dijo que el estudio encontró que hubo un 19 por 100 menos de pacientes vacunados con infarto de miocardio el año anterior, no que hubiera una reducción del 19 por 100 en los infartos de miocardio entre los vacunados».

«Si la vacuna antigripal pudiera prevenir el 19 por 100 de los infartos de miocardio, alguien lo habría notado ya antes», añadió el doctor Garratt.

¿Quién no quiere reducir el riesgo de sufrir un ataque al corazón? Hay millones de personas preocupadas por ahí que quieren sentirse a salvo y, si su seguridad depende de ponerse una vacuna contra la gripe, se la pondrán. Es triste que tantas personas sigan ciegamente el consejo que se desprende de ese poderoso y convincente titular de los medios de comunicación: «La vacuna antigripal reduce el riesgo de sufrir infartos».

Como le dijo el doctor Kirk Garratt a *USA Today,* «Este estudio no midió el riesgo de ataque cardíaco en las personas vacunadas y no vacunadas. Midió los índices de vacunación entre pacientes con infarto de miocardio y quienes no lo habían sufrido».

Naturalmente, el estudio reveló que el año anterior se vacunaron contra la gripe un 19 por 100 menos de pacientes con infarto de miocardio, lo que no equivale para nada a una reducción del 19 por 100 en los infartos de miocardio entre los vacunados, como quisieron hacernos creer los titulares de los medios de comunicación.

La realidad es que no se ha visto que las vacunas antigripales disminuyan las probabilidades de infectarse con un virus de la gripe; ni que reduzcan la inflamación de las arterias, o el número de casos o de muertes que guardan relación con la neumonía (a las que el CCPE tiende a referirse como «muertes por gripe»).

Un estudio publicado en el 2008 en *The Lancet,* que confirmaba otro estudio anterior publicado en mayo del 2003 en la revista *New England Journal of Medicine,* encontró que la vacunación contra la gripe no reducía el riesgo de neumonía en los ancianos. El último estudio reveló también que no existía ninguna asociación entre la vacunación contra el neumococo y una reducción del riesgo de neumonía por cualquier causa.

Por consiguiente, dado que la inflamación es un factor clave en el aumento del riesgo de infarto de miocardio, y dado que las vacunas ciertamente acrecientan la inflamación en el cuerpo, aconsejo a cualquiera que tenga un problema cardíaco, cancerígeno, artrítico o de otro tipo que no se vacune contra nada, ni siquiera la gripe.

9

Toda la verdad

¿Alguna vez has tenido una «corazonada»? ¿O te has sentido «conectado» con algo o alguien? Si es así, entonces, en ese mismo momento, experimentaste la conexión mente-cuerpo en funcionamiento.

Pero la medicina moderna, y la mayoría de la gente, hacen todo lo contrario: consideran el cuerpo humano como una colección de partes. Según esta visión mecanicista, cuando una «parte» del cuerpo funciona mal, hay que arreglarla. Cuando entras en el mundo de los médicos, ves su arsenal de sofisticadas herramientas: fármacos, aparatos, cirugía… ¡e incluso partes del cuerpo nuevas! Y, dentro de él, está el ejército de especialistas: cardiólogos, gastroenterólogos, oncólogos, diabetólogos, neurólogos, dermatólogos y cosas por el estilo.

Con el paso del tiempo, la tecnología ha avanzado enormemente, y la ciencia médica empezó de forma creciente a contar con –más bien, a enorgullecerse de– las herramientas de tratamiento y diagnóstico de alta tecnología. Así que hoy no es bastante que un médico se especialice en un órgano, un aparato o un sistema del cuerpo: debe entrar en la tribu de los «superespecialistas», que estudian microaspectos de las partes, los órganos y los procesos corporales. Por tanto, disponemos de superespecialidades de nombre impresionante como éstas: anestesia cardíaca, cirugía vitreo-retinal, cardiología intervencionista y hemato-oncología. Cuanto mayor es su grado de «especialización», más «prestigioso» es el médico. Así es la jerarquía en la medicina moderna.

Aparte de la naturaleza confusa –y dudosa– de estos términos, la medicina de superespecialidades es la antítesis de la medicina mente-cuerpo u holística, pues ve la enfermedad como un fallo de una parte corporal o un sistema biofisiológico. De ahí que los superespecialistas, de forma muy parecida al mecánico que arregla coches, consideran que la solución a la enfermedad es tratar la parte del cuerpo que funciona mal o extirparla para sustituirla por otra nueva; al menos, eso es lo que creen.

Pero esto, ¿ocurre sólo en la medicina? No: las superespecialidades también se están implantando en el conjunto de la sociedad moderna. Las tareas que realizamos en el trabajo se han vuelto tan complejas que ahora necesitamos dividirlas en unidades más simples, así que tenemos especialistas o superespecialistas para cada aspecto de cada tarea, ya se trate del mundo de las finanzas, la tecnología de la información, la moda, la cinematografía… ¡e incluso la cocina!

Piensa en la forma en que vivimos, por ejemplo. Nuestro cuerpo está formado por cerca de un 70 por 100 de agua y nosotros, como todas las demás especies, somos criaturas de este planeta. Pero los modernos estilos de vida urbanos, que la mayoría de nosotros apreciamos e incluso ensalzamos, nos han alejado tanto de la naturaleza que muchos olvidamos de dónde hemos venido y cortamos nuestro cordón umbilical con la tierra.

Tendemos a vivir sobreprotegidos del mundo exterior, sobreexcitándonos con el trabajo, las diversiones y otras formas de estrés, y todavía esperamos estar sanos y ser felices. Hasta diseccionamos y fragmentamos el tiempo en grado sumo, razón por la cual tenemos «tiempo de trabajo», «tiempo de ocio», «tiempo para la familia», «tiempo para los amigos», «tiempo libre», etcétera. ¡Es increíble!

El punto de partida hacia una vida sana y feliz es esta pregunta: ¿estás en sintonía con tu yo interior, con tu entorno inmediato y con el universo en general? De la respuesta a esta singular pregunta depende que tengas buena o mala salud.

Piensa en ello. Tu cerebro o tu hígado, ¿funcionan aisladamente? ¿Hay realmente una separación entre el intestino grueso, el intestino delgado y la vesícula biliar? Así como las partes de tu cuerpo funcionan en exquisita armonía, tus procesos fisiológicos y mentales también están íntimamente relacionados entre sí. A otro nivel, tu mente y tu cuerpo encajan de formas sutiles y no tan sutiles con tu entorno, con la gente que te rodea y con tus actividades cotidianas. Y tu mente y tu cuerpo están conectados con sucesos que tuvieron lugar en el pasado y reaccionan constantemente a ellos, algunos de los cuales probablemente ya no recuerdes.

En todo momento funcionamos en muchas capas y niveles distintos, nos demos cuenta de ello o no. La enfermedad y la inmunidad funcionan de la misma manera. ¿Sabías que tu sistema inmunológico sintoniza con precisión tu grado de estrés? ¿Por qué crees si no que las personas que se preocupan mucho son más propensas a enfermar? ¿Por qué si no hay individuos que, sin tener ningún antecedente personal o familiar de cardiopatía ni ningún síntoma de obstrucción arterial, mueren de repente de un ataque al corazón?

Los científicos hablan ahora de la memoria celular. Aunque sigue aún en el ámbito «teórico», ésta es un área de investigación que asume que no sólo el cerebro, sino también nuestros demás órganos, almacenan recuerdos, costumbres, gustos e intereses. Los científicos creen que los neuropéptidos –unas pequeñas moléculas proteínicas especializadas–, que ayudan al cerebro a emitir señales y comunicarse con los diversos órganos, intervienen en la memoria celular.

Esto se supuso cuando se descubrió que los neuropéptidos, que están presentes en el cerebro, lo estaban también en algunos otros órganos del cuerpo humano, especialmente el corazón. Pero, antes de que te precipites a sacar conclusiones, déjame que te aclare que no estoy ofreciéndote esto como una «prueba» de la conexión mente-cuerpo. Simplemente estoy sugiriendo que hay muchas más cosas en el funcionamiento del organismo humano, e incluso de partes individuales de él, que la ciencia moderna todavía no puede explicar.

En definitiva, no sólo la visión reduccionista de la medicina moderna es el polo opuesto de la medicina holística, sino que creo que ni siquiera es necesario «probar» el vínculo mente-cuerpo. Todo lo que necesitamos saber es que existe y que influye en todo lo que hacemos, nos demos cuenta de ello o no.

1. Mente sobre materia

La enfermedad es un producto de la fragmentación del yo, algo que tiene lugar cuando el cuerpo no está funcionando como la máquina bien calibrada que es. Ocurre cuando uno se aparta de su nivel de funcionamiento óptimo, lo que invariablemente causa una disfunción en un órgano, aparato o sistema.

Esto se debe a que, para estar sano, el cuerpo *necesita* mantener su unidad y armonía. Mirémoslo de otra manera, centrándonos en el concepto de «equilibrio». Todo ecosistema individual, todos los ecosistemas juntos, la vida y el universo mismo: todos requieren cierto equilibrio de energía para funcionar óptimamente.

Por consiguiente, cuando tu cuerpo y tu mente se encuentran en un estado de equilibrio y unidad, tienes buena salud. También experimentas una sensación de paz interior o serenidad. La mayor parte de la gente no experimenta una sensación de perfecta armonía y unidad, pero su mente, su cuerpo y su energía funcionan de un modo bastante unificado. Etiquetamos a las personas así de «equilibradas», «prácticas» y «centradas»; y nos gusta estar en su compañía sencillamente porque rebosan de desenvoltura y tranquilidad. Lo más probable también es que gocen de buena salud y que tengan una sensación continuada de equilibrio mental y físico pese a los rigores de la vida moderna y a los montones de tareas que deben realizar.

En el otro extremo, están aquellos que viven en un estado perpetuo de caos y cuya energía está en constante agitación. A las personas como éstas las llamamos «caóticas» o «extremistas». Pero el caos también puede manifestarse de formas más sutiles; no se presenta necesariamente como una mente caótica o «desorganizada». Recuerda que el criterio de caos que usamos aquí es el de una mente que está en conflicto consigo misma y en un estado de fragmentación. El cuerpo utiliza entonces toda la energía que puede reunir de diversas fuentes para mantener la unidad e integridad de la mente.

Cuando el cuerpo es incapaz de mantener esa unidad, algo ocurre: es cuando se manifiesta la enfermedad, en primer lugar como síntomas del tipo de pérdida del sueño, pérdida o ganancia anormal de peso, caída del cabello, manos húmedas y frías, erupciones cutáneas y respiración superficial. Es un estado en el que el cuerpo utiliza sus reservas físicas hasta agotarlas, reservas que están ahí para recurrir a ellas de vez en cuando para resolver conflictos y enfrentarse a situaciones estresantes. La constante merma de energía altera los procesos metabólicos y fisiológicos normales.

En el proceso se gastan cantidades enormes de energía mental, razón por la cual algunas personas aparentemente se obsesionan con ciertos asuntos mientras que otras se desaniman y deprimen. Ten en cuenta que este mismo proceso tiene lugar también a nivel subconsciente. ¡Es aquí donde los conflictos pasados siguen existiendo y nos pasan factura sin dejar rastro consciente!

A un nivel más cotidiano, ¿te has dado cuenta de que, cuando estás estresado, pierdes el apetito, te sientes inquieto y no puedes dormir bien? También te preocupas por aquello que te está estresando; tal vez una difícil tarea en el trabajo, una dura elección en la vida, conflictos con tus hijos o preocupaciones financieras.

Cuando el conflicto o crisis se resuelve o se acaba, literalmente empiezas a desestresarte y a «respirar tranquilo», lo cual es más que una simple metáfora: tu respiración se normaliza, la circulación de la sangre mejora y te sientes más lleno de energías. Esto se debe a que la energía extra que la mente y el cuerpo emplearon para centrarse en el problema se vuelve a aplicar otra vez a los procesos corporales y se restaura el equilibrio.

En este contexto es donde me parece revolucionaria la Nueva Medicina Germánica (NMG) del doctor Ryke Geerd Hamer. Según el doctor Hamer, los microbios y otros patógenos no causan las enfermedades, mientras que los conflictos psicológicos sí. Los gérmenes, por otra parte, sólo desempeñan un papel en la fase curativa de la enfermedad.

Por increíble que esto pueda parecer, las investigaciones del doctor Hamer están documentadas científicamente y proporcionan más pruebas de la conexión mente-cuerpo y del importante papel que desempeñan nuestras percepciones y conflictos en el desarrollo de las enfermedades, incluido el cáncer.

Según el doctor Hamer, cuyo sistema de medicina se explica sobre la base de las Cinco leyes biológicas, todo conflicto o «conflicto-conmoción» da lugar a la formación de círculos concéntricos o anillos en áreas específicas del cerebro, y causan una «lesión» visible con un escáner (TAC). En el momento de producirse la conmoción, las células cerebrales del área afectada la retrasmiten al órgano específico cuyas funciones controlan. Según el doctor Hamer, ésta es la génesis de la enfermedad.

El doctor Hamer señala que el ser humano es un producto de la evolución; de ahí que, según él, el cerebro interprete el conflicto y la conmoción de una manera evolutiva, pues todos los animales están programados genéticamente para reaccionar a estos estímulos de modos fijos y predecibles a fin de sobrevivir.

Por tanto, según el doctor Hamer, los conflictos de todo tipo se pueden clasificar, en términos evolutivos, en unas pocas categorías. Y estas categorías están relacionadas con áreas cerebrales específicas. El doctor Hamer divide el cerebro en dos partes: el «antiguo encéfalo» (tronco del encéfalo y cerebelo), que se ocupa de cuestiones básicas para la supervivencia relacionadas con la respiración, la ingestión o la reproducción; y el «nuevo encéfalo» (cerebro), que se ocupa de cuestiones más avanzadas como son los conflictos territoriales, los conflictos de separación, los conflictos de identidad y los conflictos de autodescalificación.

Dado que cada tipo de conflicto está relacionado con áreas específicas del cerebro, y dado que cada área del cerebro está vinculada a un conjunto específico de órganos, aparatos y sistemas, la naturaleza de la conmoción o el conflicto psicológico repercute en un órgano concreto del cuerpo. Según el doctor Hamer, si está implicado el antiguo encéfalo, los órganos y tejidos afectados serán los que éste controla, incluyendo los pulmones, el hígado, el colon, la próstata, el útero, la dermis, la pleura, el peritoneo, el pericardio, las glándulas mamarias, etc.

En cambio, entre los órganos y tejidos controlados por el nuevo encéfalo están los ovarios, los testículos, los huesos, los ganglios linfáticos, la epidermis, las paredes del cuello uterino, los bronquios, los vasos coronarios, los conductos lácteos, etc.

De nuevo, el hecho de que el órgano responda con una proliferación celular (tumores), un colapso tisular (úlceras, lesiones, etc.) o una disfunción dependerá de si están afectadas áreas del antiguo o del nuevo encéfalo; y esto, a su vez, depende de la naturaleza del conflicto.

Así pues, según el doctor Hamer, el conflicto es tanto psicológico como biológico, y es en la confluencia de estos dos niveles donde se origina la enfermedad. Dale la vuelta y verás entonces que la enfermedad es causada por el conflicto, que repercute en los niveles físico y biológico y debe entenderse en el contexto evolutivo.

Los animales están desprovistos de funciones intelectuales «superiores» y sus conmociones y conflictos psicológicos y biológicos invariablemente están relacionados con la pérdida de territorio, la pérdida del nido o las crías, la separación de la pareja o de la manada, el hambre o una situación que requiere la lucha o la huida.

Todos nuestros traumas psicológicos, la ansiedad, la depresión y las enfermedades se pueden clasificar en estas categorías aparentemente tan sencillas. Por ejemplo, la pérdida de una casa hipotecada; o la infidelidad o deslealtad en relación con el territorio y la separación de la pareja, como en el caso de la traición o la muerte de un ser querido.

Naturalmente, lo que es traumático para un individuo no tiene por qué serlo para otro. De ahí que los conflictos sean muy subjetivos y dependan del temperamento, la educación, los mecanismos para arreglárselas en la vida, las percepciones, las actitudes y valores, la moral, el estado de salud física y la predisposición genética. Pero, según el doctor Hamer, una vez que ocurre un conflicto o conmoción evidente, afecta al cuerpo de una manera clara y predeterminada.

Según la NMG, la curación o recuperación es la segunda etapa de la enfermedad, en la que el tejido, órgano, aparato o sistema afectado invierte los procesos desencadenados por la conmoción inicial. Así pues, en el caso del cáncer, que implica la proliferación de células (un mecanismo protector para ayudar al órgano afectado a arreglárselas), la curación se caracteriza por la infección y el subsiguiente colapso tisular.

Por otra parte, en el caso de las úlceras o el daño tisular, el área afectada se vuelve a llenar de células y tejido, lo que puede producir inicialmente hinchazón, espasmos, picor e inflamación. Por eso a veces tienes que «empeorar» antes de ponerte bien.

Como ya he mencionado antes, los microbios del tipo de las bacterias y los virus –a los que invariablemente se acusa de causar las enfermedades– entran en juego en ese momento para curar la parte del cuerpo o el órgano afectado, una vez que se ha resuelto el conflicto que lo causó.

Según el doctor Hamer, los patógenos como los hongos y las bacterias ayudan exclusivamente en la curación de los trastornos dependientes del antiguo encéfalo, mientras que los virus lo hacen sólo con los del nuevo encéfalo. Estos microbios descomponen tumores y tejido dañado que el cuerpo no necesita ahora. Por ese motivo la vacunación, la quimioterapia y los antibióticos son perjudiciales: porque frustran la curación.

De ahí que enfermedades como la gripe, la hepatitis, el herpes y la gripe estomacal, que normalmente van acompañadas de hinchazón, fiebre, pus, secreción, dolor y cosas por el estilo, sean una señal de que está en marcha un proceso curativo «virulento» pero natural.

El doctor Hamer señala que, como la medicina convencional sólo es testigo de la acción de los microbios y sus efectos sobre el cuerpo durante la fase «virulenta» (que es precisamente el proceso curativo), acusa a estos patógenos de causar la enfermedad.

Recientes investigaciones han aportado pruebas concluyentes que sugieren que los individuos que tienen cáncer pero viven en un entorno socialmente enriquecedor pueden conseguir curarse solos. La remisión espontánea no es un fenómeno nuevo; se ha observado en ciertos tipos de cáncer como el neuroblastoma, el carcinoma renal, el linfoma, el melanoma maligno y algunas clases de cáncer de mama.

Pero, en este momento, puede que unos investigadores de la Universidad Estatal de Ohio hayan descubierto el cómo y el porqué de la remisión espontánea. Según las conclusiones publicadas en la revista *Cell*, en el estudio, que se realizó con ratones, se descubrió que los tumores cancerosos disminuían considerablemente de tamaño cuando se colocaba a estos roedores en un entorno con más juguetes y más congéneres con los que interactuar. Se vio que los tumores de estos ratones «enriquecidos» disminuyeron un 77 por 100 en masa y un 43 por 100 en volumen comparados con los de sus congéneres del grupo de control.

En un intento de averiguar qué cambios habían tenido lugar a nivel bioquímico, los investigadores vieron que los ratones «enriquecidos» tenían niveles más elevados en sangre de glucoesteroides. Esto sugería que habían experimentado más estrés que sus congéneres del grupo de control, pero de una naturaleza singular: ¡«estrés feliz»!

Además de eso, los ratones «enriquecidos» presentaban ciertos cambios metabólicos, así como mayores niveles de un factor del crecimiento segregado por el hipotálamo, el llamado factor neurotrófico derivado del cerebro (FNDC). Nuevas investigaciones demostraron que el aumento en los niveles de FNDC presentaba una correlación con la reducción de los tumores.

En los últimos tiempos ha habido un gran debate sobre si las pruebas de detección del cáncer –especialmente las mamografías en las mujeres– son realmente una buena idea. El debate se centra en el hecho de que algunos tipos de cáncer –renal, testicular, linfoma y melanoma– con frecuencia experimentan una remisión espontánea. Aunque es un hecho que muchos oncólogos confirmarán, algunos estiman que hasta 1 de cada 400 casos de este tipo desaparece por sí solo. De hecho, alrededor del 20 por 100 de los casos de linfoma «ordinario» (no de Hodgkin) de células B desaparece por sí solo, y los oncólogos prefieren no tratarlos a menos que se vuelvan agresivos.

La medicina convencional todavía no ha descubierto la clave del «misterio» de la remisión espontánea, pero la respuesta no es misteriosa en absoluto. Aunque tanto el cáncer como la mente son dos fenómenos extremadamente complejos y muy subjetivos, el hecho es que la autocuración no sólo es posible, sino que tiene lugar también en enfermedades graves como el cáncer. En mi libro *¡El cáncer no es una enfermedad!*, voy incluso más lejos y afirmo que es un mecanismo curativo o de supervivencia que debemos apoyar, no interceptar mediante tratamientos médicos duros y destructivos.

El estudio de los investigadores de la Universidad Estatal de Ohio también arroja luz sobre otro poderoso factor que influye no sólo en nuestra salud, sino también en enfermedades graves como el cáncer: los factores sociales y el llamado «cociente de felicidad».

Los trastornos autoinmunitarios, la inmunodeficiencia y los trastornos inmunitarios forman otra clase de enfermedades que va en aumento. En ellas, el sistema inmunológico del individuo funciona mal y, según la medicina convencional, su cuerpo empieza a atacarse a sí mismo.

Volvamos a la NMG y a cómo ve las enfermedades autoinmunes. Históricamente hablando, estos trastornos hicieron su aparición hace relativamente poco tiempo. Se hicieron cada vez más comunes durante la Revolución Industrial, no por las insalubres condiciones en las que la gente se veía obligada a vivir y trabajar, sino debido al súbito y espectacular crecimiento de las clases media y acomodada.

Los trastornos inmunitarios son, de hecho, una enfermedad que afecta a la población acomodada e instruida; personas estas que, como grupo, tienden a tener más miedo que otras. Pero no estoy sugiriendo que el miedo y las preocupaciones sean la pesadilla de los económicamente dotados; simplemente digo que, cuanto más alto es el grado de educación del individuo, mayor es la probabilidad de que tenga una vida y un trabajo sedentarios.

En términos evolutivos, esto significa que la gente que no va por ahí «ensuciándose las manos» tiene mecanismos para arreglárselas en la vida que no son nada competentes. Y esto, a su vez, significa que tendrá más cosas en su entorno de las que preocuparse y a las que temer.

Las personas que viven con miedo y desconfianza del entorno intentan controlar lo que las rodea en lugar de ir a la raíz de sus problemas y resolverlos. De ahí que contemplen cada indicio o síntoma de enfermedad con creciente temor; es una especie de reacción a sus propias reacciones. Al final, el origen de la enfermedad queda tan lejos del yo que la resolución del conflicto parece imposible; al menos, sin intervención externa.

Éste es el círculo vicioso: la enfermedad da miedo, lo que causa más enfermedad y acaba originando un fallo del sistema inmunológico, que se debilita tanto que ya no puede arreglárselas; le falta poder. En otras palabras, cuanto mayor es la preocupación y la ansiedad, mayor es el conflicto-conmoción y menos capaz es el organismo de arreglárselas con él, de modo que el círculo vicioso continúa.

Por consiguiente, según la Nueva Medicina Germánica, las enfermedades autoinmunes como el sida son una combinación de síntomas resultantes de un conflicto-conmoción múltiple.

2. Eres tu propio médico

La Nueva Medicina Germánica y otros modos similares de contemplar la enfermedad han trasformado por completo la manera de definir la salud. Por desgracia, nos hemos distanciado tanto de nuestra verdadera naturaleza y la «medicina moderna» nos ha seducido tanto a través de la propaganda y los anuncios, que medimos la salud en términos de pruebas, escáneres y biopsias.

Pero no necesitas evaluar tu salud mediante una serie de mediciones de la tensión arterial o de la cantidad de glucosa o de colesterol LAD o LBD en sangre. La forma más razonable de evaluar tu salud y bienestar es evaluar tu calidad de vida. Esto quiere decir respetar tu cuerpo, tratarlo bien, tomarte las cosas con calma, dormir y comer como es debido, pasar tiempo al aire libre y al sol, jugar con los niños y disfrutar de la sensación de energía y vitalidad que tienes cuando tu cuerpo y tu mente son «felices». (Si quieres saber más sobre cómo rejuvenecerte tú mismo con un estilo de vida saludable, lee mi libro *Los eternos secretos de la salud*).

Para tener una buena salud también hay que dar un agradable paseo por el parque, pasar un buen rato con la familia y los amigos, jugar con tu mascota, alcanzar tus objetivos y ser feliz en el trabajo y en todas las demás cosas que hagas. La buena salud, por consiguiente, significa mantener una sensación de equilibrio en todos los aspectos de tu vida: en tus costumbres, tus elecciones, tus actitudes, tus necesidades y deseos, etc., mientras estableces esa conexión entre la mente y el cuerpo que te cambia la vida.

Puedo decirte esto: cuando consigas todo –o al menos la mayor parte– de lo anterior, *sabrás* intuitivamente que estás en el camino correcto. ¿Qué me dirías si te digo que tú eres tu mejor terapeuta? ¿Qué tu médico realmente está dentro de ti? ¿Qué la curación mejor y más duradera viene de dentro? Aprender a confiar en tu sabiduría intuitiva supera a la medición de la tensión arterial o cualquier otra prueba rutinaria.

Todo esto se reduce a la energía positiva o negativa que experimentas e irradias. Esta energía –que se traduce en las reacciones químicas positivas o negativas muy claras de tu cuerpo– es la que puede o bien sanarte y mantenerte sano, o hacer que enfermes. Pero caer enfermo te da la oportunidad de volver a un estado de equilibrio y armonía.

¿Cuándo fue la última vez que agradeciste lo que tienes? Mucha gente no siente gratitud sencillamente porque está demasiado preocupada por lo que *no* tiene. Es fácil sentir autocompasión; o bien una sensación general de ambición, unas ganas enormes de «conseguir» cosas, a fin de compensar aquello de lo que uno carece. ¿Qué te parece lo que *sí* tienes? Sin embargo, cuando reorientas tus pensamientos hacia lo positivo –y la gratitud es un excelente punto de partida–, lo que haces básicamente es realinear tu energía; y eso *es* buena salud.

Salud significa integridad. Al aceptar lo que hay con gratitud, sin tener en cuenta si es positivo o negativo, vuelves a estar íntegro y la curación puede producirse de forma natural. Por el contrario, luchar contra algo o resistirse a ello, ya se trate de otra persona o de una enfermedad, te deja sometido al miedo y fragmentado. Es una posición difícil, si lo que quieres es que tu cuerpo se cure y volver a estar completo otra vez. El hecho de que te diagnostiquen un cáncer puede hacer que te vengas abajo, que pierdas peso, el apetito, el sueño y la alegría de vivir. Puede hacer que sientas un miedo tan intenso de la muerte que acabe literalmente consumiéndote vivo (trasformándose en una enfermedad debilitante que consume los tejidos) y matándote. El cáncer no hace eso, pero es fácil que su diagnóstico sí lo haga. La certeza de que tienes cáncer pronto es reemplazada por la incertidumbre sobre lo que te hará. Vuelvo a repetir que es difícil curarse cuando te sientes amenazado.

Desafortunadamente, a la mayoría de nosotros nos han lavado el cerebro los médicos con sus artilugios y su aparente genialidad, así que hemos puesto el control de nosotros mismos en sus manos y en las de la industria farmacéutica. Cedemos nuestro poder a las píldoras, las vacunas o los hombres con bata blanca; un poder que nuestro cuerpo requiere para curarse. Pero haz una breve pausa y considera los muchos milagros que están teniendo lugar dentro de tu organismo, seas consciente de ellos o no.

Mientras duermes, por ejemplo, millones de células de tu cuerpo son reparadas; tu linfa y tu sangre llevan a tu hígado las toxinas acumuladas en los tejidos para que las procese y prepare para la excreción; los alimentos que tomaste en la comida y la cena son sometidos al increíblemente complejo proceso de la digestión; y te crece nueva piel en el codo que te raspaste contra un estante: y todo ello sin que ni siquiera te des cuenta.

En definitiva, tu organismo lleva a cabo los procesos de la curación seas consciente de ello o no. Esto se debe a que **el cuerpo tiene una tendencia básica, innata y automática a curarse a sí mismo, a estar íntegro y unificado (en vez de fragmentado).** Como ya he explicado antes *(véase* el capítulo 1, «El mito de las vacunas»), incluso la enfermedad es un proceso curativo. Una parte de estar sano consiste en reconocer esto, en darte cuenta de esos procesos y en estar agradecido por ellos.

Pero, en lugar de eso, asaltamos nuestro cuerpo de tantas formas distintas que desbaratamos la curación y la buena salud: dependemos en exceso de los alimentos procesados, nos sobreexcitamos de múltiples maneras (¿quién dijo que la multitarea era una virtud?) y nos convertimos en el acto en consumidores de pastillas. Y, sin embargo, nuestro cuerpo sigue adelante, aceptando el estrés del asalto diario en estoico silencio. ¡Qué desagradecidos somos!

Si escuchas a tu cuerpo, él te dirá lo que necesita

Lo que solemos llamar enfermedad –tensión arterial elevada, asma, diabetes, obesidad y alergias– en realidad son señales de que el organismo está desequilibrado y de que necesita volver a equilibrarse a través de la dieta, la rehidratación, los baños de sol o un cambio en la pauta de sueño.

Pero, cuando está enferma, la mayoría de la gente echa mano de un bote de pastillas y otras fórmulas químicas; aunque los fármacos en general, los analgésicos en particular y la cirugía tengan justo el efecto opuesto. Lo que hacen es eliminar tus síntomas (que en realidad son señales de que el organismo se está curando), o te dejan incompleto cuando te extirpan una parte del cuerpo. En la mayoría de los casos, lo que hacen los planteamientos de la medicina moderna es sumirte más en un estado morboso y desconectar tu poder de curarte. No es sorprendente, dado que las investigaciones publicadas han demostrado que el 90 por 100 de estos enfoques no funciona ni cuenta con el respaldo de pruebas científicas. En cambio, hay muchas formas naturales de purificar y reequilibrar tu organismo y de invertir padecimientos aparentemente incurables como el cáncer y las enfermedades autoinmunes.

Por consiguiente, en el meollo de esta autocuración está el convencimiento de que tu cuerpo puede retornar a un estado de funcionamiento óptimo y de que no te fallará. Todo lo que tienes que hacer es ponerla en marcha. Las pruebas que confirman la autocuración proceden de otra herramienta empleada habitualmente por los científicos investigadores; ¡sólo que no parecen comprenderla! Me refiero a lo que se denomina «efecto placebo». Como ya he dicho antes, un placebo es una «píldora de azúcar» que se administra a un grupo de sujetos en un experimento mientras que el otro grupo –el grupo experimental– recibe la «verdadera» que se está ensayando.

La suposición que se hace es que, como a los dos grupos se les da una píldora, ambos han sido tratados por igual; así que cualquier diferencia que surja en el grupo experimental se deberá a la «medicina verdadera» que se le ha administrado.

Pero el «efecto placebo» es un fenómeno por el que los individuos que no reciben nada más que una píldora de azúcar dan muestras de curación simplemente porque creen que están recibiendo tratamiento y que éste les va a curar.

Procura comprender el quid de la cuestión: es decir, el convencimiento del paciente de que el fármaco (o placebo), una operación quirúrgica o un tratamiento aliviará su dolor o le curará de la enfermedad. Una profunda confianza en la recuperación es lo que tenemos a nuestra disposición para iniciar la respuesta curativa. Recurriendo a la poderosa conexión mente-cuerpo, uno segrega opiáceos naturales (sustancias parecidas a la morfina) en áreas del cerebro que son activadas por ciertos procesos mentales. Los correspondientes neurotrasmisores que alivian el dolor se denominan endorfinas. Las endorfinas son unas 40.000 veces más potentes que la heroína o la morfina.

Un paciente que desarrolla un tumor canceroso puede empezar a producir una cantidad extra de interleucina-2 e interferón para destruir las células tumorales. Al ser productos del ADN, el cuerpo puede sintetizar estas sustancias anticancerígenas en todas las células y erradicar con ellas el cáncer en un momento (remisión espontánea), a condición de que uno sepa cómo provocar su secreción: que es mediante la confianza y la felicidad, los mismos factores desencadenantes del efecto placebo.

Tu cuerpo es capaz de sintetizar cualquier medicamento que pueda producir la industria farmacéutica. Los fármacos sintéticos de esta última sólo «funcionan» porque las células de tu cuerpo tienen receptores para algunas de las sustancias químicas contenidas en ellos. Eso quiere decir que tu organismo es capaz también de fabricarlas; de lo contrario, estos receptores no existirían.

El cuerpo sabe cómo sintetizarlas con la mayor precisión, en la dosis correcta y en el momento exacto. Las medicinas sintetizadas por el cuerpo no nos cuestan nada y no tienen efectos secundarios perjudiciales. Los productos farmacéuticos, en cambio, son muy caros y mucho menos específicos o precisos. Además, los efectos secundarios que producen suelen acabar siendo más graves que las dolencias para las que se usan.

Para empeorar las cosas, se estima que entre el 35 y el 45 por 100 de los medicamentos recetados no tienen efectos específicos sobre la enfermedad para la que se recetan. La realidad es que, en su mayor parte, los resultados positivos están causados directamente por la propia respuesta curativa del cuerpo o por el efecto placebo. No tienen nada que ver con el tratamiento médico en sí.

El efecto placebo con frecuencia se experimenta en otra situación. Los médicos también tienen poder para inspirar en sus pacientes la confianza necesaria para que crean que están recibiendo el tratamiento mejor y más conveniente entre los disponibles para su dolencia. La esperanza de encontrar alivio probablemente sea la principal motivación para acudir al médico. Además, lo más probable es que el médico crea que lo que le receta a su paciente va a producir el efecto deseado; es decir, aliviar sus síntomas.

La fe del médico en su tratamiento, combinada con la confianza y la fe que el paciente deposita en él, puede producir una «medicina» capaz de trasformar incluso un tratamiento que no sirve para nada o un fármaco no específico en una máquina de curación. Esto muy bien puede conducir a una clara mejoría de la enfermedad tratada; y, en algunos casos, a la curación total. Aquí, la «medicina» no es otra cosa que el efecto placebo.

Si el médico está convencido de que su tratamiento para la enfermedad tendrá éxito, y su paciente así lo percibe, es mucho más probable que se produzca en éste una respuesta placebo que si se muestra dubitativo. En otras palabras, si un médico puede inspirar en el paciente la creencia de que va a mejorar, ha hecho un trabajo mucho mejor que el que cualquier tratamiento sofisticado pueda realizar. Por eso un médico afectuoso, sincero y optimista que presta oído a su intuición y siente compasión y amor por sus semejantes no sólo es el preferido por los pacientes, sino que lo más probable es que sea un eficaz sanador, independientemente de la medicación que recete. A esto es a lo que solemos llamar «tener tacto con los enfermos».

La actual tendencia de un creciente número de personas a buscar terapias alternativas no se basa tanto en lo que estos terapeutas ofrecen al paciente como en la manera en que consiguen que se sienta. El hecho de que estos terapeutas usen principalmente métodos y compuestos naturales en sus tratamientos hace que las terapias alternativas sean más aceptables para los pacientes que la medicina convencional. También hace más humanos sus enfoques y potencialmente más potentes como placebos.

Todos tenemos un instinto natural preprogramado para saber lo que es bue-
no y provechoso para nosotros, aunque mucha gente haya conseguido acallarlo.
Posiblemente ésta sea una de las razones de que las curas naturales funcionen
tan bien. Es un efecto curativo instintivo que se produce cuando ingerimos ali-
mentos puros y frescos y tomamos hierbas medicinales y otros remedios naturales.
Es más probable que una hierba del Himalaya o un poco de jengibre desencadene
en nosotros una respuesta placebo que la grasa sintética Olestra o cualquier
producto farmacéutico para reducir la tensión arterial. Las cosas naturales son
placenteras para el cuerpo y la mente. No es extraño que el naturópata se haya
convertido en un símbolo de la sanación natural.La clave para curarse, por
consiguiente, radica en la fe, la confianza y el convencimiento de que uno se va
a poner bien; y de que, si la enfermedad ataca, constituye la forma mejor y más
eficaz que tiene el cuerpo de recobrar el equilibrio, la salud y la vitalidad.

3. El fraude del placebo invalida la mayoría de los ensayos clínicos

Aparentemente, nadie lo vio venir; excepto quizá en 1998, en la primera
edición de mi libro Los secretos eternos de la salud, *donde hablé extensa-*
mente del fraude subyacente cometido durante los estudios farmacéuticos en
los que se emplea un grupo de control con placebo. Sin embargo, las siguientes
conclusiones de unos investigadores de la Universidad de California, publi-
cadas en el número de octubre del 2010 de la revista Annals of Internal
Medicine, *llevan el fraude científico cometido por las empresas farmacéuti-*
cas a un nivel completamente nuevo.

La investigación, que fue financiada por el Foundation Fund
3929-Medical Reasoning de la Universidad de California, básicamente reveló que casi todos los ensayos clínicos que comparan fármacos
con placebos no tienen validez científica porque estos últimos no
son en absoluto placebos válidos. El estudio, titulado «¿Quién sabe
qué hay en los placebos? Análisis de ensayos controlados aleatorios»,
fue dirigido por la doctora Beatrice A. Golomb. Como los placebos
utilizados en los ensayos no eran en realidad tales placebos, dichos
ensayos no eran científicamente válidos.

El argumento de fondo del estudio de la Universidad de California es éste: «No hay normas que regulen la composición de los placebos. La composición del placebo puede influir en los resultados del ensayo y en la comunicación de las ventajas del fármaco».

En el estudio, los investigadores analizaron 167 ensayos clínicos controlados con placebo cuyos resultados –revisados por pares– se publicaron entre el 2008 y el 2009 en revistas médicas, y descubrieron que los investigadores que habían dirigido el 92 por 100 de dichos ensayos nunca revelaron los ingredientes de sus píldoras de placebo.

¿Por qué tiene esto tanta trascendencia? Porque la única manera de determinar la eficacia de un fármaco es compararlo con una sustancia inactiva, inerte (el placebo). Dado que no hay normas de la FDA que regulen la composición de los placebos (y me pregunto por qué), según la declaración de fondo del estudio «la composición del placebo puede influir en los resultados del ensayo y en la comunicación de las ventajas del fármaco». En otras palabras, la clase de placebo empleado durante un ensayo clínico puede determinar bastante la «eficacia» del medicamento en cuestión.

A decir verdad, no hay placebos inertes. Toda sustancia introducida en el organismo tiene algún efecto específico sobre él. Una simple píldora de azúcar, por ejemplo, eleva los niveles de azúcar en sangre casi de inmediato. Así pues, en un ensayo clínico realizado con diabéticos, el grupo de control que recibe una píldora de azúcar inerte, naturalmente, obtendrá mucho peores resultados que el grupo que recibe el verdadero fármaco, constituido por agentes hipoglucémicos que supuestamente reducen los niveles de azúcar en sangre. No se necesitará mucho para probar que ese medicamento es eficaz para ayudar a los diabéticos a control la cantidad de glucosa.

Igualmente, en los ensayos clínicos de fármacos para el corazón también se utilizan placebos encapsulados. Estas sustancias «inertes» pueden consistir en aceites parcialmente hidrogenados con ácidos grasos trans, de los que se sabe que dañan gravemente las arterias coronarias y el corazón. Naturalmente, en un ensayo de este tipo cualquier medicamento para el corazón, aunque sea totalmente inútil, conseguirá una victoria aplastante sobre el placebo.

Según el estudio de la Universidad de California, en sólo un 8 por 100 de los ensayos clínicos analizados se desveló la lista de ingredientes del placebo. La falta de normativa de la FDA al respecto permite a las compañías farmacéuticas proyectar el placebo perfecto; es decir, aquel que parezca ridículamente ineficaz en comparación con el medicamento. La FDA sólo exige que un fármaco funcione un 5 por 100 mejor que el placebo para darle el visto bueno. Eso se consigue fácilmente escogiendo un placebo a cuyo lado el medicamento ensayado tenga buena pinta.

La mayor parte de los ensayos clínicos están financiados por las grandes farmacéuticas y los realizan científicos subvencionados por ellas. Al no regular los placebos, la FDA proporciona a las empresas farmacéuticas un resquicio legal legítimo para ensayar medicamentos con un resultado determinado de antemano. El único obstáculo potencial que puede surgir es que el fármaco ensayado sea tan sumamente tóxico que dañe gravemente a un gran número de sujetos, más que en el grupo de control con placebo. Esto se ha visto, por ejemplo, en una serie de ensayos clínicos de medicamentos para la diabetes y la artritis, en los que murieron demasiados sujetos como consecuencia de ingerirlos.

La realidad es que el placebo lo suministra normalmente la misma compañía que financia el ensayo clínico; es decir, quien se más beneficiará de un resultado favorable. Los fabricantes de fármacos tienen libertad para determinar qué tipo de placebo necesitan para trucar sus ensayos clínicos y convertir su inversión inicial en enormes ingresos.

Irónicamente, esta práctica nada científica, engañosa y criminal se considera como «el patrón de oro de la evidencia científica».

Los científicos y médicos que denuncian y ridiculizan los métodos de la medicina alternativa o integradora, como la homeopatía, el ayurveda, la medicina china, la acupuntura, etc., suelen afirmar que el antedicho método de investigación científica (el que utiliza un placebo que influye favorablemente en el resultado del ensayo) es el único método de investigación válido que existe, aun siendo los peores enemigos de la investigación científica objetiva. Resulta que el mayor charlatanismo de todos es el de los científicos que están detrás de estos ensayos clínicos, y el de los médicos y las agencias de salud que usan esos resultados para justificar sus inservibles (no probados) y potencialmente dañinos tratamientos médicos. La ciencia médica se ha convertido en el mayor fraude que el género humano haya presenciado jamás.

La «evidencia científica» que suele citarse se basa en la manipulación de pruebas o en el fraude con los placebos. Si el placebo utilizado en un ensayo clínico no es inerte, sino una sustancia que puede alterar los resultados en favor del fármaco ensayado, entonces la «evidencia científica» no es más que un fraude. Cuando vas al médico y éste te receta una medicación afirmando que los estudios han demostrado que es eficaz para tu trastorno particular, intencionadamente o no comete fraude. Prácticamente te está vendiendo un remedio milagroso producido por un fabricante de medicamentos corrupto y etiquetado como medicina. Como la revista *New England Journal of Medicine* y la OMS admitieron una vez, entre el 85 y el 90 por 100 de lo que se ofrece hoy día en los hospitales o en las consultas de los médicos no está respaldado por pruebas científicas.

El mero hecho de afirmar que una sustancia en particular –como el azúcar, un aceite, un producto químico sintético, el agua fluorada, el carbonato cálcico (polvo de tiza) o cualquiera de las docenas de minerales metálicos diferentes– es inerte y se puede usar como placebo no es bastante para hacer que realmente lo sea. Eso no son más que ilusiones. Pero las ilusiones son exactamente a lo que recurren los investigadores cuando comparan una medicina con un placebo «científico» de ese tipo en los ensayos clínicos. No sólo reciben la aprobación de sus colegas y de la Administración de Drogas y Alimentos por tal uso indebido del placebo, sino que se los recompensa también publicando su trabajo en prestigiosas revistas médicas.

La doctora Beatrice Golomb dijo: «Sólo podemos esperar que esto no haya afectado de un modo grave y sistemático a la terapéutica». Millones de personas toman a diario medicamentos genéricos que nunca se ha probado que sean más eficaces que la esperanza o la fe, que es el poder que hay detrás de una píldora de placebo. Sin embargo, estos fármacos pueden tener efectos secundarios devastadores y potencialmente mortales, mientras que la fe y la esperanza no hacen daño. En Estados Unidos mueren cada año más de 100.000 personas por efectos secundarios relacionados con la medicación.

Los fabricantes de fármacos con frecuencia no tienen escrúpulos, y para ellos es irrelevante el número de personas que mueran a sus manos. Los únicos que los hacen responsables de algo son sus accionistas; pero, para éstos, lo único que cuenta es ganar un montón de dinero. Si escogen un placebo que hace daño a los sujetos, el ensayo clínico producirá resultados «positivos» en más abundancia y más deprisa.

Por ejemplo, en los ensayos clínicos de nuevos medicamentos para el sida, el placebo preferido de los investigadores es la lactosa; saben muy bien que la mayoría de los enfermos de sida tienen intolerancia a ella. Este placebo puede afectar gravemente a su sistema inmunológico, que ya corre un gran peligro. Es como realizar un ensayo clínico de un fármaco que suprime las hormonas cerebrales asociadas a la adicción al alcohol usando como placebo precisamente cápsulas que contengan alcohol. La FDA no ha hecho ningún esfuerzo para regular en contra de esta práctica nada ética.

A veces, los científicos que llevan a cabo los ensayos clínicos quedan atrapados en sus implacables y nada éticas intrigas, como le ocurrió al famoso doctor Scott Ruben, considerado por sus colegas como uno de los mejores investigadores. Aunque falseó al menos veintiún ensayos clínicos y publicó los falsos resultados en las revistas médicas más prestigiosas, los médicos siguen recetando a millones estos fármacos no probados: o, más bien, estos remedios mágicos. No importa que los medicamentos no ayuden a nadie, con tal de que sean buenos para la economía. Las multinacionales farmacéuticas son demasiado grandes para fracasar. Imagina lo que pasaría si se declarara ilegal la ciencia basura que respalda a la industria farmacéutica: apenas quedarían medicamentos en el mercado, y buena parte del sector se hundiría.

4. ¡Un poco de sol, por favor!

Una buena manera de encender el interruptor de la curación es asegurarse de tomar bastante el sol. La luz del sol es una de esas cosas que pasamos por alto o damos por supuestas probablemente *porque* es gratuita; y, sin embargo, es una fuerza vivificante que sustenta toda la vida en este planeta. La naturaleza no comete errores, así que debe de haber una muy buena razón para que la especie humana esté hecha para vivir bajo la égida del sol.

Déjame que le dé la vuelta al argumento. ¿Por qué será que la gente que pasa mucho tiempo bajo techo es más propensa a enfermar? ¿Por qué la gripe ataca más a las personas que viven en las zonas templadas que a las que viven en los trópicos? Muy sencillo: por la luz del sol. Los estilos de vida urbanos se han vuelto tan caseros que aparentemente huimos del astro rey a la menor oportunidad.

Vamos al trabajo desde casa en el coche (con gafas de sol o los parasoles bajados, o incluso con cristales oscurecidos, para impedir el paso a los rayos ultravioleta), pasamos toda la jornada laboral en un entorno con temperatura controlada, volvemos a casa en coche o cogemos el metro en circunstancias similares y luego, ya en nuestro hogar, nos apoltronamos por la noche delante de la televisión o del monitor del ordenador. Para aquellos que pasan una buena cantidad de tiempo al aire libre, llevar gafas de sol es elegante; así que, haya o no una luz cegadora, es imprescindible. Lo que quiero hacerte ver, sencillamente, es esto: que no tomamos el sol lo suficiente.

Pero, ¿por qué es tan importante la luz del sol? En el contexto de la salud y de la inmunidad, los rayos del sol catalizan la síntesis de vitamina D, que desempeña un papel importante en diversos procesos fisiológicos, incluyendo la síntesis de enzimas, hormonas y neurotrasmisores. Es crucial para la absorción del calcio y el fortalecimiento de la respuesta inmunitaria del organismo.

¿Sabías que la vitamina D desempeña un papel crucial en la prevención del cáncer, la osteoporosis y la depresión, y que ayuda a mantener a raya plagas modernas como la diabetes y la obesidad? Previene las enfermedades infecciosas con mucha más eficacia que cualquier vacuna. Pero, antes de hablar de eso, echemos un vistazo a diversos aspectos de esta vitamina.

La vitamina D está presente en algunos alimentos, pero no puedes obtener la cantidad que tu cuerpo requiere sólo de la dieta. El modo mejor y más fiable de conseguir suficiente vitamina D es exponerse a diario a una cantidad moderada de luz solar. El sol «enciende el interruptor» que pone en marcha la síntesis de la vitamina en la piel.

La banda ultravioleta del espectro solar es la que produce una compleja reacción en cadena, en la que intervienen los riñones y el hígado, que convierte la vitamina D inactiva en su forma activa: una hormona llamada calcitriol.

Entre sus principales beneficios, la vitamina D ayuda al organismo a mantener el equilibrio que necesita de fósforo y calcio, y además contribuye a la absorción de este último; por eso es vital para la salud de los huesos y los dientes. Los individuos con carencia de vitamina D tienen los huesos frágiles: en el caso de los niños, pueden sufrir raquitismo (cuya incidencia está aumentando ahora con fuerza), mientras que los adultos suelen presentar osteoporosis. La deficiencia de vitamina D también puede ocasionar asma, alergias, la enfermedad de Alzheimer, intolerancia al gluten, problemas de aprendizaje y de conducta, trastornos autoinmunitarios y la enfermedad de Parkinson. (Si quieres saber más cosas sobre los beneficios de la luz del sol y de la vitamina D, lee mi libro *Heal Yourself With Sunlight*).

¿Qué cantidad de vitamina D hace falta?:

Con pasar veinte minutos al sol de mediodía, tres o cuatro veces por semana, obtienes toda la luz ultravioleta que tu cuerpo necesita. Es evidente que no hay sustituto para esto, dado que no puedes conseguir la cantidad requerida de vitamina D a partir de la dieta. Algunos alimentos que contienen vitamina D son los pescados grasos como el salmón, el bacalao y la caballa; pero, para conseguir una cantidad adecuada de vitamina D a partir de ellos, tendrías que comerlos varias veces por semana.

Otras personas creen que basta con tomar leche enriquecida y zumo de naranja. Pero lo cierto es que tendrías que beber diez vasos de leche o de zumo al día para que tu cuerpo obtuviera toda la vitamina D que necesita. Por su parte, los complejos vitamínicos tampoco son ni mucho menos tan útiles como la luz solar, pues satisfacen menos de la mitad de tus necesidades vitamínicas aunque promocionen el mito de la buena salud a través de soluciones fáciles.

Así como la cantidad de sol que tomamos varía según las preferencias individuales, también es cierto que la gente que vive en diferentes continentes está expuesta a diferentes cantidades y pautas de luz solar. Dicho en términos sencillos: cuanto más lejos vivas del ecuador, menos expuesto estarás a los rayos ultravioleta y más probable será que sufras una deficiencia de vitamina D. Sin embargo, quienes viven en zonas altas –como las montañas de Suiza– disfrutan de una mayor concentración de luz ultravioleta y tienden a tener unos niveles más saludables de vitamina D.

La cosa empeora en invierno, cuando la luz del sol es muy débil. La mejor manera de sortear este problema es tomar el sol lo suficiente durante los meses de primavera y verano, y usar una lámpara de vitamina D o de rayos UVA durante los meses más fríos. También ayuda el tomarse unas vacaciones invernales en algún país cálido y soleado. Cuando tu cuerpo sintetiza bastante vitamina D, almacena el excedente en tu grasa, donde se queda hasta que haga falta liberarla de nuevo. Esto les plantea un problema a los individuos obesos, en los que el tejido adiposo no parece capaz de liberar la vitamina D almacenada.

Por otra parte, si tu organismo ha sintetizado bastante vitamina D durante el verano, las reservas durarán más o menos tres meses antes de resultar insuficientes. También puedes tomar un suplemento vitamínico durante los fríos y oscuros meses invernales, pero podría ser peligroso: tendrías que controlar cuidadosamente los niveles de vitamina D en sangre para asegurarte de no tener una sobredosis, pues cuando esta vitamina se toma oralmente puede actuar como un veneno e incluso matarte. Pero, cuando es producida en respuesta a la luz del sol, tu cuerpo controla sus niveles y se asegura de que nunca tengas demasiada en la sangre.

El color de la piel también afecta a la producción de vitamina D en el organismo. Las personas de piel oscura necesitan tomar una cantidad de sol entre veinte y treinta veces mayor que las de piel blanca. Pero asegúrate de no quemarte: en cuanto la piel empieza a enrojecer, es señal de que ya has satisfecho tus necesidades de vitamina D. Además, es importante que no uses cremas solares de protección total ni gafas oscuras, pues interfieren en el mecanismo de síntesis. Como ya he explicado en mi libro *Heal Yourself with Sunlight,* las gafas de sol interfieren en la secreción de una importante hormona cerebral que regula la producción de melanina en la piel, que es necesaria para protegerla de los daños causados por la radiación ultravioleta de tipo A.

La sobrecogedora verdad es que alrededor del 40 por 100 de los estadounidenses tienen deficiencia de vitamina D; que el 42 por 100 de las mujeres afroamericanas en edad de tener hijos también tienen deficiencia; y que más del 75 por 100 de las mujeres embarazadas de Estados Unidos tienen una grave deficiencia de esta crucial vitamina. Aunque sean espantosas, estas estadísticas no deberían sorprendernos teniendo en cuenta lo sedentaria y ermitaña que se ha vuelto nuestra vida. Algunos investigadores afirman que aproximadamente el 85 por 100 de la población estadounidense tiene deficiencia de vitamina D.

La vitamina D previene el cáncer: ¿sabías que hay todo un conjunto de investigaciones que establecen una correlación inversa entre la exposición al sol (en concreto, a la radiación ultravioleta) y el cáncer de mama, de colon, rectal, de próstata y de ovario? Tampoco hay duda de que la vitamina D está directamente relacionada con el sistema inmunológico. En lo que se refiere a la inmunidad, se ha observado que esta vitamina tiene una inusual capacidad de mejorar la respuesta inmunitaria innata del organismo, que es una respuesta generalizada a los microbios potencialmente dañinos; pero una respuesta genérica, no específica, a diferencia del sistema inmunológico adaptativo, que «recuerda» a los patógenos y responde a ellos selectivamente.

En una investigación publicada en la revista *Journal of Investigative Dermatology* se descubrió que la luz ultravioleta estimula una sustancia química cutánea que es precursora del péptido antimicrobiano LL-37. Es de lo más lógico que esta extraordinaria reacción inmunológica natural tenga lugar en la piel, dado que ésta es una capa defensiva que protege el organismo en su primer contacto con todos los estímulos del mundo exterior. La piel es el órgano de mayor tamaño del cuerpo, y es la primera línea de defensa contra los microbios invasores. ¡Otro buen ejemplo de la sublime lógica de la naturaleza!

Pero, ¿cómo funciona realmente la vitamina D a nivel celular? Cuando la luz ultravioleta incide en la piel, interactúa con un tipo especial de colesterol presente en ella que hace que el hígado y los riñones conviertan la vitamina D en vitamina D3, que es su forma activa y estimula el funcionamiento del sistema inmunológico, controla el crecimiento celular y permite absorber el calcio en el intestino.

La vitamina D3, de hecho, puede inhibir el crecimiento de los melanomas malignos, el cáncer de mama, los tumores mamarios y la leucemia. También se ha demostrado que inhibe la angiogénesis, que es la formación de nuevos vasos sanguíneos que facilitan la propagación de las células cancerosas por todo el cuerpo.

Se ha visto que los derivados sintéticos de la vitamina D3 detienen la propagación de las células del cáncer de mama y que causan la remisión de tumores mamarios experimentales. Se cree que se debe a que la vitamina D y sus derivados ayudan a regular la expresión de determinados genes en productos proteínicos que previenen el cáncer de mama.

Las investigaciones han demostrado que algunos tipos de células cancerosas contienen receptores de vitamina D, lo que las hace susceptibles a los efectos anticancerígenos de su hormona derivada, la vitamina D3. Sí: esta sencilla sustancia, que tanto abunda en tu piel, ¡es realmente una hormona antitumoral!

En el 2007, la Sociedad Canadiense del Cáncer dio un gran salto hacia adelante al promocionar la vitamina D para prevenir el cáncer por medio de su programa nacional. Pero la Sociedad Estadounidense del Cáncer sigue negándose a reconocer los enormes beneficios de esta sustancia química natural; aunque, pensándolo bien, ¿por qué habría de hacerlo? Admitir que el cuerpo es su mejor farmacéutico privaría a las grandes farmacéuticas y a los radiólogos de los miles de millones de dólares que genera anualmente el cáncer.

Piensa en ello. ¿Cuáles son las dos palabras que se oyen con más frecuencia en relación con el cáncer? «Detección» y «tratamiento».

Dos sencillas palabras que el Gobierno estadounidense, los médicos y las grandes farmacéuticas promueven en beneficio propio. ¿A santo de qué iban el Gobierno y las compañías farmacéuticas a tirar piedras contra su propio tejado reconociendo que más del 75 por 100 de los tipos más comunes de cáncer (como el de mama, el de colon y el de próstata) se pueden prevenir, y posiblemente revertir, con vitamina D?

Esto se refleja en la hipocresía de los grupos de presión que libran una «guerra contra el cáncer». La expresión apesta a provecho personal y a motivos políticos y, en el centro de todo, como era de esperar, está la Sociedad Estadounidense del Cáncer (ACS, por sus siglas en inglés). Investigadores expertos en organizaciones sin ánimo de lucro han dicho que la ACS es la mayor entidad no religiosa de este tipo del mundo. Y sin embargo, según algunas estimaciones, esta organización dedica menos del 20 por 100 de sus fondos a servicios para los pacientes de cáncer.

Esta asociación, cuya financiación anual asciende a millones de dólares, está haciendo activamente campaña por el cáncer. Está dirigida como una empresa de alta tecnología y cuenta en su consejo de administración con peces gordos de la industria farmacéutica, el mundo del espectáculo, el cine y la investigación médica estadounidense. Los fondos de la ACS llegan a raudales desde las diversas empresas que dirigen estos peces gordos –canales informativos, grandes farmacéuticas, estudios cinematográficos, etc.–, mientras ellos mismos reciben sueldos de seis cifras, dietas y gastos de viaje, beneficios extrasalariales y gastos generales por dirigir las numerosas secciones de la asociación en todo Estados Unidos.

Y, sin embargo, la ACS se hinca de rodillas de cuando en cuando, alegando falta de fondos para luchar contra el cáncer, para pedir dinero al público. Nunca ha habido una farsa mayor.

Sólo un pequeño porcentaje de los fondos de la ACS se dedica a la investigación sobre el cáncer que, como era de prever, apoya a las empresas farmacéuticas, de biotecnología y afines que financian a la organización. Así que ya ves: la ACS, que también financia campañas políticas… ¡debe mantener el cáncer vivito y coleando!

En la medicina moderna, las técnicas de exploración y detección, las pruebas y la radioterapia son una parte inseparable del diagnóstico y el tratamiento del cáncer. De modo que, aparte de las compañías farmacéuticas que fabrican algunos de los fármacos anticancerígenos más tóxicos y caros, la ACS apoya y promociona activamente a los fabricantes de equipo para mamografías y radiología en general, incluyendo a Siemens, DuPont, General Electric, Eastman Kodak y Piker.

DuPont, que irónicamente es una empresa petroquímica global, es también un importante fabricante de máquinas de mamografía. Financia a lo grande a la ACS, es miembro de las juntas consultivas de esta organización y apoya sus programas de concienciación, lo que constituye una plataforma ideal para anunciar sus productos y su equipo. DuPont también patrocina programas de televisión y otras producciones de los medios de comunicación para fomentar la mamografía, y produce un sinfín de literatura promocional para centros médicos. ¿No te parece un caso muy provechoso de «hoy por ti y mañana por mí»?

En el tema del cáncer y de cómo lo aborda la medicina convencional, déjame que te presente mi punto de vista. En mi libro *¡El cáncer no es una enfermedad!, el cáncer es un mecanismo de supervivencia,* explico por qué ésta y otras enfermedades debilitantes no son realmente tales enfermedades, sino últimos y desesperados intentos del cuerpo humano de seguir vivo mientras las circunstancias lo permitan.

Tal vez te quedes atónito al saber que una persona afectada por las principales causas del cáncer (que constituyen la verdadera enfermedad) muy probablemente moriría enseguida si no desarrollase células cancerosas; en mi libro proporciono pruebas de este efecto. El cáncer sólo aparece cuando todos los demás mecanismos de defensa o curación del cuerpo han fallado. En circunstancias extremas, la exposición a grandes cantidades de agentes que producen cáncer (los llamados carcinógenos o cancerígenos) puede provocar un desplome de las defensas naturales del cuerpo en el plazo de unas semanas o unos meses y permitir el crecimiento rápido y agresivo de un tumor canceroso. Lo normal, sin embargo, es que estos presuntos tumores «malignos» tarden muchos años, incluso décadas, en formarse.

Por desgracia, las ideas de base equivocadas o una completa falta de conocimientos sobre las razones del crecimiento del cáncer han convertido los tumores «malignos» en feroces monstruos sin otro propósito que matarnos como represalia por nuestros pecados o por abusar de nuestro cuerpo. Sin embargo, estoy convencido de que el cáncer está de nuestra parte, no contra nosotros. A menos que cambiemos nuestra percepción de lo que es realmente el cáncer, seguirá resistiéndose a la curación; aun cuando le apliquemos el mejor de los tratamientos.

5. La farmacia de la naturaleza

Así como el cuerpo es su mejor médico, la naturaleza es la farmacia mejor abastecida para la especie humana. Cada compuesto que el organismo necesita para curarse y repararse a sí mismo –y, naturalmente, para conservar la buena salud– está disponible para él en la naturaleza.

Hay centenares de alimentos con extraordinarias virtudes para inducir la curación. Muchos tienen propiedades inmunoestimulantes, mientras que otros combaten los tumores. Si no sigues las recetas de la madre naturaleza, muy probablemente te pondrás enfermo tarde o temprano; como también te ocurrirá cuanto más dependas de los alimentos procesados. Con ellos no sólo te privas de una nutrición natural, sino que están llenos de aditivos químicos, que son nocivos y cambian la naturaleza de los alimentos a los que se añaden.

Por el contrario, si comes del menú de la madre naturaleza, lo más probable es que nunca caigas enfermo. Y, si estás enfermo ahora, descubrirás en tu búsqueda de una cura real para tu dolencia que la comida sana, el agua y el aire puros, un carácter plácido, el dormir bien y el tomar el sol lo suficiente constituyen la mejor medicina que puedas encontrar.

Te sería también de gran utilidad comer de acuerdo con tu tipo corporal. Esto se debe a que cada tipo corporal reacciona de forma diferente a la misma comida y requiere diferentes tipos de alimentos para tener una salud óptima. (Si quieres saber más detalles sobre los tipos corporales y los superalimentos, consulta mi libro *Los eternos secretos de la salud*).

6. Consejos útiles para tratar las infecciones de forma natural

1. Reconoce que tu hijo o tú tenéis una infección y que vuestro cuerpo y los gérmenes implicados en ella lo están haciendo lo mejor posible para devolveros la salud y la vitalidad. Para ayudar al organismo en este esfuerzo, debemos asegurarnos de que tiene suficiente energía para purgarse, repararse y curarse; y para ello es imprescindible dejarle que descanse lo suficiente. De lo contrario, podemos agotar toda su energía, sin la cual la curación se estancará o irá mucho más despacio.

2. Procura evitar la medicación. Lo único que hacen los fármacos como el paracetamol líquido es suprimir la respuesta curativa del cuerpo y dar lugar a muchos más problemas físicos y emocionales «inconexos» en el futuro.

3. Para el niño, la enfermedad suele representar un período en el que recibe de sus padres más cariño y cuidados de los habituales. Probablemente éstos le hagan muchos mimos, le lleven la comida a la cama, le lean cuentos antes de dormir, etc. Naturalmente, a algunos padres la enfermedad de su hijo les resultará muy inconveniente y tal vez demuestren su frustración siendo severos e insensibles con él. Los niños enfermos necesitan y merecen consuelo y un trato especial, sobre todo cuando están asustados o inquietos.

4. Un niño enfermo no debería excitarse o estimularse en exceso con la radio, la televisión o incluso las visitas. Las actividades tranquilas como leer (o que le lean), dibujar y los juegos de mesa le ayudan a no fijarse demasiado en su enfermedad. Asegúrate de que duerme lo suficiente haciendo que se vaya antes a la cama por la noche y dejándole que se eche la siesta de día si está cansado.

5. Los niños enfermos necesitan beber mucho líquido para que su organismo elimine como es debido las toxinas. La primera y mejor opción para ellos es el agua templada; también pueden

tomar infusiones y zumo de zanahoria diluido recién hecho, así como zumo de limón o de lima con un poco de miel (evita los zumos de cítricos si tu hijo tiene paperas).

6. No le des a tu hijo nada frío, como bebidas o helado; ni azúcar o alimentos azucarados; ni leche, yogur u otros productos lácteos; ni carne, pollo, pescado o cualquier otro alimento proteínico. Como la capacidad digestiva del niño está debilitada durante la enfermedad, tales alimentos sólo se pudrirían en su aparato digestivo, acidificándolo e irritando más la mucosa. Los niños enfermos, como los animales enfermos, por lo general no quieren ni necesitan comer. El ayuno, bebiendo exclusivamente agua pura, es la mejor manera de fomentar la respuesta curativa del organismo. Cuando tu hijo tenga hambre, dale puré de verduras recién hecho, sopa o cereales calientes como las gachas de avena con un poco de azúcar de coco, o con miel de buena calidad. Es mejor privar de alimento a la infección que alimentarla.

7. El niño debe enterarse de qué le está ocurriendo durante una enfermedad, y saber que se le pasará pronto; así como que puede contar contigo porque vas a estar ahí con él todo el tiempo.

8. Si tu hijo tiene fiebre, es señal de que presenta una sana respuesta inmunitaria. El aumento de la temperatura corporal indica que su organismo se ha hecho cargo activamente de la situación y está combatiendo la infección. Los padres deberíais recordar que la temperatura elevada no significa necesariamente que vuestro hijo esté muy enfermo. Como se ha descubierto recientemente, ni siquiera una temperatura de cuarenta y un grados centígrados o ligeramente superior se considera que sea un peligro mortal. Lo más importante que hay que recordar es que los niños y los bebés de menos de seis meses que tengan fiebre necesitan beber mucha agua, pues tienden a deshidratarse rápidamente. Lavarlos con una esponja mojada en agua tibia ayuda a que estén más cómodos durante esta fase de la curación. Desnuda las partes de su cuerpo una

por una y pásales la esponja; espera hasta que cada una se haya enfriado antes de pasar a la siguiente. Lavar la cara y la frente del niño de este modo también lo aliviará. Y recuerda esto: la fiebre estimula el sistema inmunológico, limpia el cuerpo de toxinas, sube la temperatura corporal lo suficiente para que los microbios invasores no puedan sobrevivir, crea más anticuerpos y glóbulos blancos para ayudar al cuerpo a curarse, y aísla el hierro del que se alimentan las bacterias. Una vez que el organismo haya completado su trabajo de recuperación, la fiebre bajará de forma natural.

9. Otra regla básica es mantener bien abrigado al niño que está destemplado y febril. Eso le hará sudar, en particular de noche, y ayudará a que le baje la fiebre; lo que indicará que la «lucha» de su organismo casi habrá acabado. Si tu hijo tiene mucho calor, le puedes refrescar de vez en cuando sumergiéndolo en un baño de agua tibia. Si tiene síntomas acompañantes como un sarpullido que le pica, ganglios inflamados que le duelen, tos o dolor de garganta, ojos legañosos, etc. lo más probable es que se recupere sin complicaciones. En caso de que tenga cualquier otro síntoma poco corriente, puedes consultar a un profesional del ayurveda, la homeopatía, la medicina china, etc. para buscar remedios caseros.

10. Es mejor no darle aspirina a los niños enfermos, ya que reduce la respuesta febril e interfiere en la curación de su organismo. Si tu médico insiste en administrarle antibióticos a tu hijo cuando tiene alguno de los síntomas anteriores, trata de obtener una segunda opinión de otro facultativo. La corteza denominada pau d'arco, el extracto de hoja de olivo y la exposición a la luz del sol (para sintetizar vitamina D) pueden actuar con más eficacia que los antibióticos y no tienen efectos secundarios. En la mayoría de los casos, no hay necesidad de medicamentos. En un gran estudio publicado en 1987 en la revista *British Medical Journal,* 18.000 niños recibieron un remedio homeopático contra la meningitis. Ninguno de los niños contrajo la infección y el tratamiento no produjo ni un solo efecto adverso.

11. Como precaución general, no lleves a tu hijo a la guardería demasiado pronto: eso puede protegerlo de muchas enfermedades infantiles. Las guarderías, por ejemplo, incrementan veinticuatro veces el riesgo de meningitis por Hib. Muchos de estos centros privados son «visitados» con frecuencia por toda clase de gérmenes infecciosos. El entorno más seguro para el niño durante los primeros años de vida es su hogar.

12. Los adultos pueden beneficiarse de unas cuantas y breves sesiones de sauna tradicional o de infrarrojos para eliminar las toxinas más deprisa.

13. Dado que las toxinas acumuladas en el colon y el hígado siempre dificultan mucho la curación del organismo, un enema de café o de agua, una limpieza con un colema board o una irrigación de colon pueden reducir rápidamente la gravedad de una infección o detenerla por completo. (Si quieres más información sobre los métodos de limpieza del hígado y el colon, consulta mi libro *Los secretos eternos de la salud)*. El estreñimiento se debe evitar por todos los medios. Los enemas de café estimulan la bilis y ayudan al hígado a eliminar las toxinas.

14. También puede ser beneficioso tomar hierbas que fortalecen el sistema inmunológico como el pau d'arco, el extracto de hoja de olivo, la equinácea, la raíz sello dorado, el extracto de astrágalus y el extracto de semilla de pomelo. Para las infecciones tópicas puedes usar miel pura sin refinar, bentonita, arcilla verde o compresas de orina (lo más eficaz). Las bayas de saúco se han usado como remedio tradicional para la gripe, los catarros y la tos desde los tiempos de Hipócrates. Y, hace poco, una científica israelí descubrió exactamente por qué da tan buenos resultados. En un estudio controlado con pacientes de gripe que se recuperaban en un tiempo récord, descubrió que las bayas de saúco literalmente «desarman» a los virus; éstos sencillamente eran incapaces de penetrar las paredes de las células del paciente.

15. Deja que la infección siga su curso, aunque tarde una semana, dos o más tiempo en curarse. Detenerla puede dar lugar a recaídas que se harán cada vez más graves. En cambio, eliminar las toxinas del organismo hace que la necesidad de la infección desaparezca de forma natural.

10

Conclusión

Una vez que has leído los datos que presento en este libro, la siguiente pregunta lógica es: si no te inmunizas contra las enfermedades, ¿cómo vas a proteger tu salud?

Si este libro te ha abierto la mente, aunque sólo sea un poco, y eres capaz de ver el juego de las vacunas tal como es en realidad, el resto es fácil. Por lo general, damos por sentado que estar sano presupone la ausencia de cualquier enfermedad; pero dale la vuelta y llegarás a la siguiente conclusión: «la ausencia de enfermedades radica en vivir de una manera sana». Y ese sutil cambio semántico trasformará por completo la forma de percibir tu vida.

Eso significa, en primer lugar, identificar las causas de vivir de un modo poco saludable, ¡y hay muchas! También implica hacer un poco de introspección para identificar qué costumbres de tu estilo de vida, y qué factores emocionales y de tu personalidad, contribuyen a la mala salud y la enfermedad.

Rechazar la vacunación también presupone una firme confianza en los remedios y curas naturales y una conexión con la naturaleza. Pero no estoy abogando por una vuelta a ésta; eso no es posible en el siglo XXI. Sin embargo, la mayoría de nosotros nos hemos alejado demasiado de nuestro auténtico carácter y de nuestras raíces evolutivas. La curación empieza cuando entiendes y aceptas este hecho básico. (Si te interesa el tema, encontrarás más cosas sobre él en mi libro *Los secretos eternos de la salud*).

A riesgo de repetirme, déjame que te recuerde que la naturaleza nunca ha pretendido que te inyectes toxinas químicas en el organismo, para bien o para mal. La naturaleza ha creado una estupenda farmacia natural que tenemos a nuestra disposición dentro de nuestro cuerpo y en el entorno que nos rodea.

Sigue estos principios y empezarás automáticamente a fortalecer tu sistema inmunológico, que es tu verdadera armadura contra las enfermedades. En caso necesario, las terapias alternativas son muy beneficiosas pues refuerzan la conexión mente-cuerpo, que interviene decisivamente en la inmunidad, la salud y la enfermedad.

Pero antes de concluir, echemos un vistazo al futuro de las vacunas; al menos, tal como lo ven los investigadores a los que les encanta blandir sus bisturíes y escalpelos. Hay 145 vacunas adicionales que se están desarrollando y ensayando en estos momentos; pero, gracias al estudio de la Universidad de California sobre la ocultación de los placebos utilizados en los ensayos clínicos, ahora sabemos cuán fraudulentos y poco científicos pueden ser estos últimos. En Estados Unidos, las empresas farmacéuticas están buscando un mercado en expansión y predecible para estas nuevas vacunas, y podemos esperar que los grupos de presión intenten convencer al Gobierno para que haga obligatorias muchas de ellas, tanto para los niños como para los adultos. A continuación tienes algunos ejemplos de lo aún está por venir:

1. Vacuna antiestrés

Y finalmente, he aquí la solución al azote de la vida moderna: una vacuna contra el estrés. Al menos eso es lo que está prometiendo el doctor Robert Sapolsky de la Universidad de Stanford. Y la cosa es aún más irónica: en la vacuna propuesta tal vez se emplee un herpesvirus (¡un virus!) para introducir en nuestro cerebro genes «neuroprotectores» modificados con objeto de aliviarnos del estrés crónico e inducirnos un estado de «calma concentrada».

El doctor Sapolsky afirmó a mediados del 2010 que estos genes modificados ayudarían a detener la producción de glucocorticoides, que se acumulan en el cuerpo en los estados de estrés prolongados. Según él, los glucocorticoides desempeñan un papel crucial en la respuesta «de lucha o huida», que es esencial para la supervivencia. Pero los seres humanos, aparentemente, hemos perdido la capacidad de detener su producción; ¡de ahí que necesitemos la ayuda de un virus! El buen hombre ha estado investigando su «vacuna antiestrés» durante tres décadas y aún falta mucho hasta que se realicen ensayos clínicos en seres humanos. Pero no hay duda de que encontrará financiación. Imagínate el mercado potencial de un producto como ése. Con él se acabaría el luchar con complejos estados emocionales, que son precisamente las cosas que nos hacen humanos y nos permiten aprender y adquirir confianza y sabiduría. ¡Y sólo con ponerse una inyección o tomar una pastilla!

2. Jeringuillas aladas

La ciencia le está dando vueltas ahora a la idea de emplear algunos vehículos vacunales bastante futuristas. Y, si estos experimentos de vanguardia tienen éxito, la clase dirigente puede anunciar pronto «vacunas volantes» y «vacunas comestibles». Haciendo uso de una generosa subvención concedida por la prominente Fundación Bill y Melinda Gates en octubre del 2008, un equipo de investigadores japoneses de la Universidad Médica Jichi está tratando de convertir mosquitos en «jeringuillas voladoras» de manera que, cuando piquen a los seres humanos, les inoculen vacunas. La fundación –que reparte donaciones por todo el mundo, no sólo en Japón– dijo que su intención era «financiar investigaciones que quedan fuera del ámbito de los actuales paradigmas científicos».

3. Tentempiés

El equipo japonés no es el único grupo de científicos que manipulan la naturaleza para devolvernos la salud. Unos investigadores de la Universidad Estatal de Iowa están trabajando en «vacunas comestibles»; están modificando genéticamente cultivos de maíz para que éste confiera inmunidad a los seres humanos y los animales que lo ingieran.

Se informó de esto en un artículo publicado el 5 de mayo del 2009 en *Meat And Poultry*, una publicación gremial. Los investigadores se proponen identificar genes específicos de ciertos patógenos (como el virus de la gripe porcina) que causan enfermedades específicas para luego incorporarlos al genotipo del maíz, con la esperanza de que este maíz transgénico confiera inmunidad contra dichas enfermedades.

Los experimentos que tratan de introducir vacunas en el organismo a través de la cadena trófica (a través de la comida para los seres humanos y del pienso para los animales) podrían suscitar serias cuestiones éticas. En Estados Unidos, al menos, la industria alimentaria ha conseguido eludir el tema de la trasparencia en la etiquetas de sus productos. Como consecuencia, el consumidor no sabe realmente si está comprando alimentos transgénicos o no.

Por otra parte, no habría forma de saber qué cócteles genéticos tóxicos pueden estar introduciendo los científicos en frutas y verduras de aspecto inocuo, ni qué están probando exactamente. Convertir a los seres humanos en conejillos de Indias con la comida es un completo engaño y no es nada ético.

Imagina que te tomas las vacunas al comerte una gran bolsa de patatas fritas o tu taza de cereales con leche en el desayuno. La vacunación por medio de alimentos procesados pondría tu vida en un doble peligro. ¿Qué vendrá a continuación?

4. Anticuerpos robóticos

A la vanguardia de la investigación actual sobre vacunas están los anticuerpos artificiales. En Atlanta, unos científicos de la Universidad de Emory han creado un anticuerpo artificial específico contra los tumores cancerosos con la ayuda de otra vanguardista bioherramienta: las nanopartículas.

Los anticuerpos son moléculas grandes que no pueden llegar a los recovecos de un tumor. En enero del 2009, esos científicos de la Universidad de Emory anunciaron que habían superado este obstáculo creando un anticuerpo sintético que tenía menos del 20 por 100 del tamaño del anticuerpo natural. Luego encontraron la manera de unir su anticuerpo artificial a una nanopartícula. Por último, utilizaron esta doble arma para combatir tumores cancerosos en ratones.

¿Cómo funciona? Los anticuerpos son agentes producidos en el cuerpo en respuesta a una infección o un proceso patógeno. Muchos de ellos son específicos, pues están asociados a enfermedades concretas como el cáncer. En este caso, los científicos fabricaron un anticuerpo artificial anti-EGFR (siglas en inglés del receptor del factor de crecimiento epidérmico) que podía dirigirse al tumor y utilizarse como un eficaz vehículo para trasportar una nanopartícula. Según los científicos, esta técnica se podría emplear también en el diagnóstico y con fines terapéuticos.

Las nanopartículas pueden verse con un escáner por resonancia magnética y se las considera valiosas herramientas de diagnóstico. También se pueden usar para trasportar fármacos, convirtiéndolas en eficaces trasportadores terapéuticos.

Así pues, provistos de un vehículo que llega hasta donde ningún otro había llegado antes (el anticuerpo artificial) y de un trasportador de fármacos (la nanopartícula), los científicos creen que podrían utilizar esta nueva tecnología en el diagnóstico y el tratamiento del cáncer.

Los anticuerpos son la antítesis de los antígenos, que son el agente viral activo de las vacunas. Si los investigadores pueden fabricar un anticuerpo artificial contra los tumores, lógicamente el uso de esta tecnología en las vacunas puede ser el próximo paso.

La genialidad de los médicos puede ser irresistiblemente seductora, pero puedes estar seguro de esto: cuanto más enredes en el orden natural de las cosas, mayores serán las repercusiones en tu organismo. ¡La manipulación genética es perniciosa para tu salud!

Te animo a que te unas al Centro Nacional de Información sobre las Vacunas (CNIV) para proteger tu derecho al consentimiento informado en la vacunación. El CNIV desea ayudar a sus miembros a organizarse y cambiar las cosas para mejor en los distintos estados de Estados Unidos, con el fin de protegerlos y ampliar las exenciones de vacunación. Es a nivel estatal donde se elaboran las políticas de vacunación masiva, y es a nivel estatal donde tus actos en protección de tus derechos pueden tener el mayor impacto. Además, cuando surjan problemas de escala nacional con las vacunas, tendrás a tu alcance la información y los medios necesarios para asegurarte de que tu voz es escuchada.

Sitio web: www.nvicadvocacy.org
Facebook: www.facebook.com/national.vaccine

Referencias y recursos

http://74.125.153.132/search?q=cache:3GII2dgd6O0J:www.whale.to/vaccine

http://pediatrics.aappublications.org/cgi/content/full/112/6/1394

http://www.quackwatch.com/03HealthPromotion/immu/immu00.html

http://www.mad-cow.org/

http://www.mad-cow.org/00/may00_news.html

http://www.mad-cow.org/00/01jan_news.html

http://www.emedicinehealth.com/mad_cow_disease

http://www.ncbi.nlm.nih.gov/pubmed/20067537

http://74.125.153.132/search?q=cache:k6kLlng7n88J:www.anellomedica-lwriting.com/SV40-%2520HMS%2520Beagle.doc+SV40+controversy&cd=1&hl=en&ct=clnk&gl=in

http://74.125.153.132/search?q=cache:YBgSr8dRdUcJ:en.wikipedia.org/wiki/Cowpox+cowpox+vaccina&cd=1&hl=en&ct=clnk&gl=in

http://tropej.oxfordjournals.org/cgi/pdf_extract/21/supp1/51

http://www.sourcewatch.org/index.php?title=Pharmaceutical_industry#Dr._Jonas_Salk_senate_hearings_.26_VAPP

http://www.soilandhealth.org/02/0201hyglibcat/020132sinclair/vaccinaion.htm

http://www.vaccineinformation.org/measles/qandavax.asp

http://www.drellegee.com/vaccination.html

http://74.125.153.132/search?q=cache:MD5zaUYtQH0J:www.sv40foundation.org/+sv40&cd=3&hl=en&ct=clnk&gl=in

http://www.sv40foundation.org/SV40-from-PV.html

http://www.childbirthsolutions.com/articles/postpartum/dispelling2/index.php

http://www.scidev.net/en/health/clinical-ethics/nigeria-sues-pfizer-over-drug

http://www.childbirthsolutions.com/articles/postpartum/dispelling/index.php

http://vaers.hhs.gov/data

http://www.childbirthsolutions.com/articles/postpartum/dispelling/index.php

http://www.jabs.org.uk/forum/topic.asp?TOPIC_ID=1391

http://educate-yourself.org/vcd/howensteinwhyyoushouldavoidvaccines-03feb07.shtml

http://articles.mercola.com/sites/articles/archive/2004/05/12/vaccination-dangers.aspx

http://www.absoluteastronomy.com/topics/Vaccination

http://www.naturalnews.com/polio.html

http://www.naturalnews.com/021572.html

http://www.vaclib.org/basic/manu.htm

http://www.msnbc.msn.com/id/21034344/ns/health-infectious_diseases/

http://www.google.co.in/#hl=en&source=hp&q=nigeria+polio+outbreak&btnG=Google+Search&meta=&aq=0&oq=nigeria+polio+out&fp=31fb0df7a2e827f9

http://www.msnbc.msn.com/id/21149823/

http://www.washingtonpost.com/wp-dyn/content/article/2007/10/05/AR2007100501193.html

http://news.bbc.co.uk/2/hi/2070634.stm

http://www.naturalnews.com/021572.html

http://www.whale.to/a/nkuba.htm

http://educate-yourself.org/cn/vaccinationsinUganda22dec03.shtml

http://www.google.co.in/#hl=en&source=hp&q=nigeria+polio+outbreak&btnG=Google+Search&meta=&aq=0&oq=nigeria+polio+out&fp=31fb0df7a2e827f9

http://www.msnbc.msn.com/id/21149823/

http://www.washingtonpost.com/wp-dyn/content/article/2007/10/05/AR2007100501193.html

http://news.bbc.co.uk/2/hi/2070634.stm

http://74.125.153.132/search?q=cache:cB60wEgl_JYJ:www.pbs.org/newshour/updates/health/july-dec09/polio_08-24.html+nigeria+polio+outbreak&cd=2&hl=en&ct=clnk&gl=in

http://www.fightbackh1n1.com/2009/08/criminal-chargesanzeigen.html

http://www.vaclib.org/basic/manu.htm

http://www.timesonline.co.uk/tol/news/science

http://www.naturalnews.com/chronic_fatigue.html

http://www.naturalnews.com/024788_chronic_fatigue_chronic_fatigue_
syndrome_candida.html

http://www.microbiologybytes.com/virology/Retroviruses.html

http://answers.yahoo.com/question/index?qid=20080612030110AAC2ixe

http://www.google.co.in/search?hl=en&q=cfs+virus=

http://www.ehow.com/how-does_5499473_diseases-caused-retrovirus.html

http://www.scientificamerican.com/article.cfm?id=chronic-fatigue-syn-
drome-retrovirus

http://www.nhs.uk/news/2010/01January/Pages/Virus-link-to-CFS-in-
doubt.aspx

http://www.allnaturalinfo.com/medical_danger.htm

http://educate-yourself.org/vcd/howensteinwhyyoushouldavoidvaccines-
03feb07.shtml

http://www.vaclib.org/basic/manu.htm

http://news.bbc.co.uk/2/hi/health/8493753.stm

http://news.bbc.co.uk/2/hi/health/8483865.stm

http://news.bbc.co.uk/2/hi/health/8481583.stm

http://news.bbc.co.uk/2/hi/health/6289166.stm

http://news.bbc.co.uk/2/hi/health/1808956.stm

http://www.reuters.com/article/scienceNews/idUSTRE5A-
F5EO20091117

http://articles.mercola.com/sites/articles/archive/2009/11/07/Beware-
of-the-New-Useless-and-Dangerous-Vaccines-in-the-Works.aspx

http://articles.mercola.com/sites/articles/archive/2009/11/14/Expert-
Pediatrician-Exposes-Vaccine-Myths.aspx

http://www.soilandhealth.org/02/0201hyglibcat/020132sinclair/vacci-
naion.htm

http://www.childbirthsolutions.com/articles/postpartum/dispelling/in-
dex.php

http://www.childbirthsolutions.com/articles/postpartum/dispelling2/in-
dex.php

http://vaers.hhs.gov/data

http://www.timesonline.co.uk/tol/news/science

http://www.allnaturalinfo.com/medical_danger.htm

http://74.125.153.132/search?q=cache:xh-k55OsM2UJ:homeopathyworld community.ning.com/forum/topics/expose-on-the-true-nature-of+Co mmunicable+Diseases+Handbook+bennett+searle&cd=9&hl=en&ct=cl nk&gl=in

http://www.absoluteastronomy.com/topics/Vaccination_and_religion

http://www.drellegee.com/vaccination.html

http://www.timesonline.co.uk/tol/news/science

http://www.soilandhealth.org/02/0201hyglibcat/020132sinclair/vacci-naion.htm

http://www.naturalnews.com/polio.html

http://www.whale.to/a/vaccination_quote_banners.html

http://educate-yourself.org/vcd/howensteinwhyyoushouldavoidvaccines-03feb07.shtml

http://www.healthfreedomusa.org/?p=448

http://www.whale.to/v/salk6.html

http://www.naturalnews.com/026934_health_public_health_quarantine.html

http://www.naturalnews.com/vaccinations.html

http://www.naturalnews.com/026907_food_vaccination_health.html

http://www.naturalnews.com/026562_vaccinations_NaturalNews_The_Constitution.html

http://www.naturalnews.com/026538_vaccination_vaccinations_Chi.html

http://www.naturalnews.com/025608_health_economic_stimulus_bill_economic_stimulus.html

http://www.naturalnews.com/026934_health_public_health_quarantine.html

http://www.naturalnews.com/024779_HPV_cancer_vaccination.html

http://www.rense.com/general86/fluu.htm

http://www.whale.to/b/mullins2.html

http://www.americanchronicle.com/ar...

http://www.theforbiddenknowledge.com/hardtruth/patriot_act.htm

http://en.wikipedia.org/wiki/Model_State_Emergency_Health_Powers_Act

http://74.125.153.132/search?q=cache%3AFq086GI6tVEJ%3Awww.tur-ningpointprogram.org%2FPages%2Fpdfs%2Fstatute_mod%2Fphsm_fact_sheet_emerg_health_powers_act.pdf+Model+State+Emergency+H ealth+Powers+Act&hl=en&gl=in

http://www.vaccinationeducation.com/hepatitis.html

http://www.healing-arts.org/children

http://en.wikipedia.org/wiki/Contaminated_haemophilia_blood_pro-ducts

http://www.eugenics-watch.com/roots/chap12.html

http://birdflu666.wordpress.com/2009/07/09/who-has-the-power-to-order-forced-vaccines

http://www.naturalnews.com/vaccinations.html

http://www.naturalnews.com/law_enforcement.html

http://74.125.153.132/search?q=cache:pzSa5OKuhxoJ:www.plu.edu/~goffdl/doc/vaccination.doc+new+jersey+compulsory+vaccination+2007&cd=5&hl=en&ct=clnk&gl=in

http://content.nejm.org/cgi/content/full/360/19/1981

http://vaccineawakening.blogspot.com/2007/11/police-with-dogs-vaccinating-kids-in.html

http://www.aapsonline.org/press/nr-11-16-07.php

http://www.naturalnews.com/Abraham_Cherrix.html

http://www.nytimes.com/2009/01/04/nyregion/new-jersey/04flunj.html?ref=education

http://www.disinfo.com/2007/12/help-stop-forced-vaccination-of-children

http://irdial.com/blogdial/?p=2114

http://curezone.com/forums/fm.asp?i=1489548

http://74.125.153.132/search?q=cache:SaZpXwpFZo0J:www.naturalnews.com/026934_health_public_health_quarantine.html+forced+vaccination+us&cd=1&hl=en&ct=clnk&gl=in

http://www.fightbackh1n1.com/2009/10/massachusetts-house-of-representatives.html

http://veglawyer.wordpress.com/2007/11/20/parents-shots-or-slammer/

http://www.naturalnews.com/022267.html

http://www.csmonitor.com/2007/1119/p02s04-ussc.html

http://vaccineawakening.blogspot.com/2007/11/police-with-dogs-vaccinating-kids-in.html

http://www.google.co.in/#hl=en&source=hp&q=maryland+forced+vaccination&meta=&aq=7m&aqi=g6g-m4&aql=&oq=forced+vacc&gs_rfai=&fp=cc92a28a1a68ec6a

http://blogs.myspace.com/index.cfm?fuseaction=blog.view&friendID=207506724&blogID=330335859&Mytoken=1F0E28E1-7A16-432C-B7F426C5582B40D415028805

http://www.thenhf.com/vaccinations/vac_299.htm

http://www.naturalnews.com/026735_health_vaccination_CODEX.html

http://www.naturalnews.com/027106_vaccination_Vitamin_D_vaccinations.html

http://www.naturalnews.com/026562_vaccinations_NaturalNews_The_Constitution.html

http://www.naturalnews.com/026538_vaccination_vaccinations_Chi.html

http://www.chron.com/disp/story.mpl/nb/bellaire/news/6387161.html

http://www.naturalnews.com/024779_HPV_cancer_vaccination.html

http://www.globalresearch.ca/index.php?context=va&aid=14433

http://www.semp.us/publications/biot_reader.php?BiotID=177

http://www.youtube.com/watch?v=MK2rkReq28A

http://afp.google.com/article/ALeqM5i4hpnz5eOMpxfld81tEZYsC23teg

http://www.conspiracyplanet.com/channel.cfm?channelid=8&contentid=5964

http://www4.dr-rath-foundation.org/open_letters/pharma_laws_history.html#rockefeller

http://www.whale.to/a/gates1.html

http://lists.essential.org/pipermail/ip-health/2002-May/003052.html

http://www.latimes.com/news/nationworld/nation/la-na-gatesx-07jan07,0,6827615.story?coll=la-home-headlines

http://www.conspiracyplanet.com/channel.cfm?channelid=8&contentid=6746

http://afp.google.com/article/ALeqM5i4hpnz5eOMpxfld81tEZYsC23teg

http://www.becomehealthynow.com/article/bodyimmune/1142

http://www.neurope.eu/articles/97835.php

http://www.vierascheibner.org/index.php?view=article&catid=52%3Ageneral-essays-by-viera&id=80%3Areview-of-vaccination-by-viera-scheibner-irene-alleger&option=com_content&Itemid=63

http://www.naturalnews.com/chronic_fatigue.html

http://www.google.co.in/#hl=en&source=hp&q=vaccine

http://chronicfatigue.about.com/od/whatischronicfatigue/a/what_is_CFS.htm

http://www.ncbi.nlm.nih.gov/pubmed/17364497

http://chetday.com/janecfids.html

http://www.anapsid.org/cnd/diffdx/polio2.html

http://www.whale.to/w/douglas.html

http://www.ei-resource.org/articles/gulf-war-syndrome-articles/how-vaccinations-work/

http://autismfacts.com/services.php?page_id=188

http://www.healing-arts.org/children

http://chetday.com/hepbarticle.html

http://www.thinktwice.com/hepb.htm

http://www.scribd.com/doc/24410018/Hepatitis-b-Vaccine

http://www.scribd.com/doc/24410018/Hepatitis-b-Vaccine#fullscreen:on

http://www.pslgroup.com/dg/bf712.htm

http://www.whale.to/a/spalding.html

http://www.naturodoc.com/library/bio-war/HepB.htm

http://autismfacts.com/services.php?page_id=188

http://www.i-sis.org.uk/HPV_Vaccine_Controversy.php

http://www.newswithviews.com/NWV-News/news57.htm

http://cancer.about.com/od/hpvcervicalcancervaccine/a/controversyHPV.htm

http://www.thenhf.com/vaccinations/vaccinations_183.htm

http://www.24-7-news.com/archives/4021

http://www.wsws.org/articles/2004/nov2004/viox-n22.shtml

http://www.msnbc.msn.com/id/6192603/

http://www.naturalnews.com/027582_Merck_Vioxx.html

http://educate-yourself.org/vcd/howensteinwhyyoushouldavoidvaccines-03feb07.shtml

http://articles.mercola.com/sites/articles/archive/2009/10/20/Mild-Swine-Flu-and-Over-Hyped-Vaccine.aspx

http://autismfacts.com/services.php?page_id=188

http://www.healing-arts.org/children

http://www.safeminds.org/

http://www.healing-arts.org/children

http://www.whale.to/a/blaylock.html#The_neurotoxicity_of_aluminium_

http://www.huffingtonpost.com/robert-f-kennedy-jr/time-for-cdc-to-co-me-clea_b_16550.html

http://www.whale.to/a/blaylock.html

http://en.wikipedia.org/wiki/2000_Simpsonwood_CDC_conference

http://www.naturalnews.com/011764.html

http://www.naturalnews.com/011764.html

http://www.time.com/time/health/article/0,8599,1721109,00.html

http://autismfacts.com/services.php?page_id=206

http://weblogs.baltimoresun.com/news/opinion/2009/06/the_vacci-neautism_controversy.html

http://www.youtube.com/watch?v=MK2rkReq28A

http://www.youtube.com/watch?v=_Ck3GLASVTA&NR=1

http://www.youtube.com/watch?v=dxxYIeE0_p0&feature=related

http://www.aapsonline.org/testimony/emerpind.htm

http://en.wikipedia.org/wiki/USA_PATRIOT_Act

Sobre el autor

Andreas Moritz es un médico intuitivo, especialista en medicina ayurvédica, iriodología, shiatsu y medicina vibracional, además de escritor y artista. Nacido en el sudeste de Alemania en 1954, Andreas tuvo que hacer frente a varias enfermedades graves desde temprana edad, lo que le impulsó a estudiar dietética, nutrición y diversos métodos de curación natural cuando todavía era un niño.

A la edad de 20 años, Andreas ya había concluido su formación en iriodología (ciencia del diagnóstico a través del iris) y dietética. En 1981 empezó a estudiar medicina ayurvédica en India y en 1991 completó su formación como médico ayurvédico en Nueva Zelanda. En lugar de darse por satisfecho con el mero tratamiento de los síntomas de las enfermedades, Andreas Moritz ha dedicado su vida entera a comprender y tratar las causas profundas de la enfermedad. Gracias a ese enfoque holístico, ha conseguido grandes éxitos en el tratamiento de enfermedades terminales ante las que habían fracasado los métodos tradicionales.

Desde 1988 practica la terapia japonesa del shiatsu, que le ha permitido comprender en profundidad el sistema energético de nuestro organismo. Además se ha dedicado durante ocho años a la investigación activa de la consciencia y de su importante papel en el terreno de la medicina mente-cuerpo.

Durante sus largos viajes por todo el mundo, el autor ha hablado con jefes de estado y políticos de muchos países de Europa, Asia y África y ha pronunciado numerosas conferencias sobre temas de salud, el binomio mente-cuerpo y la espiritualidad. En sus populares seminarios sobre la obra *Los secretos eternos de la salud* ayuda a las personas a aprender a responsabilizarse de su salud y bienestar. Andreas organiza el foro libre «Ask Andreas Moritz» (pregunta a Andreas Moritz) en la popular página web Curezone.com (con más de cinco millones de lectores, y siguen aumentando). Si bien el autor últimamente ha dejado de escribir para el foro, éste contiene un extenso archivo con respuestas a cientos de preguntas de prácticamente todos los temas de salud.

Tras trasladarse a Estados Unidos en 1998, Moritz se ha dedicado a desarrollar un innovador sistema de curación –el llamado Ener-Chi-Art–, que apunta a las raíces más profundas de muchas de las enfermedades crónicas. Ener-Chi-Art consiste en una serie de pinturas al óleo codificadas con rayos de luz capaces de restaurar al instante el flujo de la energía vital (Chi) en todos los órganos y sistemas del cuerpo humano. Moritz es también fundador de *Sagrada Santimonia: cantos espirituales para cada ocasión,* un sistema de frecuencias sonoras especialmente generadas que pueden, en sólo unos instantes, transformar temores profundamente arraigados, alergias, traumas y bloqueos mentales y emocionales en oportunidades para el crecimiento y la inspiración.

Otras obras del autor

Limpieza hepática y de la vesícula
Una poderosa herramienta para optimizar su salud y bienestar

En esta obra, Andreas Moritz trata la causa más común, aunque menos reconocida de cualquier enfermedad: los cálculos biliares que congestionan el hígado. Veinte millones de norteamericanos sufren, cada año, cólicos hepáticos. En muchos casos, el tratamiento que reciben consiste en extirparles la vesícula, lo que supone un coste total de 5.000 millones de dólares al año. Pero ese tratamiento meramente sintomático no elimina la causa de la enfermedad y, en muchos casos, simplemente allana el camino para problemas aún más graves. La mayoría de los adultos que viven en el mundo industrializado, y especialmente aquellos que sufren alguna enfermedad crónica, como cardiopatías, artritis, esclerosis múltiple, cáncer o diabetes, tienen cientos, e incluso miles de cálculos biliares (principalmente terrones de masa biliar endurecida) que les obstruyen los conductos biliares.

Este libro contiene una lúcida explicación de la causa de que existan cálculos en el hígado y en la vesícula y de por qué esas piedras pueden ser las responsables de la mayoría de las enfermedades que más nos afectan en el mundo actual. Esta obra muestra al lector los conocimientos precisos para reconocer las piedras e instrucciones sencillas para expulsarlas cómodamente en casa, sin dolor alguno; asimismo se comenta cómo evitar la formación de nuevos cálculos.

El extraordinario éxito internacional de *Limpieza hepática y de la vesícula* es testimonio de la eficacia de la limpieza en sí, que ha llevado a miles de personas a conseguir mejorar extraordinariamente su salud y su bienestar y a otorgarse el precioso don de contar con un hígado fuerte, limpio y revitalizado.

Rasgar el velo de la dualidad
Una guía para vivir sin juzgarse y ver con claridad

En *Rasgar el velo de la dualidad*, Andreas Moritz expone de manera clara y conmovedora la ilusión de la dualidad –lo bueno y lo malo, lo correcto y lo erróneo, lo claro y lo oscuro– mientras ofrece un método para acabar con todas las limitaciones que nos hemos impuesto a lo largo de una vida ceñida a una conciencia dual.

Gracias a este libro, se abre una nueva perspectiva para la humanidad: la perspectiva de la claridad, el discernimiento y la ausencia de cualquier condena. A partir de una comprensión integral, descubriremos que la ignorancia, el sufrimiento, la injusticia y la violencia
cobran un objetivo y un significado más profundos.

Desde esta visión global, el autor nos muestra cómo desarrollar la capacidad de materializar los propios deseos, y nos invita a explorar el misterio del tiempo, la verdad y la ilusión de la reencarnación, las ciencias antiguas, el poder engañoso de las falsas creencias y el motivo del fracaso tan frecuente en las relaciones de pareja. Y va aún más allá, al explicar cómo identificar a los ángeles que viven entre nosotros, a descubrir nuestros cuerpos etéreos y a desarrollar nuestra capacidad innata de autocuración.

Los secretos eternos de la salud
Medicina de vanguardia para el siglo XXI

Este libro responde algunas de las más urgentes preguntas de nuestra era:
- ¿De dónde surgen las enfermedades?
- ¿Quién se cura y quién no?
- ¿Estamos destinados a enfermar?
- ¿Cuáles son las principales causas de las enfermedades y cómo podemos eliminarlas?

Los secretos eternos de la salud analiza las principales áreas de cuidados de la salud y revela que la mayoría de los tratamientos médicos, incluidos la cirugía, las transfusiones de sangre, los fármacos... pueden evitarse cuando ciertas funciones del cuerpo se restablecen a través de los métodos naturales expuestos en el libro. El lector también descubrirá los posibles riesgos de los diagnósticos y tratamientos médicos, y las razones por las cuales los suplementos dietéticos, las comidas «sanas», los productos light, los cereales integrales del desayuno, las comidas y programas dietéticos pueden haber contribuido a la actual crisis de la salud en lugar de ayudar a su solución.

Este libro incluye un completo programa de salud, que se basa primordialmente en el antiguo sistema médico del Ayurveda.

El cáncer no es una enfermedad
Descubra qué función tiene el cáncer, cómo resolver aquello que lo ha causado y cómo llegar a sentirse más sano que nunca

En *El cáncer no es una enfermedad*, Andreas Moritz expone que el cáncer es el síntoma físico que nuestro cuerpo manifiesta en un último intento de luchar contra una congestión extrema de células y toxinas. El autor afirma que la eliminación de las causas subyacentes que fuerzan al cuerpo a producir celulas cancerosas es lo que establece los preliminares de una curación total en el plano corporal, mental y emocional.

Este libro anima al lector a enfrentarse a una concepción totalmente nueva del cáncer, ante la cual la que prevalece actualmente se queda anticuada. Generalmente, los tratamientos convencionales, en los cuales se eliminan, extraen o queman las células cancerosas, sólo ofrecen en la mayoría de los casos un índice de remisión de la enfermedad de un 70 %, y la mayoría de los supervivientes se «curan» durante unos cinco años o menos, como mucho.

El Dr. Hardin Jones, destacado oncólogo y catedrático de la Universidad de California, en Berkeley, afirmaba: «Los pacientes de cáncer están igual de bien o mejor cuando no reciben ningún tratamiento [...]». Las cifras publicadas de los pacientes que sobreviven a un cáncer sin tratamiento alguno son las mismas o mejores que las de aquellos que lo siguen. Hay más personas que mueren a causa de los tratamientos contra el cáncer que personas que se salvan gracias a ellos.

El cáncer no es una enfermedad muestra por qué los tratamientos convencionales contra el cáncer son a menudo fatales, qué es lo que realmente genera el cáncer y cómo es posible acabar con los obstáculos que impiden que el cuerpo se cure por sí mismo. El cáncer no es un atentado contra la vida, al contrario, esta «terrible enfermedad» es el intento final y desesperado del cuerpo por salvarnos. A menos que cambiemos nuestra concepción de lo que es realmente el cáncer, éste seguirá amenazando la vida de prácticamente una de cada dos personas. Este libro constituye una esperanza para quienes desean convertir el victimismo en fuerza y dominio, y la enfermedad en salud.

Diabetes ¡Nunca más!
Descubrir las verdaderas causas de la enfermedad y curarse

Según Andreas Moritz, la diabetes, en la mayoría de los casos, no es una enfermedad, sino un mecanismo complejo de protección o de supervivencia del cuerpo humano para evitar las posibles consecuencias fatales de una dieta y un estilo de vida poco saludables. A pesar de los incesantes esfuerzos del organismo (a los cuales llamamos enfermedades) por protegerse, millones de personas sufren o mueren innecesariamente. En la diabetes, el desequilibrio del nivel de azúcar en sangre no es una enfermedad en sí, sino un síntoma. Cuando el organismo desarrolla una diabetes no es que esté equivocándose o intentando acabar consigo mismo. La actual epidemia de diabetes la ha provocado el hombre y, por consiguiente, puede detenerse con unos cambios sencillos, pero efectivos, en la dieta y el estilo de vida.

Este libro aporta datos esenciales sobre las diferentes causas que originan la diabetes y la manera de evitarlas. Para detener la epidemia de diabetes necesitamos crear las circunstancias correctas que permitan que el cuerpo sane por sí mismo. Del mismo modo que existe un mecanismo que desencadena la diabetes, existe otro para acabar con ella. ¡Descúbrelo!

Es hora de vivir
Empieza a ejercer hoy el asombroso poder sanador de tu cuerpo, tu mente y tu espíritu

En este libro, el autor analiza la profunda necesidad interior del hombre de sabiduría espiritual y nos ayuda a desarrollar una nueva sensación de vivir, basada en el amor, el poder y la compasión. Describe en detalle nuestra relación con el mundo natural y analiza cómo podemos emplear sus asombrosos poderes en nuestro beneficio y de la humanidad.

Es hora de vivir cuestiona algunas de nuestras creencias más arraigadas y ofrece una forma de liberarnos de las restricciones emocionales y las limitaciones físicas que hemos creado en nuestras vidas. Examina los factores que modelan nuestro destino, revela secretos sobre el envejecimiento que nos permitirán triunfar y explica cómo usar el poder de la intención, abrir el corazón y prosperar material y espiritualmente.

Escucha el susurro, vive tu sueño
Descubre el manantial de la inspiración verdadera

Escuchar los susurros de tu corazón te hará libre. A través de estas páginas captarás, asimilarás y explorarás la belleza y la dicha de tu centro de amor e intuición. Eres como un delfín que surca un mar de alegría. Ábrete a la maravillosa plenitud de tu individualidad, sin reservas y sin emitir juicios. Los juicios representan un obstáculo, son rocas que se interponen en el camino que te conduce hacia el confín superior de tu destino. Aparta, por fin, esas rocas y siente cómo la alegría de tu verdad interior crece rápidamente. Te deseamos que estos aforismos de amor, alegría y sabiduría te inspiren para llegar a ser la maravillosa criatura que, por nacimiento, estás destinado a ser.

Para contactar con el autor puede dirigirse a:

ENER-CHI WELLNESS CENTER
Página web: http://www.ener-chi.com
E-mail:andmor@ener-chi.com
Llamada gratuita: (1-866) 258-4006 (EE.UU.)
(709) 570-7401 (Canadá)

Índice analítico

U

T

V

Índice